实用骨质疏松症防治大全

主审 薛 莎 王卫民
主编 魏 力

U0335018

全国百佳图书出版单位
中国中医药出版社
·北 京·

图书在版编目（CIP）数据

实用骨质疏松症防治大全 / 魏力主编 . —北京：中国中医
药出版社，2022.5

ISBN 978 – 7 – 5132 – 7416 – 6

Ⅰ.①实⋯　Ⅱ.①魏⋯　Ⅲ.①骨质疏松—防治

Ⅳ.① R681

中国版本图书馆 CIP 数据核字（2022）第 028158 号

中国中医药出版社出版

北京经济技术开发区科创十三街 31 号院二区 8 号楼

邮政编码　100176

传真　010-64405721

三河市同力彩印有限公司印刷

各地新华书店经销

开本　880×1230　1/32　印张 12.25　字数 283 千字

2022 年 5 月第 1 版　2022 年 5 月第 1 次印刷

书号　ISBN 978 – 7 – 5132 – 7416 – 6

定价　49.00 元

网址　www.cptcm.com

服 务 热 线　010-64405510

购 书 热 线　010-89535836

维 权 打 假　010-64405753

微信服务号　zgzyycbs

微商城网址　https://kdt.im/LIdUGr

官 方 微 博　http://e.weibo.com/cptcm

天猫旗舰店网址　https://zgzyycbs.tmall.com

如有印装质量问题请与本社出版部联系（010-64405510）

前　言

　　骨质疏松症是世界范围的常见病之一，据统计，全球有两亿多骨质疏松症患者。相关调查结果表明，骨质疏松症已经成为我国50岁以上人群的重要健康问题，中老年女性骨质疏松问题尤为严重。骨质疏松症的发病与多种因素相关，其中与性别及年龄相关性最大，亦受地域、种族、遗传、体质指数、生活方式、受教育程度等因素影响。

　　随着全世界老年人口的增长，骨质疏松性骨折已成为老年人常见病。骨质疏松症及骨折的医疗和护理，需要投入大量的人力、物力和财力，给患者造成沉重的家庭和社会负担。目前，我国骨质疏松症诊疗率在地区间、城乡间还存在显著差异，整体诊治率较低；居民对骨质疏松症的认知普遍不足。因此，需要加强对骨质疏松危险人群的早期筛查与识别，普及骨质疏松相关知识，让群众知晓骨质疏松症可防、可治。

　　骨质疏松症是西医病名，西医学对骨质疏松症的研究及诊治已相对成熟。中医学没有骨质疏松症的病名，但根据其临床表现，可将其归于"骨痿""骨痹""腰痛""骨枯""骨空""骨蚀""骨厥""骨极"等疾病范畴。中医和西医是两个各具有独立理论体系的医学，但从某种程度上看，两者在临床上是相辅相成的。本书不仅是一本医学指导用书，更重要的是希望通过浅显易懂的描述，深入浅出地介绍专业的医学知识，指导读者正确认识疾病，学会自我护理；普及骨质疏松症相关知识，提高治未病和养生防护意识；掌握预防骨质疏松症发生的方法，避免骨质疏松症的发生或延缓疾病的发展进程。

本书分为五篇：第一篇从中西医的角度介绍骨质疏松症的基本理论；第二篇介绍骨质疏松症的诊断与鉴别诊断；第三篇介绍原发性骨质疏松症的治疗；第四篇介绍继发性骨质疏松症的治疗；第五篇从中医角度介绍骨质疏松症的预防、调护以及近年来国内外对骨质疏松症的相关研究。

本书是诸多编者与中国中医药出版社共同努力的结果，限于学识，不足之处还望读者提出宝贵意见，以便再版时修订提高。

《实用骨质疏松症防治大全》编委会

2021 年 12 月

目　录

第二篇　诊断与鉴别诊断

第三篇　原发性骨质疏松症的治疗

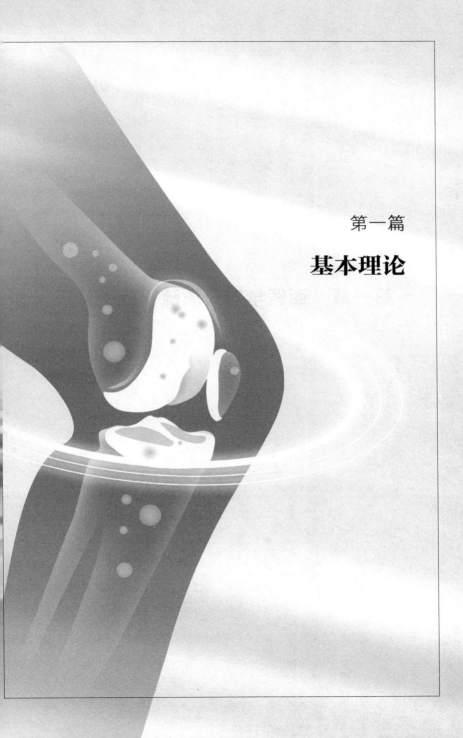

第一篇

基本理论

第一章　西医学对骨质疏松症的认识

第一节 骨质疏松症的概念及分类

一、概念

与骨质疏松症（osteoporosis，OP）相类似的一些疾病的描写，在史前时代的医学就已经存在了。骨质疏松症一词是1930年法国病理学家 Lobstein J 首次提出并用于病理形态的描述。牛津词典1871年收录"osteoporosis"一词，释义为"bone atrophy"（骨萎缩）。1948年 Albright 定义为"too little bone in bone"（骨量太少）；1990年的国际第三届骨质疏松大会首次明确定义骨质疏松症是骨量减少、骨组织显微结构受损以及随之而来的骨折危险性增加的疾患。

世界卫生组织（WHO）1994年给骨质疏松症的定义是：一种以骨量减少、骨微结构破坏导致的骨骼脆性增加、骨折风险增加为特征的代谢性骨病。

2001年，美国国立卫生研究院（NIH）定义骨质疏松症是一种以骨强度降低、骨折风险增加为特征的骨病。骨强度反映了骨密度和骨量。骨质疏松症早期无明显症状，常在发生骨折时才引起重视。骨量丢失和骨质疏松性骨折的发生率随就诊年龄的增加而增加。

二、分类

骨质疏松症分为原发性骨质疏松症（Ⅰ型）、继发性骨质疏松症（Ⅱ型）和特发性骨质疏松症三大类。

1. 原发性骨质疏松症

原发性骨质疏松症（primary osteoporosis）是指由于各种生理因素或基因因素导致的骨骼发育或代谢失衡且原发于骨骼的骨质疏松症，包括绝经后骨质疏松症（postmenopausal osteoporosis，PMOP，Ⅰ型骨质疏松症）和老年性骨质疏松症（senile osteoporosis，SOP，Ⅱ型骨质疏松症）两种。两种合计约占骨质疏松症的 90%。

绝经后骨质疏松症发生在女性绝经后 5～10 年，由于雌激素下降，导致骨量迅速丢失。老年性骨质疏松症一般指 70 岁以后发生的骨质疏松，为低转化型，以骨骼疼痛、易于骨折为特征。65 岁以上、女性老年人发生骨质疏松的危险性大。随着年龄的增长，下丘脑 - 垂体 - 性腺轴会发生变化，尤其是女性绝经后，雌激素、生长激素、甲状腺激素水平下降，甲状旁腺激素水平升高，使成骨细胞活性降低，破骨细胞活性增强，导致骨转换加速，骨量丢失增加。

2. 继发性骨质疏松症

继发性骨质疏松症（secondary osteoporosis）是指由任何影响骨代谢的疾病和 / 或药物及其他明确病因导致的骨质疏松。常见病因有：①内分泌性：皮质醇增多症、甲状腺功能亢进、原发性甲状旁腺功能亢进、肢端肥大症、性腺功能低下、糖尿病等。②营养性：蛋白质缺乏、维生素 C 和维生素 D 缺乏、低钙饮食、酒精中毒等。③遗传性：成骨不全、染色体异常。④妊娠、哺乳。⑤结缔组织疾病：系统性红斑狼疮、类风湿关节炎、干燥综合征、皮肌炎、混合性结缔组织病等。⑥肝脏病、慢性肾脏病。⑦药物引起：糖皮质激素、免疫抑制剂、肝素、抗惊厥药、抗癌药、含铝抗酸剂、甲状腺激素、慢性氟中毒、促性腺激素释放激素类似物（GnRHa）等。⑧失用性：全身性骨质疏松见于长期卧床、截瘫、太空飞行等；局部性见于骨折后、Sudecks骨萎缩、伤后骨萎缩等。⑨胃肠性吸收不良、胃肠大部切除术后、慢性胰腺疾病等。⑩肿瘤：多发性骨髓瘤转移癌、单核细胞性白血病、Mast-Cell病等。⑪其他原因：骨质减少、短暂性或迁徙性骨质疏松。

3. 特发性骨质疏松症

特发性骨质疏松症（idiopathic osteoporosis）是指非目前所知的任何原因引起的骨质疏松。它包括特发性青少年骨质疏松和特发性成年骨质疏松，两者的病因和发病机制有很大不同。特发性青少年骨质疏松是一种比较罕见的病症，本病无明显的家族史和饮食史，男性和女性均可发生。有研究认为，可能是青少年时期在骨构建和骨重建时骨形成和骨吸收的偶联不平衡，出现骨基质形成减少和骨吸收增加所致。特发性成年骨质疏松较常见，是一种发生在成年女性闭经前、男性60岁前而没有明显诱因的全身骨代谢疾病。可能的原因是骨量的峰值下降造成骨量与同龄人比相对减少，骨量减少可能在早年就已经开始，并持续至成年。

第二节　骨质疏松症的流行病学

骨质疏松症是世界范围的常见病之一，据统计，全球有两亿多骨质疏松症患者，其中80%为绝经后妇女。骨质疏松症的发病与多种因素相关，其中与性别及年龄相关性最大。随着年龄的增长，机体骨量逐渐减少，绝经后的女性表现尤为明显。骨质疏松症亦受地域、种族、遗传、体质指数、生活方式、受教育程度等因素影响。

研究表明，中国有 1000 万～9000 万骨质疏松症患者，女性骨质疏松症发病率明显高于男性，大约为 6 ∶ 1，不同民族和地区的发病率存在较大差异。2003～2006 年全国流行病学调查显示：汉族 40 岁以上人群中骨质疏松症发病率为 15.7%，其中男性 5.2%，女性 24.4%；50 岁以上人群中的发病率为 15.7%，其中男性 8.8%，女性 30.8%。美国营养和健康调查显示，2002 年全美 50 岁以上人群中有 1000 万骨质疏松症患者。若不采取干预措施，到 2020 年将增加至 1400 万。欧洲 2010 年 50～84 岁人群中有骨质疏松症患者 2700 万，预计到 2025 年将增加至 3400 万。

2018 年 10 月 19 日，国家卫生健康委员会发布了首个中国骨质疏松症流行病学调查结果。调查选取 11 个省份的 44 个县（区）为调查点，采用多阶段复杂抽样设计，骨密度测量采用国际公认的双能 X 线（DXA）骨密度仪器进行测量。调查结果表明，骨质疏松症已经成为我国 50 岁以上人群的重要健康问题，中老年女性骨质疏松问题尤为严重。我国 40～49 岁人群骨质疏松症患病率为 3.2%，其中男性为 2.2%，女性为 4.3%；城市地区为 3.5%，农村地区为 3.1%。50 岁以上人群骨质疏松症患病率为 19.2%，其中女性患病率达 32.1%，远高于同龄男性的 6%。而 65 岁以上女性骨质疏松症患病率更是达到了 51.6%。此外，我国男性骨质疏松症患病率水平与各国差异不大，但女性患病率水平显著高于欧美国家，与日韩等亚洲国家相近。调查还指出，我国低骨量人群庞大，是骨质疏松症的高危人群。我国 40～49 岁人群低骨量率达到 32.9%，50 岁以上人群低骨量率为 46.4%。

随着全世界老年人口的增长，骨质疏松性骨折已成为老年人常见病。骨折好发部位多以髋骨、腰椎、前臂远端为主，其中最严重的是髋部骨折（股骨颈骨折和股骨转子间骨折），它的发病率高，死亡率高，致残率高。流行病学调查结果显示，髋部骨折的发病率在北美和欧洲处于下降趋势，而亚洲正面临着快速增长的人口，在过去的 30 年里亚洲国家髋部骨折的发病率增长了两三倍。2015 年我国主要骨质疏松性骨折约 269 万例次，到 2035 年将达到 483 万例次，到 2050 年将达到 599 万例次。女性一生发生骨质疏松性骨折的危险性（40%）高于乳腺癌、子宫内膜癌和卵巢癌的总和，男性一生发生骨质疏松性骨折的危险性（13%）高于前列腺癌。

骨质疏松症及骨折的医疗和护理，需要投入大量的人力、物力和财力，造成沉重的家庭和社会负担。目前我国骨质疏松症诊疗率在地区间、城乡间还存在显著差异，整体诊治率均较低。居民对骨质疏松症认知普遍不足，骨密度检测率亟待提高。即使患者发生了脆性骨折（椎体骨折和髋部骨折），骨质疏松症的诊断率仅为 2/3 左右，接受有效抗骨质疏松药物治疗者尚不足 1/4。因此，需要加强对骨质疏松危险人群的早期筛查与识别，普及骨质疏松相关知识，让群众明白骨质疏松症可防、可治。

第三节　骨质疏松症的病因

骨质疏松症是多种原因引起的一组骨病。基本病理机制是骨代谢过程中骨吸收和骨形成的偶联出现了缺陷，导致人体内的钙磷代谢不平衡，使骨密度逐渐减少而引起的临床症状。骨质疏松症发病的相关因素包括性别、年龄、种族、遗传因素、骨量减少、营养不均衡、不良生活方式、性激素不足、长期缺乏运动等等。骨质疏松症的发生往往是多种因素综合作用的结果。

一、年龄

年龄是骨质疏松症发生的重要因素。人的骨骼发育至成年早期达到骨量峰值，然后，随着年龄的增长，骨量开始逐渐丢失。50 岁后平均每年丢失骨量约 0.8% 为正常生理丢失，而绝经后妇女平均每年丢失约 4%，并将持续 10 ～ 20 年。流行病学调查显示，人体骨量在 40 岁以后随年龄增长逐渐下降，骨质疏松症及骨折的发生逐渐上升。90% 以上的髋部骨折发生在 50 岁以上人群。增龄是骨质疏松症发生的独立危险因素。增龄引起的骨量丢失可能与以下因素有关：①性激素水平逐渐降低。②钙调素分泌失调引起骨代谢紊乱。③多因素引起营养失衡。④户外运动减少，导致维生素 D 合成不足。⑤运动减少，机械负荷降低引起骨量减少。

二、性别

流行病学调查表明，女性原发性骨质疏松症的发病率明显高于男性，各部位骨折发生风险也明显高于男性。女性骨质疏松症的高发可能与下列因素有关：①由于饮食习惯、生理因素及运动的差别，女性的摄入量在各年龄段均低于男性，这些可能造成女性成年峰值骨量低于男性。②女性妊娠期和哺乳期钙大量丢失。③更年期妇女雌激素水平显著降低，进一步加速骨量丢失。

三、体重

个子矮小，体质量轻者一般骨量低，易患 OP。体重对骨密度的影响与骨组织机械负荷能力有关。适当的体重使得骨组织所承受的机械负荷相应增加，从而刺激骨形成并减少骨吸收，利于骨强度的提高，继而延缓 OP 的发生。

四、种族

OP 的发生率有明显的种族差异，黑种人对 OP 的易感性明显低于白种人和黄种人，而白种人 OP 发生率最高。有研究表明，白种人与黑种人骨量丢失的速率近似，但黑种人的峰值骨量比白种人高出 10%。黄种人 OP 的发生率介于白种人与黑种人之间。

五、遗传

骨量和骨强度的获得受遗传因素的影响。有研究表明骨密度受到等位基因多态性的影响，这些等位基因包括维生素 D 受体基因、雌激素受体基因等。另外有研究表明，有 OP 骨折家族史者发生骨折的风险明显增高，其中以髋关节骨折最显著。并且这种升高的风险不完全依赖于骨密度，提示遗传因素是 OP 骨折发生的独立因素。

六、营养因素

饮食结构不合理，钙磷比例不合适，低蛋白、低钙饮食或维生素 D、维生素 K 等摄入不足，胃肠障碍都会增加 OP 的发病危险。①钙质：钙摄入不足时，机体为维持血钙正常水平，将骨钙释放入血，导致骨钙含量减少，进而引发 OP。②维生素 D：维生素 D 在维持钙磷代谢方面有重要作用。维生素 D 缺乏将导致骨矿化受阻、钙吸收减少、骨密度减少。③蛋白质：蛋白质是骨组织的重要结构成分之一，长期蛋白质缺乏将使得骨折危险增加，若摄入过多会促进尿钙排泄，骨量丢失增加。

七、低峰值骨量

峰值骨量是在成熟期的最高骨量，人类一般在 20 ～ 40 岁达到峰值骨量。研究表明，峰值骨量的高低直接影响 OP 的发生率。OP 的发生是由峰值骨量和骨量丢失速率决定的，低峰值骨量是诱发 OP 的重要危险因素。峰值骨量的获得除遗传因素的影响外，还与钙摄入和运动等因素有关。处于骨量增长期的青少年补充钙质和适当运动能获得较高的峰值骨量，也是减少 OP 发生的重要因素。

八、不良生活方式

对 OP 而言，不良生活方式包括：①饮酒：酒精引起 OP 的原因是多方面的，过量饮酒会加速骨量丢失，从而引发 OP；酒精还抑制成骨细胞功能，减缓骨形成；干扰维生素 D 代谢；

影响性激素和甲状旁腺激素分泌；另外，长期酗酒诱发营养不良、酒精中毒、脂肪肝甚至肝硬化等疾病，进一步增加 OP 发生机会。②吸烟：吸烟被认为是 OP 和骨折发生的危险因素，有研究表明，近期正在吸烟者比有吸烟史目前已戒烟者发生 OP 风险更高。其机制可能与烟碱能增高骨吸收，抑制骨形成有关。③咖啡、茶及碳酸饮料。大量饮用咖啡、浓茶和碳酸饮料会干扰骨正常代谢，影响钙质吸收从而导致 OP 发生。

九、性激素不足

各种原因引起的雌激素缺乏都会导致 OP 发生风险增高，其机制可能与雌激素缺乏将增加尿钙排泄、影响肠钙吸收，导致骨代谢紊乱有关。

十、长期缺乏运动或长期卧床

负重运动可以强化肌肉，同时刺激骨形成，增加骨量。长期缺乏运动或长期卧床，给骨骼和成骨细胞的机械刺激减弱，骨形成减少，骨吸收增加，进一步导致 OP 发生。

十一、相关疾病

处于疾病状态或亚健康状态的人群发生 OP 风险比健康人群高。某些疾病如性腺功能减退、甲状腺 / 甲状旁腺功能亢进、胃肠道疾病、严重肝肾疾病、肾上腺皮质功能亢进、钙磷代谢紊乱、骨软化症等均会干扰骨代谢或促进骨量丢失，从而导致 OP 发生。

十二、药物

糖皮质激素能直接抑制骨形成，降低肠道对钙的吸收，增加肾脏对钙的排泄，继发甲状旁腺功能障碍；抗惊厥药如苯妥英钠、苯巴比妥以及卡马西平，引起治疗相关的维生素D缺乏，以及肠道钙的吸收障碍，并且继发甲状旁腺功能亢进；过度使用包括铝制剂在内的制酸剂，能抑制磷酸盐的吸收以及导致骨矿物质的分解；环孢素A、肝素长期使用也会出现骨质疏松，具体机制未明。

第四节　骨质疏松症的发病机制

骨骼需有足够的刚度和韧性维持骨强度，以承载外力和避免骨折。因此，骨骼具备完整的层级结构，包括Ⅰ型胶原的三股螺旋结构、非胶原蛋白及沉积于其中的羟基磷灰石。生命周期中骨骼的不断更新过程为骨重建，其中既包括了破骨细胞的骨吸收过程，也包括了成骨细胞的骨再生过程。骨质疏松症的主要病理机制为骨重建的负平衡和骨转换的加快。骨细胞在骨重建过程中引导成骨细胞和破骨细胞黏附，通过产生和分泌相关调控因子来调节成骨细胞的增殖和破骨细胞的分化。成年前骨骼不断构建、塑形和重建，骨形成和骨吸收的正平衡使骨量增加，并达到骨峰值；成年期骨重建处于平衡来维持骨量；此后随年龄增加，骨形成与骨吸收呈负平衡，骨重建失衡造成骨丢失。

下面从内分泌激素、细胞因子和旁分泌素、免疫因素等方面探讨OP发生机制。

一、内分泌激素

1. 雌激素

骨质疏松症在绝经后妇女多见，卵巢早衰则使骨质疏松提前出现，提示雌激素减少是发生骨质疏松的重要因素，绝经后 5 年内会有显著的骨量丢失加速阶段，平均每年骨量丢失 2%～5%，20%～30% 的绝经早期妇女每年骨量丢失大于 3%，称为快速骨量丢失者。雌激素有抑制破骨细胞活性、减少骨吸收和促进成骨细胞活性及骨质形成作用，并有拮抗皮质醇和甲状腺激素的作用。雌激素还有刺激 1- 羟化酶产生 $1,25-（OH）_2D_3$ 的作用。绝经后 $1,25-（OH）_2D_3$ 生物合成低下，也导致骨质疏松。

2. 维生素 D

维生素 D_3 通过与特异性受体结合，调节肠道、肾和骨组织代谢，升高血钙、血磷，利于骨质矿化和骨形成。

3. 雄激素

雄激素是调节骨形成的重要激素，尤其是膜性骨的形成。其主要作用部位在骨皮质，通过刺激骨形成或通过肌肉发育间接影响骨形成而发挥作用。

4. 甲状旁腺激素

甲状旁腺激素（parathyroid hormone，PTH）对骨转换形成双向调节，在 PTH 浓度较高时，增加破骨细胞的活性和数量，导致骨吸收大于骨形成；在骨组织内，浓度适当时 PTH 刺激成骨细胞活性增强，使得骨形成大于骨吸收。

二、细胞因子

破骨细胞占骨骼细胞的 1%～2%，由单核巨噬细胞前体分化形成，主司骨吸收。破骨细胞生成的关键调节步骤包括成骨细胞产生的核因子 – κB 受体活化体配体 [receptor activator of nuclear factor- κB（NF- κB）ligand，RANKL] 与破骨细胞前体细胞上的 RANK 结合，从而激活 NF- κB，促进破骨细胞分化。破骨细胞的增生和生存有赖于成骨细胞源性的巨噬细胞集落刺激因子（macro-phage colony-stimulating factor，M-CSF）与破骨细胞的受体 c-fms 相结合。成骨细胞由间充质干细胞分化而成，主司骨形成，并可随骨基质的矿化而成为包埋于骨组织中的骨细胞或停留在骨表面的骨衬细胞。成骨细胞分泌富含蛋白质的骨基质，包括Ⅰ型胶原和一些非胶原的蛋白质（如骨钙素）等；再经过数周至数月，羟基磷灰石沉积于骨基质上完成矿化。成骨细胞分泌的护骨素（osteoprotegerin，OPG）也作为可溶性 RANKL 的受体，与 RANK 竞争性结合 RANKL，从而抑制破骨细胞的生成。RANKL/OPG 的比值决定了骨吸收的程度，该比值受甲状旁腺激素（parathyroid hormone，PTH）、1,25-（OH）$_2$D$_3$、前列腺素和细胞因子等的影响。骨吸收后，成骨细胞的前体细胞能感知转化生长因子 – β1（transfor min g growth factor- β1，TGF- β1）的梯度变化而被募集。

近年来研究表明，很多信号通路参与了骨代谢，骨质疏松的发病与信号通路有一定关系。与骨代谢过程密切相关的信号通路有 OPG/RANKL/RANK 信号通路、MAPK 信号通路、Wnt/β -catenin 信号通路、BMPs 信号通路、PPAR- γ 信号通路、TGF- β 信号通路、Hedgehog 信号通路等。其中 OPG/RANKL/RANK 信号通路与 Wnt/β -catenin 信号通路尤为被重视，是其关键因素。OPG/RANKL/RANK 信号通路存在于骨重建过程中，OPG 帮助引起骨形成，且可阻断 RANK 和 RANKL 的结合以抑制破骨细胞分化形成，从而抑制骨吸收；RANKL 促进骨吸收，通过与前破骨细胞表面的 RANK 结合刺激破骨细胞分化，引起骨吸收。Wnt 信号在 2001 年被基因学研究证实其在骨骼形成过程中起到关键的调控作用。Wnt/β-catenin 通路具有调节成骨细胞和破骨细胞分化的双重作用。Wnt/β-catenin 信号通路在成骨细胞的分化、增殖和凋亡过程中起重要的调控作用。研究发现，在人类及鼠类体内 Wnt 信号通路在维持骨代谢方面具有一系列复杂的作用。Wnt 信号通路作用的关键蛋白 β-catenin 存在于细胞质内。Wnt 蛋白通过自分泌或旁分泌方式与位于细胞膜上的 Frizzled 蛋白和共同受体（LRP5/LRP6）相结合，将信号传导至细胞质中，细胞质中的 β-catenin 转运到细胞核，与转录因子 LEF/TCF 蛋白通过经典的 Wnt/β-catenin 信号通路，调控下游基因 c-myc、Cyclin D1、PPARγ 等的转录表达。分泌 OPG，进而促进骨的形成。

三、免疫因素

"炎性老化"的观点指出，OP 是一种与衰老相关的疾病，而衰老的实质是一种低程度、慢性、系统性的炎性过程，因此 OP 也与炎性进程有关。

第五节　骨质疏松症的病理学改变

一、骨质疏松症的骨重建功能特点

1. 何谓骨重建

在人的一生中，骨组织在不断地吸收与再生，这个过程称为骨的重建。此过程包括由成骨细胞调节的骨形成和由破骨细胞调节的骨吸收，即骨的形成 - 吸收偶联（coupling）及其之间的平衡（骨重建平衡，bone remodeling balance）。这个偶联调控着骨组织的更新，以便维持其解剖和结构的完整性。骨骼是代谢非常活跃的组织，它通过不断进行的骨重建机制（remodeling），使骨组织由于损伤、疲劳、衰老、炎症、代谢需要（如低钙环境）等丢失的骨得到修复及更新。在旧的骨质被吸收和新的骨质重建过程中，破骨细胞（osteoclasis，OC）主导骨吸收，成骨细胞（osteoblast，OB）负责骨形成，骨吸收与骨形成保持着相对的平衡，对于维护正常的骨结构和良好的骨强度与韧性，以及保持一定的骨量和防止骨折甚为重要。人的一生中，成骨细胞和破骨细胞的功能活动是在不断地发生改变的，在生长发育时期，成骨细胞的活动功能明显增强，新骨的形成大于旧骨被吸收，而到了老年期，破骨细胞的功能活动明显增强，骨的吸收明显大于骨的形成，导致骨量的减少，最终引起骨质疏松症的发生，骨质疏松症从本质上来讲就是一种骨重建障碍的疾病。骨重建障碍导致的骨质结构改变（抗骨折力降低）、骨量减少（骨密度降低）和骨转换失衡（骨吸收指标和骨形成指标的异常）构成了诊断骨质疏松症的病理基础。

2. 骨重建过程

骨的重建过程在骨内膜和哈弗氏管内进行，需要 3 ~ 5 个月，全身大概有 300 万个这样的重建区在活动，由破骨细胞和成骨细胞参与，在细胞和组织层面进行，骨的重建过程分为 5 个阶段。

（1）破骨细胞激活期

由破骨样细胞分化成为成熟的破骨细胞，然后发生细胞的移行、聚集并黏附在骨基质表面的陈旧骨上。

（2）骨吸收期

破骨细胞被激活后开始侵蚀陈旧的骨质，形成一个Howship陷窝，即形成由破骨细胞浆膜回折形成的皱褶缘，环绕在它周围的是一个亮区，使得皱褶缘与骨表面之间形成一个封闭的骨吸收微环境，包括释放游离的无机盐和降解骨胶原，以清除陈旧的骨质。

（3）递转期

陈旧的骨质被吸收后，破骨细胞也随之消失，单核细胞开始形成，7～10天陷窝被富含糖蛋白和酸性磷酸成分的物质沉积而填平，但缺乏胶原成分的沉积。

（4）成骨期

成骨细胞形成新骨质的过程，包括类骨质的合成、分泌和矿化。成骨细胞合成分泌的碱性磷酸酶是与骨形成有关的特异性酶，作用于有机磷酸盐水解为无机磷酸盐，与 Ca 结合成羟基磷灰石沉积于类骨质使其矿化。

（5）休止期

当一个骨重建单位完成上述 4 个阶段的重建过程后进入休止期，当新骨发生老化后，再次进入以上周期进行循环。

二、参与骨重建的调控因素

1. 生物力学因素

关于骨质疏松的发病机理，人们常常从峰值骨量获得及净骨丢失率两方面来探讨。骨质疏松产生的一个重要因素是低负荷，其生物力学机制是机械负荷降低，使骨的应变低于骨塑形的阈值，因此骨量减少，在生物学机制方面表现为骨被吸收明显大于骨的形成，骨重建过程出现异常。骨的塑形到成年期基本结束，而骨的重建过程则持续发生于人的一生。负荷作用于骨使它产生应变，增加皮质骨单位及活性骨膜面积，使骨单位平均骨壁厚度增加，致峰值骨量增加，骨量丢失减慢，并加强神经肌肉等功能的协调性。

2. 非生物力学因素

参与骨代谢的主要指标可分为骨代谢调节激素、细胞与体液因子、骨吸收标志物、骨形成标志物。

（1）骨代谢调节激素

①雌激素受体及其基因：雌激素受体（ER）基因的多态性与骨质疏松症关系密切，尤其是绝经后由于机体内雌激素环境的改变，直接导致骨质疏松症的发生。雌激素受体与雌激素作用相互偶联，它的功能变化也关系着雌激素的作用疗效。雌激素可以作用于成骨细胞上 ER-α，使得细胞表达骨保护素（OPG）。RANKL 对破骨前体细胞向成熟破骨细胞的诱导分化可受雌激素影响得到抑制。与成骨相关的细胞因子 OPG、TGF-β 的表达也与雌激素缺乏有关，由于 17β-雌二醇可以下调 RANKL、M-CSF、TRAILmRNA 表达，因此解除了对 RANKL、M-CSF 的抑制作用，导致 RANKL、M-CSF 表达增加，破骨活动增强，最终导致 OP 的发生。雌激素还可能通过对 TRAIL 的调节影响细胞凋亡途径而对成骨细胞和破骨细胞的数量进行调节。雌激素缺乏的早期，作为旁分泌因素 IL-6 和 TNF-α 重要细胞因子，可促进破骨细胞生成，与绝经后 OP 密切相关。雌激素缺乏可通过 IL-7 激活 T 细胞继而使 CD4[+] 细胞分泌 TNF-α，雌激素还可以降低成骨细胞和骨髓基质细胞中 IL-6 基因和 TNF-α 基因的表达。

②维生素 D 及其受体（VDR）基因：维生素 D 是一种类固醇激素，在钙的代谢中起关键作用。当皮肤受到紫外线照射时，将维生素 D_3 原转变成维生素 D_3，维生素 D_3 首先在肝脏里

转化成 25- 羟维生素 D_3，然后在甲状旁腺激素的作用下，羟化成为 1,25- 二羟维生素 D_3。1,25- 二羟维生素 D_3 的主要作用：A. 提供原料形成骨骼，能促进小肠对食物中钙磷的吸收以维持血钙浓度；B. 能促进血液中的钙转移到骨骼中形成钙盐，有利于新骨的形成；C. 能促进钙磷被重吸收，减少钙磷的排出。

③降钙素：降钙素是由甲状腺 c 细胞分泌的，它是由 32 个氨基酸组成的多肽激素，它的生理作用与 PTH 相反，当血浆中离子钙水平升高时，降钙素分泌增多，降钙素还可以降低破骨细胞的数量和活性，抑制骨质被吸收，其作用机制主要是通过抑制骨吸收、抑制肾小管远端对钙磷的重吸收、抑制破骨细胞的数量和活性，从而降低血钙浓度。降钙素还可以促进皮质骨的生长，对成骨细胞的合成代谢也有影响。原发性骨质疏松症患者储备降钙素的功能降低，其降低程度与骨量丢失程度呈相关性。

④甲状旁腺激素（PTH）：PTH 是由甲状旁腺主细胞合成分泌的直链多肽激素，其中含有 84 个氨基酸，当血浆中的离子钙降低时，会促进甲状旁腺激素分泌增加，刺激肾脏保钙和排磷。在肾髓质中，甲状旁腺激素可促进 25-（OH）D_3 转化为活性的 1,25-（OH）$_2D_3$，间接地促进肠钙的吸收。小剂量的 PTH 可以刺激成骨细胞分泌骨胶原形成新骨，但大剂量则会抑制成骨细胞，间歇性给予新生小鼠外源性 PTH 可以增强它的骨骼强度，促进成骨细胞形成，抑制成骨细胞凋亡。PTH 还可以促进破骨细胞的分化与激活，主要通过对骨保护素 OPG 与 RANKL 的反向调节。PTH 可以刺激成骨细胞分泌 IL-6，促进破骨细胞被活化。所以，PTH 对骨代谢起着双重的调节作用。

（2）细胞与体液因子

①肿瘤坏死因子（TNF-α）：TNF-α 是由大单核细胞和吞噬细胞产生的，分子量为 17KDa，它可以促进破骨细胞形成

而加快骨丢失。骨质疏松患者血清里的 TNF-α 增高。高钙血症及患有类风湿关节炎、骨关节炎、骨髓瘤、T 细胞淋巴瘤等患者 TNF-α 增高。寄生虫性感染、中毒性休克、器官或组织移植排斥反应、创伤、各种炎症等均显示 TNF-α 增高。

②白细胞介素（IL-1、2、4、6、11）：白细胞介素通过自分泌、旁分泌、邻分泌调节发挥作用，是由单核巨噬细胞和骨髓基质细胞产生。临床通过检测 IL-1、IL-6 水平评价骨代谢，并可作为骨质疏松辅助诊断指标。IL-1、IL-6 与高转换型骨质疏松和溶骨性疾病相关。类风湿关节炎、高钙血症、恶性肿瘤、绝经后骨质疏松的患者 IL-1、IL-6 水平均明显升高。严重的炎症反应状态如败血症及外科创伤、感染性疾病、关节炎、酒精性肝硬化、低骨量的患者均可见 IL-6 增高。

③类胰岛素样生长因子（IGF-1）：IGF-1 是由 70 个氨基酸组成的单链多肽，由骨原细胞分泌，具有促进骨原细胞增长和分泌的功能，从而促进骨的形成。血清中的 IGF-1 水平可随年龄变化而出现波动，在儿童时期 IGF-1 水平低于骨峰值年龄，而女性绝经后 IGF-1 水平明显低于绝经前，老年人 IGF-1 则呈降低的趋势，并且与年龄呈负相关。骨质疏松患者的 IGF-1 水平是降低的，侏儒症患者的血清 IGF-1 含量减少，肢端肥大症患者的血清 IGF-1 含量增高。

④转化生长因子（TGF-β）：TGF-β 作为骨基质中含量最丰富的生长因子之一，对未分化的细胞是一种促分化因子，是细胞外基质的一种抑制剂，可以抑制碱性磷酸酶和骨钙素的合成及活性，调控骨吸收区的新骨形成。随着年龄的增长 TGF-β 在人体骨组织中的含量下降，绝经期的妇女由于雌激素缺乏而导致骨细胞产生 TGF-β 减少。临床上原发性骨质疏松症患者的 TGF-β 降低，而老年人 TGF-β 明显低于中青年人。

⑤骨形态发生蛋白（BMP）：BMP是一种活性蛋白质，最早由Urist在脱钙骨基质中提取，它属于转化生长因子TGF-β超家族中的成员。在溶骨过程中破骨细胞能释放酸性物质溶解骨基质，而BMP一般存在于骨基质中，可诱导BMP被活化，被活化的BMP可以通过与胞浆内受体或周围胞膜结合，从而诱导间充质细胞分化为软骨细胞或成骨细胞，也可以通过其他因子如TGF-β的协同作用，使软骨和骨分化为成熟的软骨及骨。临床上又可作为骨移植剂，对骨折修复及骨量的维持均有显著的疗效。

⑥干扰素（IFN）：IFN是一种多功能细胞因子，由活性淋巴细胞及巨噬细胞产生，对破骨细胞的形成及活性有非常重要的作用。γ-干扰素在各种细胞因子的作用下可抑制骨被吸收，在骨髓培养中，γ-干扰素可抑制类破骨细胞前体的转化。体外实验表明，γ-干扰素对这些前体融合形成多核细胞有抑制作用，因此γ-干扰素是既可以抑制破骨细胞形成，又可以降低破骨细胞吸收作用的强有力的细胞因子，在感染情况下，对调控骨吸收发挥着重要作用。

⑦巨噬细胞集落刺激因子（M-CSF）：M-CSF可在激活的巨噬细胞、B细胞、T细胞及多种肿瘤细胞中产生，也可在间质细胞如成纤维细胞、成骨细胞及内皮细胞中合成。破骨细胞的分化可受多种细胞及其产物的调节，而迄今为止发现的，直接参与破骨细胞分化过程的两种细胞因子是M-CSF与RANKL。由成骨细胞合成和分泌的M-CSF不仅能刺激破骨细胞的形成，还对调控骨吸收活性也发挥重要作用。大量研究证明，在破骨细胞培养的后期阶段，M-CSF可以促进成熟破骨细胞的活性，增强破骨细胞前体的增殖和生存，对成熟的破骨细胞功能的发挥也起着重要作用。

⑧成纤维细胞生长因子（FGF）：FGF 是一种对成纤维细胞有明显促增殖作用的细胞因子，它广泛存在于细胞和组织中。目前发现了至少 23 种 FGF，其中 FGF-1、2、17、19 具有成骨作用，在人胎儿软骨生长发育中起主导作用。FGF 可促进间充质细胞、骨髓基质细胞、软骨细胞和成骨细胞的分裂，并且对间充质细胞的促进作用比软骨细胞和成骨细胞强。

⑨血小板衍化生长因子（PDGF）：PDGF 有酸性（pH5.6）和碱性（pH9.6）两种，是由垂体和下丘脑分泌的多肽，能刺激成纤维细胞有丝分裂和中胚层细胞的生长，还可促进血管形成，在创伤愈合及肢体再生中有着重要的作用。PDGF 能够增强成骨细胞的分裂和增殖，其发挥的增殖效果与该因子的作用浓度和时间相关。PDGF 可抑制破骨细胞形成，可用于治疗骨质疏松、股骨头坏死、风湿性关节炎等疾病。

（3）骨吸收标志物

①抗酒石酸酸性磷酸酶（TRACP）：TRACP 主要是由破骨细胞释放的，是 6 种酸性磷酸酶（ACP）同工酶之一。它可以增强破骨细胞的活性，患有原发性甲状旁腺功能亢进、慢性肾功能不全、畸形性骨炎、肿瘤骨转移、高转换型骨质疏松症等患者可见 TRACP 增高，而降低可见于甲状腺功能减退症。

② I 型胶原羧基末端肽（CTX）与 I 型胶原氨基末端肽（NTX）：CTX 和 NTX 是使用最为广泛的胶原降解标志物之一，其水平反映了破骨细胞骨吸收活性。目前经常检测的是尿中的 NTX 和血清中的 CTX。NTX 是反映骨转换、骨吸收的特异性指标，在出生时尿中的浓度最高，随着年龄增加逐渐下降，生长终止时处于相对恒定状态。高转换型骨质疏松症患者明显升高，绝经后妇女明显高于绝经前。CTX 是代谢性骨病的有效标志物，以破骨细胞活性显著增强为特点，如骨质疏松症、

Paget's病、多发性骨髓瘤和肿瘤骨转移等疾病。

③尿吡啶啉（Pyr）与尿脱氧吡啶啉（D-Pyr）：Pyr与D-Pyr是NTX和CTX的终末代谢产物，由成熟的胶原降解而来，是目前最有价值的骨吸收指标之一。Pyr和D-Pyr是胶原纤维之间的连接物，使胶原纤维共价交联稳定相聚合。Pyr存在于骨、软骨、牙齿、肌腱等结缔组织中，D-Pyr主要来自骨骼，仅存在于骨与牙的Ⅰ型胶原中。当骨吸收胶原被分解后，Pyr、D-Pyr变成降解产物释放到人的血液循环中，但不被肝脏所代谢。它的测定在骨质疏松早期诊断，抗骨吸收药物疗效观察的长期随访中提供有意义的证据。

（4）骨形成标志物

①碱性磷酸酶（ALP）与骨特异性碱性磷酸酶（bALP）：ALP和bALP由骨、肝、胎盘、肠、胆等同工酶组成，骨型约占50%，其余主要来自肝脏。骨ALP是成骨细胞成熟和具有活性的标志。bALP被认为是精确的骨形成标志物，其水平与成骨细胞和前成骨细胞的活性呈线性关系。高转换的代谢性骨病如变形性骨炎（Paget's病）、原发和继发性甲状旁腺功能亢进、甲状腺功能亢进、高转换型骨质疏松症、佝偻病、软骨病、骨转移癌等均可有ALP和bALP的增高。应用二膦酸盐类药物治疗骨质疏松，可以使骨的特异性碱性磷酸酶下降，而且往往是在骨密度增加之前下降，所以bALP是治疗骨质疏松过程中疗效评价的重要指标。

②骨钙素（OC）：OC由49个氨基酸组成，是成骨细胞分泌的一种特异非胶原骨基质蛋白，是成骨细胞功能的敏感标志，是骨组织中最丰富的非胶原蛋白，能维持骨的矿化速度。OC作为骨基质矿化的必需物质，目前可以将血液中的未羧基化、部分羧基化和羧基化的OC区别开来。在骨吸收和骨被溶解时，

沉积在骨基质中的 OC 片段，如游离的 7- 羧基谷氨酸就会游离出来，这类多肽在血中的含量则表示骨吸收的变化。在儿童生长期、成骨不全、肾功能不全、骨折、甲状腺功能亢进、肿瘤骨转移、低磷血症、变形性骨炎、高转换型骨质疏松症等患者均可见 OC 升高。甲状腺功能减退症、长期使用糖皮质激素、肾上腺皮质功能亢进、肝病、糖尿病患者及孕妇等均可见 OC 降低。抑制骨吸收的药物可使 OC 水平下降，促进骨形成治疗则使 OC 水平上升。

③骨保护素（OPG）：OPG 是目前唯一直接作用于破骨细胞的因子，它通过与其配体 RANKL 的结合可抑制破骨细胞生成，从而影响骨吸收过程，对于 OPG 或 RANKL，OPG/RANKL 的比值能更准确地反映破骨细胞生成能力及活性。当雌激素水平缺乏时，使得 RANKL 水平上升，OPG 水平下降，导致破骨细胞数量增多和寿命延长，以致骨丢失速度加快。前列腺癌骨转移时，OPG 水平升高，提示它可能是该病进程的早期标志物，但其来源（骨或肿瘤组织）仍不清楚。

④Ⅰ型前胶原羧基末端肽（PICP）及Ⅰ型前胶原氨基末端肽（PINP）：PICP 和 PINP 均为Ⅰ型前胶原经酶切修饰后产生的，它们在血清中的含量反映了成骨细胞合成骨胶原的能力。肾功能不全、骨代谢疾病患者血清中的总 PINP 升高。酒精性肝炎、绝经后妇女、儿童发育期、妊娠晚期、骨肿瘤、骨转移、畸形性骨炎、肺纤维化、严重肝损害等可致血清 PICP 升高。

三、骨质疏松症的病理形态学变化

在建立了健康人髂骨形态计量参数、健康青年男女髂骨形态计量参数、髂骨骨小梁骨动力学参数和中老年人髂骨形态计量参数的比较后，通过对绝经后骨质疏松及老年性骨质疏松的分析，发现其组织学特征表现为骨量减少，矿化骨与骨前质的比例正常。在骨形态学的指标中，最为明显的是骨小梁的面积减少，平均减少高达34.4%。一般情况下，不论是健康人还是骨质疏松症患者，所有的骨小梁表面都是每2～3年更新一次。而在更新的过程中，健康人的骨吸收与骨形成的过程是基本保持平衡的，而对于骨质疏松症的患者这种平衡会被打破，骨的吸收明显大于骨的形成，从而出现不可逆的骨丢失。绝经后骨质疏松主要表现为骨被吸收明显增强，而骨形成的速度没有骨质被吸收快，最后导致骨量丢失，而老年性退行性骨质疏松则主要是骨形成明显减少，而骨吸收无明显减少，最终导致骨量减少。骨组织强度除与骨量减少相关外，与骨内部结构也有密切关系。因此，认为骨小梁组织强度主要取决于骨密度、骨基质的材料（主要是矿质和胶原纤维）以及骨小梁的三维结构，前者为"量"的因素，而后两者构成了"质"的因素，而对于骨小梁组织强度来说，质的变化比量的变化更具有重要意义。在二维平面上，骨小梁的彼此联结和骨小梁间隔也同样可以反映骨组织三维结构的变化。当破骨细胞活性增强时，骨小梁的吸收速度加快，吸收陷窝也加深，对比之下，成骨细胞的活性相对减弱，骨形成的速度减慢，因此，导致骨小梁变薄和间隙增宽，最终导致骨小梁彼此联结的破坏和骨体积的减少。

第六节　骨质疏松症的临床表现

骨质疏松症（OP）的初期通常没有明显的临床表现，因而被称为"寂静的疾病"或"静悄悄的流行病"。但是随着病情的继续进展，骨微结构被破坏，骨量会不断丢失，患者会逐渐出现骨痛，脊柱变形，严重者甚至发生骨质疏松性骨折等后果。有部分患者也可以没有临床症状，只有在发生骨质疏松性骨折等严重并发症后才被诊断为 OP。

一、疼痛

OP 患者一般会出现腰背部疼痛或者全身骨痛。疼痛经常在起坐时、翻身时及长时间行走后出现，在负重活动或夜间时疼痛会加重，可能伴有肌肉的痉挛，甚至活动受限。

二、脊柱变形

严重的 OP 患者，因出现椎体压缩性骨折，可出现身高变矮、驼背等脊柱畸形。当发生多发性胸椎压缩性骨折时，可导致胸廓畸形甚则影响心肺功能；当出现严重的腰椎压缩性骨折时，可能会导致腹部脏器功能异常，进而引起腹痛、腹胀、便秘、食欲减低等不适。

三、骨折

骨质疏松性骨折属于脆性骨折，通常是指在日常生活中受到轻微外力时发生的骨折。发生骨折的最常见部位为椎体（胸腰椎）、髋部（股骨近端）、前臂远端、肱骨近端，其他部位如肋骨、跖骨、腓骨、骨盆等部位亦可发生骨折。当发生骨质疏松性骨折后，再骨折的风险也会显著增加。

四、对心理状态及生活质量的影响

OP 及其相关的骨折对患者心理状态的影响常常容易被忽

略，主要的心理异常包括焦虑、抑郁、恐惧、自信心丧失等。老年患者的自主生活能力下降以及骨折后缺少与外界接触和交流，均会给患者造成巨大的心理负担。应重视和关注 OP 患者的心理异常，并给予必要的治疗。

第七节　元素与骨质疏松症

经过大量元素与生命起源、人体健康及疾病等方面的科学研究，表明了人与元素有着不可分割的关联。人体内存在着一个动态的元素平衡体系，各种元素在各自很低的生理浓度水平和范围内，通过各种途径发挥其巨大的生物效应。当任何因素破坏了机体内元素平衡体系时，就可能会导致疾病的发生，元素的浓度也同时表现出异常。无论是元素的供应不足、利用率降低、需要量增加或是遗传性缺陷病等，都会在机体内元素平衡体系上得到映射和表现。

随着对骨质疏松认识的深入和医学的发展，越来越多的研究表明元素是人类或骨骼生长和发育过程中不可缺少的要素，它们通过直接或间接的方式参与骨细胞生成或死亡、骨矿化而影响骨构成和骨吸收。本章简单阐述元素在骨形成或骨吸收过程中的作用，介绍项目组在元素与骨质疏松方面所做的一些工作。

一、常见元素在骨代谢过程中的作用

已经有几十种天然元素在人体内被发现，这些元素含量有

很大的差异，根据含量不同划分，可分为宏量元素和微量元素两大类：在人体总重量大于 0.01% 的为宏量元素，包括碳、氢、氧、氮、钙、磷等；在人体总重量小于 0.01% 的为微量元素，如锌、锰、铜、铁、铬、钴、钒、锡、镍、铝、碘、氟、硅等14 种元素。有些元素存在于健康组织中，含量稳定。缺乏该元素时，能在组织内产生相应的结构、功能异常；补充该元素时，可以防止此类异常的发生及恢复结构，这一类元素被称为"必需无机元素"。它们被认为是构成人体组织、参与机体代谢、维持生理功能所必需的，有 20 余种。其中，锌、硒、铜、铁、铬、钴、锰、碘、氟和钼被认为是必需微量元素；硅、硼、镍、钒为可能必需微量元素；铅、镉、汞、砷、铝、锡、锂具有潜在毒性，但低剂量可能具有功能作用的微量元素。每种微量元素尽管在人体内含量极小，但都具有特殊的生理功能，一旦缺少了这些必需的微量元素，人体就会出现不适、疾病，甚至危及生命。下面就常见元素与骨质疏松的关系做一个概述。

1. 锌元素在骨代谢过程中的作用

锌是重要的微量元素，在人体分布广泛，分布最多的组织是肌肉，其次是骨骼。有 100 多种酶的关键部位中含有锌，如骨矿化所需要的碱性磷酸酶、骨胶原形成所必需的胶原酶等。另外，锌也是骨骼系统正常生长过程中重要的矿物质成分。锌在骨组织中必不可少，主要参与骨的代谢：在骨组织中与氟组成锌氟复合体，参与骨盐的形成，促进羟基磷灰石形成；参与碱性磷酸酶、胶原酶及硫酸酰酶等骨代谢酶的合成和降解；调节血钙（降钙素和活性维生素 D）水平。有研究表明，锌在细胞中可直接激活氨基酰 –tRNA 合成酶，从而控制蛋白质合成的速度，促进细胞蛋白的合成；锌通过调控转录因子 Runx2 的基因表达，促进成骨细胞的分化、成骨及矿化作用，从而提高骨密度；锌通过下调NF-κB活性，抑制骨髓细胞向破骨细胞分化，上调破骨细胞凋亡，进而抑制破骨细胞的骨吸收作用；促进成骨细胞与破骨细胞中锌转运蛋白的合成。对骨生理而言，锌缺乏将导致骨生长延迟，而老年、骨失负荷及绝经期患者骨组织中锌含量降低，表明其与骨质疏松的发生发展有联系。研究发现，锌缺乏可延迟基因Runx2表达，降低成骨细胞外基质蛋白（如Ⅰ型胶原、碱性磷酸酶等）的合成与活性，引起钙沉积减少，抑制成骨细胞外基质合成与矿化，发生骨质疏松的风险增加。通过对728名绝经后女性追踪调查，Okyay等发现，血锌浓度降低，骨密度也随之降低，诱发骨质疏松症的风险增高；在一定范围内，骨质疏松症患者血锌浓度与椎体骨密度呈正相关；骨质疏松症女性患者的血清锌浓度低于正常人，表明低血锌浓度是绝经后骨质疏松症的危险因素之一。

补锌对预防骨质疏松症有一定作用，且将来有望用于治疗骨质疏松症，锌可以上调成骨细胞合成胶原和硫酸软骨素，进而促进成骨。Bhardwaj等研究发现锌对骨质疏松症的发生有预防作用，骨生长迟缓患者的膳食营养素中锌的含量普遍不足，锌对预防和治疗骨质疏松症有一定的帮助。Wang等通过对91名北京老年男性人群进行血清锌浓度和骨密度的检查发现，血清锌水平和腰椎骨密度T值呈正相关，说明锌含量不足可能是骨质疏松症的高危因素。锌摄入不足容易导致骨质疏松，锌过量也会引起骨量的逐渐丢失。杨茂伟等在小鼠的成骨细胞系MC3T3-E1中加入不同浓度的硫酸锌，观察骨保护素表达水平及成骨细胞增殖率。结果显示：$10\mu mol/L$的锌对成骨细胞骨保护素基因表达和细胞增殖的影响不大，$50\mu mol/L$的锌能促进成骨细胞骨保护素的基因表达和细胞增殖，$200\mu mol/L$的锌则抑制成骨细胞骨保护素的基因表达、抑制细胞增殖。说明在一定浓度范围内，锌促进成骨细胞的分化增殖，浓度过小或过大均不利于成骨。Yamaguchi 和林威等的研究发现，以锌与金雀异黄酮喂服去卵巢骨质疏松大鼠，可有效防止骨量流失；同样，予成人补充锌和金雀异黄酮亦可防止骨量流失。在促进骨生成和改善植入体稳定性方面，锌离子在去势大鼠骨植入体中发挥了重要作用，故对于预防骨质疏松，提高机体锌浓度不失为一种有效方法。有研究表明，锌可激活 PI3K/Akt/mTOR 和 MAPK/ERK 信号通路及抑制 MAPK/P38 和 MAPK/JNK 途径，使 AIF、Bax 等促细胞凋亡因子活性减低，抑制线粒体细胞色素 c 的释放，以此保护 MC3T3–E1 成骨细胞免受氧化应激反应引起的损害或凋亡，上调成骨细胞的合成，故锌有可能应用于骨质疏松的治疗。过量摄入锌的情况主要发生在长期暴露于锌粉尘及氧化锌环境下的工人身上，不仅会引起呼吸道刺激症状和金属烟雾病，而且过量的锌还会沉积在肝肾及生殖器官内，引起贫血、胃肠功能紊乱、骨质疏松症等疾病。

2. 铁元素在骨代谢过程中的作用

铁元素是人体中含量最多的金属微量元素之一，也是许多重要生物酶如细胞色素氧化酶和过氧化酶的活性中心，在氧气运输、DNA 合成、能量生产等许多重要生物学活动中都起着不可替代的作用。在骨代谢方面，铁元素也早已被证实对成骨细胞的正常活动以及在成骨过程都担任着至关重要的角色。铁元素缺乏，一方面会使体内骨胶原蛋白合成障碍，从而导致骨有机基质成分改变，继而引起骨强度和骨韧性下降；另一方面会引起维生素 D_3 活化障碍和成骨活动受阻，从而引起骨矿化障碍，最终导致骨量减少和骨强度下降。但是越来越多的研究发现，随着年龄的增长，铁元素会大量沉积在骨组织中，过量的铁蓄积后，会引起成骨细胞的功能障碍及骨代谢的紊乱，最终引起骨量丢失、骨质疏松症以及骨软骨病等。通过动物实验发现，铁缺乏或过量均会影响骨的发育，铁对骨的重塑具有直接的毒性作用。有实验证据表明，过量的铁会降低骨矿物质密度（BMD），主要是通过抑制成骨细胞活性和骨沉积，但没有直接改变骨吸收的水平，这与降低了性腺的水平有关。铁过量不仅抑制成骨细胞的骨形成活动，还会刺激骨骼的破骨细胞的骨吸收，同时还能抑制垂体前叶合成促性腺激素，从而抑制了性腺激素的形成。铁过量患者发展为 OP 后，也更容易导致性激素缺乏。研究发现，铁负荷过量组的小鼠与正常组相比呈现出骨的微结构改变，包括骨小梁数量、厚度以及骨体积分数减小，同时还促使了骨吸收过程的增加和破骨细胞活性的升高。张伟等收集了 156 例股骨颈骨折女性患者的股骨头组织进行骨铁含量检测和骨铁染色，他们发现股骨颈骨折女性患者体内存在铁蓄积，股骨头中骨铁的含量随年龄增长而升高，故认为骨铁和血清铁蛋白指标上升有可能是骨密度下降，甚至股骨颈骨折的独立危险因素。另有研究人员募集 1729 名健康受试者进行长达 3 年的大型纵向健康中心研究，对所有受试者均进行血清铁浓度和髋部、股骨颈、股骨粗隆 3 个部位的骨密度测量。结果发现，这 3 个部位的骨量丢失与血清铁浓度呈正相关，以此得出体内铁的过度蓄积会加速骨量丢失，甚至在健康人群中也是一个独立危险因素。这也是探究体内铁储存与骨量丢失关系的第一次大规模人口临床研究，该研究表明铁蓄积会影响骨代谢过程，加速骨的吸收，降低骨的生物力学性能，增加了骨折的风险。

3. 锰元素在骨代谢过程中的作用

锰是许多酶的组成部分和活性中心，在骨代谢中，锰主要通过影响整合素与配体间的亲和性，影响细胞与细胞外基质蛋白的黏附作用；通过参与活化硫酸软骨素的合成酶系统，从而激活葡糖基转移酶，而硫酸软骨素则是骨与软骨发育中重要的黏多糖，间接影响骨骼的生长发育。锰参与软骨和骨骼形成所需的糖蛋白的合成，其中硫酸软骨素是软骨和骨骼代谢重要的黏多糖，在黏多糖的合成中就需要锰激活其关键酶。患者缺乏锰会导致生长障碍，软骨的骨化异常。动物研究显示，在 OP 大鼠模型中血清锰的含量降低，锰离子浓度与成骨细胞分化扩增呈正相关，并有较强浓度依赖性，表明缺锰是骨质疏松的高危因素之一。人的成骨细胞与浓度为 $0.01 \sim 0.05$ mmol/L 的二氯化锰（$MnCl_2$）共同培养，发现锰离子对成骨细胞的作用与浓度呈正相关。人体缺锰时，硫酸软骨素合成相对减少，骨化出现异常，破骨细胞破坏与成骨细胞合成的动态平衡遭到破坏，易发生骨质疏松。廖文胜等对骨质疏松性骨折及暴力撞击引起骨折两组患者进行骨活检并分析其中的微量元素，发现骨质疏松性骨折组中的骨锰含量明显小于暴力性骨折组，从而认为缺锰可能与骨质疏松症发生有关。Rich 等也发现，每日补充 40mg 锰可有效抑制去卵巢 OP 大鼠的骨质丢失，对照组与实验组相比，股骨和腰椎椎体骨密度均有显著升高。Bea 等研究也提示，给去卵巢组和对照组大鼠补充锰 12 周后，椎体骨密度均有显著升高；补充锰还可以提高血清中骨钙素浓度。对老年 OP 患者 BMD 与血清微量元素关系的部分研究表明，锰、锌的缺乏可能是老年性 OP 的一个危险因素。动物实验表明，骨质疏松大鼠模型中血清锰的含量低于正常水平。研究发现，骨质疏松症患者血浆锰浓度比健康者低，头发中锰含量比健康者显著降低。钟才云等在对 60 名离休老人调查中发现，血锰和骨密度呈正相关趋势。Ban 等研究证实，补充锰可使去卵巢大鼠血清中的骨钙素水平升高并增加骨密度，提示其有促进骨形成的作用。虽然锰缺乏在人体很罕见，但其缺乏可致生长发育迟缓、软骨发育不良、骨骺发育不良及骨质疏松症。与其他金属元素一样，过量锰蓄积也会影响机体许多组织和器官的生理代谢过程，如锰中毒可导致神经退行性疾病。锰过量还会干扰其他金属元素如铁元素的代谢，从而抑制血红蛋白的形成，导致贫血的发生。

4. 铜元素在骨代谢过程中的作用

铜参与构成机体许多生物酶的活性中心，如过氧化物歧化酶、细胞色素氧化酶等，在神经、造血、骨骼系统等有着重要作用。铜是骨骼发育和修复不可或缺的矿物元素，其不仅能促进胶原蛋白及弹性蛋白的交联以参与骨基质成分的形成，还能刺激骨髓中的间充质干细胞，增殖分化为成骨细胞并能增强成骨细胞活性以促进成骨。铜是赖氨酸氧化酶的成分之一，该酶有催化胶原中赖氨酸与羟脯氨酸交联的作用，从而影响胶原纤维的力学强度。因此，铜缺乏会引起骨胶原合成和交联以及成骨细胞的发育障碍，损害骨形成及生长发育过程，减少骨化中心和骨矿化活动及影响软骨发育完整性，最终降低了骨密度和骨强度，增加脆性骨折发生风险。不同动物研究结果表明，成熟大鼠体内，骨铜含量与骨钙、骨密度及骨胶原含量呈负相关。Mahdavi-Roshan 等发现，骨质疏松症患者体内血清铜水平较同年龄段非骨质疏松人群明显降低，从而认为铜的摄入减少与骨质疏松症的发病有关，建议对骨质疏松症合并铜缺乏者在进行抗骨质疏松治疗的同时给予补偿铜元素治疗。Zheng 等运用荟萃分析方法研究血清铜浓度与骨质疏松关系过程中发现，低浓度血清铜是骨质疏松症的独立危险因素。相信在不久的将来，铜元素的补充可能会作为新的预防和治疗骨质疏松症的治疗措施。然而过量的铜蓄积也会影响骨的形成和骨的转化，因为过量的铜会产生大量的自由基而引起脂质过氧化以干扰骨正常代谢活动，在威尔逊氏病患者体内表现为骨量丢失和异常骨赘增生。有研究表明，骨质疏松症患者骨的血铜含量与非骨质疏松者相等或略高。因为铜与其他元素的相互作用，长期补钙，但如果缺乏铜、镁及硒等元素，成骨细胞及骨细胞的活性仍然降低，从而导致 OP，这一点可通过动物实验验证。这项研究表明，OP 患者需要同时补充镁、锌、铜及钙，才能得到一个理想的治疗效果。

5. 硒元素在骨代谢过程中的作用

硒主要以含硒酶和含硒蛋白两种形式存在于体内，含硒元素的酶如谷胱甘肽过氧化物酶，含硒元素蛋白如谷胱甘肽过氧化物酶 1–4 和 6（GPX）和硫氧还蛋白还原酶 1–3（TrxR）蛋白家族。人类硒的推荐剂量为 55μg/d，它在多种生理过程中起重要的作用。

含硒酶和蛋白都是体内预防性的抗氧化剂，可清除自由基及过氧化物、阻断自由基的形成，以保护组织细胞（如骨细胞）免受氧化应激造成的损害，维护正常生理、代谢。已经在人类成骨样细胞中识别出 GPXs、SeP、TrxR1 和 TrxR2，它们的活性取决于硒的供应。Dreher 等发现人的成骨细胞中至少表达 9 种硒蛋白，这些蛋白可以抵抗骨微环境中的氧化应激。HoegA 等已发现血硒浓度与骨转换率呈负相关，与 OP 的患病率呈正相关。Ebert 等发现，在低浓度硒环境下，培养的骨髓间充质干细胞中谷胱甘肽过氧化物酶（GPXs），硫氧还蛋白还原酶（TrxR）和其他硒蛋白的表达减少。而亚硒酸钠干预后，该现象可以改善。另有遗传数据显示，在 GPXl 的第 198 位密码子单核苷酸多态性（SNP）与低骨密度、高骨转换指标和大骨节病有关。缺硒是导致骨质疏松症的潜在危险因素，Liu 等在骨质疏松症患者血浆中，发现谷胱甘肽过氧化物酶及其他抗氧化物质的活性降低，可能的原因是血液中低浓度的硒使得破骨细胞在骨吸收的过程中产生大量活性氧未被有效地中和或清除，使得骨组织周围微环境中的细胞内外各基质的成分受到严重损害，引起成骨细胞功能紊乱，进而导致骨质疏松。Peinado 等通过对 280 名女性不同年龄段骨密度与膳食中抗氧化剂含量的观察，发现饮食中摄取的维生素 C、硒及锌等抗氧化剂的量与骨密度呈正相关，并与摄入的抗氧化剂质量分数相关，摄入较高剂量抗氧化剂有益于骨健康。硒对高铝引发的骨质疏松有一定的保护作用，可能是可以通过改善钙磷代谢增加血钙含量和骨钙沉积、减少骨盐分解，降低机体对铝的吸收，因而降低骨质疏松的发生和发展。Vekariya 等研究发现，与对照组比较，经纳米硒可处理大鼠的股骨明显骨化与矿化，并可拮抗阿那曲唑对骨的毒性；同时 1mg/（kg·d）的纳米硒可以预防卵巢切除模型大鼠的骨质疏松。常小霞等研究表明，硒能较早地恢复骨正常的微细结构，硒酸钠联合维生素治疗肝素致骨质疏松症动物模型效果优于单纯的维生素治疗。Liu 等发现硒可以抑制过氧化氢（H_2O_2）等自由基诱导的氧化应激反应，活化细胞外信号调节激酶（ERK），保护成骨细胞分化，从而很好地预防骨质疏松。

6. 砷元素在骨代谢过程中的作用

砷是环境中广泛存在的一种毒性非金属元素。接触砷（As）会使如神经毒性损伤、肝损伤、周围血管疾病和癌症等疾病的患病风险增加，也会增加各种骨骼疾病的风险。有研究表明，As 可诱导成骨细胞细胞系（包括 hFOB、MC3T3-E1 和 MG-63）和小鼠骨髓基质细胞的凋亡。通过上调 Bax 和 Bak，下调 Bcl-2, 引起成骨细胞的线粒体功能障碍。通过改变细胞溶质中钙的水平, 影响内质网功能。添加砷后, 增加了成骨细胞的凋亡, 增加了骨质疏松症的风险。长期接触低水平砷可通过促进破骨细胞分化而引起骨吸收。破骨细胞前体细胞在低水平砷暴露后产生过氧化氢, 然后进行分化, 产生分解骨基质的细胞。Amuno 等研究表明, 砷、镉暴露的野外生长雪鞋兔股骨和椎骨出现生长缺陷、骨质疏松、皮质骨折、硬化和囊肿样变, 且骨刚度和峰值载荷降低, 表明长期接触砷和镉可能是各种骨异常的病因。砷跟骨代谢的相关性报道在国内尚未见。

7. 镉元素在骨代谢过程中的作用

镉元素对肾脏和骨骼有明显的毒性作用。1931 年, 在日本富士县地区的孕妇和绝经后妇女身上发现了这种毒性作用, 这些妇女表现为维生素 D_3 抵抗的骨软化症和骨质疏松症, 伴有四肢、肋骨、骶骨的严重疼痛, 以至发生自发性骨折, 同时伴有蛋白尿和钠、钙等离子的重吸收障碍等肾小管功能损害。病程进行到晚期, 患者会出现全身各部位剧烈的神经痛、骨痛甚至呼吸痛, 也称为"痛痛病"。

虽然研究已证实镉对骨组织有明显的毒性作用, 但具体作用机制尚未明确, 目前有以下几种可能的机制: ①镉通过破坏成骨细胞的功能和激活破骨细胞的活性, 降低甲状旁腺激素水平, 降低碱性磷酸酶活性, 使得骨形成减少, 骨吸收活动增加, 进一步导致骨密度下降而引起骨质疏松症。②镉可减少骨组织内 I 型和 V 型胶原纤维, 纤维分子间的交联被破坏后, 其溶解度显著增加, 骨有机基质形成被抑制, 从而降低骨组织的强度和韧性, 增加骨折的风险。③镉对肾脏的损害, 一方面影响维生素 D_3 的羟化过程, 减少肠道钙离子的吸收和骨组织矿化过程; 另一方面降低肾小管对钙离子的重吸收, 引起高尿钙症,引发尿石症。④由于镉与锌在体内有相互拮抗作用，镉将破坏骨组织的矿物质元素代谢平衡，并抑制肠道对锌的吸收，减少体内锌的含量而进一步影响骨胶原蛋白的合成过程，减少骨有机基质的形成。

实验研究发现，镉染毒大鼠的成骨细胞功能受到抑制、骨钙化程度下降、骨质丢失，造成骨质疏松和骨软化。孔庆瑚等通过对环境镉接触人群的流行病学调查，发现镉接触剂量和骨密度之间及与骨质疏松症发生率之间存在剂量－效应关系，认为镉可能引起成骨细胞功能抑制、骨钙化程度下降、骨质丢失，进而造成骨质疏松。无论是动物实验还是临床研究，结果均显示镉暴露能增加骨量丢失而引起骨质疏松症，甚至发生脆性骨折。有人通过建立 Wistar 大鼠镉暴露模型，发现镉暴露组大鼠较对照组骨量和骨体积显著减少，而破骨细胞的数量和活性显著增加，胫骨黄骨髓含量较对照组明显增加，认为镉暴露可引起骨量丢失，抑制骨髓间充质细胞向成骨细胞分化并诱导其向脂肪细胞分化。Brodziak 等对 91 例因脆性骨折或骨关节炎行人工关节置换患者进行骨组织镉元素含量分析，发现脆性骨折组的骨镉含量明显高于骨关节炎组，提示体内高水平的镉元素含量是骨质疏松症的一个独立危险因素。

8. 铅元素在骨代谢过程中的作用

铅元素是一种机体非必需的重金属有毒微量元素。重金属元素对人体健康问题危害最大的就是来自铅的暴露，与铅暴露有关的慢性疾病涉及神经、造血、骨骼、肾脏及内分泌等多个系统。大约体内 95% 的铅元素沉积储存在骨组织，提示骨组织对铅具有很强的蓄积和储存能力，因此，铅中毒的主要靶组织是骨组织。虽然已经知道铅主要蓄积在骨内，但矿化组织被认为是一个相对独立的区域，不会受铅毒性作用影响。然而，实验数据表明，骨铅在脱盐的条件下会被释放出来，比如怀孕和哺乳期。美国有项研究，利用 1976 年和 1980 年之间的"全国健康和营养检查调查"数据，观察到 2981 例黑人和白人女性绝经后全血和血浆铅浓度均显著升高。

从胚胎发育开始，铅元素就开始沉积在骨组织，因为铅元素可直接影响成骨细胞、破骨细胞和软骨细胞的功能，即使是低浓度的铅暴露对骨代谢和骨骼发育也能产生不利的影响。铅元素不仅可以影响 1,25-（OH）$_2$D$_3$ 和胰岛细胞样生长因子（IGF-1）的活性，抑制骨钙素、胶原蛋白、骨桥蛋白和骨硬化蛋白等骨相关蛋白的合成，还能影响细胞第二信使如 cAMP 和钙离子的释放，破坏 Wnt/β-catenin 信号通路，从而导致骨骼生长迟缓、骨矿化障碍、骨密度下降甚至骨质疏松症。因此，铅元素也被作为骨质疏松症和骨关节炎的潜在风险因素。

有体外研究表明，铅通过改变细胞表型和功能，影响软骨细胞生长板的生长，诱发骨质疏松症，其机理可能为：①高铅可引起食欲下降，从而减少机体外源性维生素 D、钙、磷的摄入。②铅和钙同为二价阳离子，不仅在小肠黏膜的吸收相互竞争，而且在生理功能上也相互竞争，因此，高铅可抑制肠道对钙的吸收，可抑制钙的各种生理功能，包括骨钙化过程中的钙与骨钙素的结合，从而使骨钙化受阻。③高铅可使活性 VitD 的活性降低，使肠壁 VitD 受体的数目减少，从而影响活性 VitD 的生理功能。④高铅可直接抑制骨钙素、骨碱性磷酸酶、Ⅰ型原骨胶原的合成，抑制成骨细胞的功能。Chen 等募集 321 名受试者，通过测量他们的血铅、尿铅浓度以及检查骨密度发现，血铅的浓度与骨密度 T 值呈负相关，认为铅暴露能减少骨量，可能与骨质疏松症发生有重要关系。体内铅含量与骨密度的这种逆向相关性，可能还与铅离子对羟基磷灰石的高亲和力有一定关系。随着年龄增长，铅元素在牙齿、骨与关节等部位逐渐取代钙而不断沉积在骨组织，骨量不断流失，骨密度下降，最终导致骨质疏松症甚至脆性骨折发生，故减少铅的暴露对预防骨质疏松症也有一定的意义。

9. 锶元素在骨代谢过程中的作用

锶是骨骼的重要组成成分，它能促进骨骼的发育和类骨质的形成，并有调节钙代谢的作用。锶在人体中几乎全部沉积于骨中，特别是新骨中，通过与骨组织中的羟基磷灰石结合，并沉积在结晶体的表面而发挥作用；可增加胶原蛋白与非胶原蛋白的合成，提高细胞碱性磷酸酶、Ⅰ型骨胶原水平，通过增强前成骨细胞的增殖而促进成骨细胞的成骨作用；抑制前破骨细胞的分化，抑制破骨细胞的骨吸收作用。早在 20 世纪 40 年代，锶就被用于治疗前列腺转移癌的骨痛。在动物和人体的研究均表明，锶能增强前成骨细胞复制，增加成骨细胞的数量，刺激骨形成；同时还能降低破骨细胞的活性，减少破骨细胞的数量，降低骨吸收的速率。骨折愈合过程需要补充锶。锶因能降低骨吸收和维持相对高的骨形成而被列为骨质疏松症的又一治疗对策。含锶的抗骨质疏松药物已经用于临床，并取得良好的疗效，显著减轻患者腰背痛，提高骨密度，降低椎体骨折风险。其机制可能是通过调节 Ras/MAPK/Wnt 等信号，通过增加骨小梁体积、数量及厚度，增加皮质骨的厚度，减小骨小梁的间隙，从而改善骨的微细结构，增加骨的强度，减少骨折发生的风险。

10. 氟元素在骨代谢过程中的作用

氟是维持骨骼健康的必需微量元素，在骨代谢和骨矿化过程中起到重要的作用。氟对人体的安全范围比其他微量元素要窄得多，从满足人体对氟的需要到由于过多而导致中毒的量之间相差不多。氟是生物的钙化作用所必需的物质，适量氟有利于钙和磷的利用及在骨骼中沉积，加速骨骼的形成，增加骨骼的硬度，并降低硫化物的溶解度，对骨骼被吸收起抑制作用。

氟元素可直接刺激骨形态发生蛋白和碱性磷酸酶，进一步促进成骨细胞的增殖和活化，从而提高机体骨形成活动及抗骨吸收能力，故在 20 世纪 90 年代氟化物被认为具有促进成骨作用并能提高骨密度值而作为一种常规的抗骨质疏松药物。近年来越来越多的研究发现，氟化物可造成骨的生物力学属性下降，在增加骨密度的同时骨强度并没有相应地提高反而下降。对于长期服用氟化物治疗骨质疏松症的患者而言，虽然骨密度测量值较前有所提高，但骨折发生率并未下降。这种骨量增加而骨折发生率未下降的差异现象，说明氟化物不仅在促进矿化过程起作用，而且参与了骨的重塑过程，在促进成骨细胞活动的同时也能促进破骨细胞的活动。Simon 等研究比较了长期饮用高氟浓度的水源和正常氟浓度水源两组羊群，结果发现，高氟羊群骨氟含量较正常组明显升高，但皮质骨和松质骨骨量较正常组明显减少，力学测试提示高氟羊群骨的弯曲强度较正常组下降，骨折脆性较正常组增加，故高浓度的氟化物可以促进骨质疏松症发展并且增加骨折发生率。Pereira 等研究长期摄入氟化钠的去卵巢大鼠与对照组相比，胫骨的骨小梁面积减小，骨量减少，血清骨钙素和血氟浓度增加，胰岛素抵抗增加。他们认为，氟的过量摄入引起骨量和骨小梁面积减少，可能与骨组织细胞凋亡加快有关。氟化物大鼠组的血清骨钙素水平较高与骨量减少不一致，提示氟化物可能同时促进破骨细胞活性以增加骨吸收活动。另外，氟元素对于牙齿的矿化也有一定的作用，并能预防龋齿的发病。对饮用水进行氟化处理以预防龋齿发病的措施被誉为 20 世纪公共卫生领域最大的成就之一。但在过去 60 年里美国氟斑牙的发病率急剧上升，美国流行病学调查显示，1950 年氟斑牙的发病率为 10%，1987 年上升至 23%，2004 年达到 41%。因此，美国卫生与人类服务部已宣布其建议，从 2011 年 1 月起，水的氟化方案应下调氟添加浓度至 0.7mg/L。目前，氟化物已不作为推荐的抗骨质疏松药物，越来越多的研究发现，氟的摄入量与脆性骨折发生率呈正相关。

11. 钙元素在骨代谢过程中的作用

钙是组成骨矿物质的主要成分，是机体骨形成和吸收过程中不可缺少的重要元素，体内 98% ～ 99% 的钙元素以羟基磷灰石成分存在于骨骼与牙齿内。评价骨量的多少是以骨钙的含量为依据，人体在 30 岁左右骨量达到峰值，之后骨量会随着年龄增加而逐渐减少，这是因为骨钙含量随年龄增长而不断丢失，尤其是发生在绝经后妇女。骨钙的丢失引起骨量下降，直接导致骨质疏松症的发生，因此钙剂的补充对于预防骨质疏松症发生有重要意义。但近来研究发现，单纯补充钙剂不能明显提高骨量及骨密度，需联合使用维生素 D_3 才可有效阻止骨量的继续丢失以及减少脆性骨折的发生率。研究发现，很多骨质疏松症的老年患者不仅骨钙含量明显减少，体内 1,25–（OH）$_2D_3$ 浓度也下降，同时补充维生素 D_3 对于提高骨质疏松症患者的骨矿物质含量和骨有机基质质量有明显的效果。维生素 D_3 在体内先后经肾脏和肝脏的羟化酶作用转化为 1,25–（OH）$_2D_3$，其能促进机体钙的吸收，减少甲状旁腺激素的分泌，并且直接刺激成骨细胞，促进骨形成和骨矿化，从而增加骨量及骨密度。Prentice 等对美国 36282 名绝经后妇女进行长达 7 年的双盲、随机、安慰、对照临床试验发现，长期服用维生素 D_3 和钙剂可以减少绝经后妇女髋部骨折的发生率，总骨折和大肠癌的发病率也有所下降。此外，机体内钙的稳态平衡对于大多数生物学活动，尤其是骨代谢活动是至关重要的，Marenzana 等认为，血清钙水平可作为评估机体内骨代谢活动的重要标志性指标。总之，钙元素是组成骨矿物质最基本的元素，其含量直接决定体内骨量多少，与骨质疏松症引起的脆性骨折有直接关系。

12. 镁元素在骨代谢过程中的作用

机体内大约 60% 的镁储存在骨骼中，其中 1/3 的骨镁以覆盖羟基磷灰石晶体表面或形成水化膜包裹晶体的形式分布在皮质骨，作为体内镁元素的交换库存以维持细胞外镁离子的正常浓度，严格控制和维持镁的稳态对保持骨组织的完整性起着至关重要的作用。体内镁缺乏会导致低镁血症，激发骨皮质表面储存的镁元素直接动员入血，而缺乏镁元素形成的磷灰石晶体的刚度较前下降。镁缺乏时，细胞外低浓度的镁元素可通过上调诱导型一氧化氮合酶活性来释放一氧化氮，后者直接抑制成骨细胞的活性和数量，同时它还可以直接刺激骨髓前体祖细胞增生导致破骨细胞的数量上升。一项营养检测研究结果显示，在北美和欧洲地区的人群日常膳食中镁摄入量不足，可能会导致亚临床镁缺乏症，这可能与西方膳食中含较多的加工食品和较少的微量营养素摄入特征有关。虽然体内镁缺乏会直接影响羟基磷灰石晶体形成和抑制成骨细胞的活动，间接影响甲状旁腺激素分泌，进而导致骨质疏松症的发展，甚至发生脆性骨折，但镁元素的过量可能对骨组织也有不利影响。研究结果显示，高镁摄入量的绝经后妇女腕关节骨折发生率较对照组明显上升，这可能与高浓度的镁影响骨代谢和甲状旁腺功能，进而引起骨矿化障碍有关。研究发现，骨镁含量升高使镁离子与钙离子竞争结合羟基磷灰石晶体并且与焦磷酸紧密结合，形成一种不被酶降解的不溶性盐，影响骨的矿化且降低骨密度。对于骨质疏松症伴有镁缺乏存在的患者，优化镁的摄入量是一项有效且低成本的抗骨质疏松治疗措施。

13. 铝元素与硼元素在骨代谢过程中的作用

（1）铝元素

铝有95%结合在血浆中，随后蓄积于骨、肝、脾、脑等器官，受累最严重的是骨。进入骨中的铝沉积于骨基质中，蓄积于矿化骨表面，且存在于成骨细胞的线粒体中，使成骨细胞合成胶原及骨样组织减少。铝可能通过骨细胞影响钙、磷转运，而通过抑制类骨质矿化而对骨直接作用；也可直接影响成骨细胞的数量和功能。老年骨质疏松症患者血清微量元素水平及与骨密度的相关研究表明，体内铝的积蓄可能是骨质疏松症的致病因素之一。

（2）硼元素

硼可维持骨正常代谢，补充硼可显著降低尿钙排泄，提高血清17-雌二醇水平和血清钙水平。补充硼还可明显降低血清降钙素和血清骨钙素水平。补充硼可使男性和未治疗的绝经妇女血清降钙素和骨钙素接近用雌激素治疗的绝经妇女水平，提示硼有类雌激素样作用。该研究同时发现，使维生素 D_3 转变成相应的1,25-二羟基衍生物以及胆固醇转变成雌二醇所需的羟化酶严格依赖于硼酸盐离子，所以硼可能是绝经后妇女骨质疏松的潜在保护因子。

14. 钴、镍、铬元素在骨代谢过程中的作用

（1）钴元素

关于骨质疏松性骨缺损的修复，利用钴纳米材料进行过一些研究。经过长时间的探索发现，钴材料有较强的血管生成作用，使成骨细胞的增殖加快、碱性磷酸酶活性增高及骨密度增加。可观察到细胞的增殖活性增强，快速修复人工缺陷，促进骨再生，增加骨密度。关于单纯钴对骨质疏松的影响研究较少。

（2）镍元素

镍是人体所需的微量元素，且需求量微乎其微。镍的具体作用尚不明确。它被认为是几种水解酶的辅助因子，参与氧化还原反应和基因表达，也可能参与脂类代谢和磷脂的合成。人体缺镍尚未报道。至于镍对骨的作用，目前缺乏相关的报道。

（3）铬元素

铬是人体重要的微量元素，身体要利用铬，必须先转换成活性形式。据估计，90%以上的美国人是低铬饮食。食品在精炼过程中容易失去铬，因此经常吃精加工食品可导致缺铬。尤其对于营养不良的儿童、糖尿病患者及老年人，缺铬的风险更高。吃过多含糖的食物，运动过量，伴有感染或物理伤害均会导致身体缺铬。低铬的情况下，容易导致血糖、甘油三酯和胆固醇水平升高。有报道显示，吡啶甲酸铬被证明能减少女性尿钙的排泄，可能有助于保持绝经后妇女的骨密度水平。

综上所述，元素与骨质疏松的关系，仅有一部分被研究，且元素与环境地域也有很大关系，不同国家地区的含量有很大差别。骨组织及血清中的无机元素在骨代谢过程中起着非常重要的作用。骨质疏松症及其骨折的发生与某些无机元素在体内的代谢和含量紧密相关，摄入不足或过量均会引起骨代谢紊乱以及骨密度下降。到目前为止，骨质疏松症的药物治疗效果总是不尽如人意，探索人体相关无机元素在骨代谢的分子作用机制将有益于通过控制营养和生活环境等非药物方式来有效预防骨质疏松症以及脆性骨折的发生。

二、人发元素含量之间的关系

研究发现，人发中不仅含有各种元素，而且其含量与人体生理代谢密切相关，与血中元素相比，人发中元素的水平更能真实地反映出一段较长的时间中，人体内各种元素的储备及机体生理发育状况。人发元素检测还是环境保护与职业病防治监测的重要手段之一。然而国内外大量对人发元素检测分析的结果表明，各地不尽相同，差异较大，排除检测方法和质量的因素，提示人发存在着地域差异及性别、年龄差异。因此，正确了解不同地区、不同性别和年龄人发中元素的变化规律具有极其重要的临床意义和社会价值。为此，我们对武汉地区 2000 余例人发进行元素检测，并分析其相关性。

1. 样本来源及前处理

（1）样本来源

正常人的人发标本来源于到我院体检的健康者，要求居住武汉市城区在 1 年以上，汉族，受检的人发标本共计 2382 例。其中男性 1010 例，年龄 1 ~ 84 岁；女性 1372 例，年龄 1 ~ 76 岁。

（2）检测设备及试剂

①JOBIN-YVON48ICP（法国），计算机 PDP11/03 型控制一次扫描多元素同时测定锌、铜、铁、锶、钙、镁、锰、铅等元素；ELKO Ⅱ型光度计（德国），波长 720nm，0.5cm 比色池，测定磷元素。

②上海亚荣生化仪器厂 SZ-93 自动双重纯水蒸馏器生产实验用纯水，纯净聚乙烯塑料桶盛装。

③主要试剂为硝酸（MOS 纯）、高氯酸（优级纯）。

（3）发标本采集

由专人负责，剪取每位受检者头枕部发样 1g 左右（发长者由根部剪下，再取距头皮端 1cm 长之一段，部分婴儿发少除外），立即放入一次性干净纸袋中标记待测。

（4）人发标本预处理

①样本清洗：检测前将发样置于 50mL 干净烧杯中，先加入 5% 洗洁精（上海产白猫牌），用干净玻棒搅动 1～2 分钟后去掉洗涤液，再用自来水冲洗至无泡沫后，用蒸馏水冲洗 5～6次，然后尽可能倒干水。取干净湿纱布盖在烧杯口上，置于烘箱恒温 80℃将发样烘干，烘箱使用前已预先处理干净。

②前处理过程（干法灰化）：准确称取经洗涤烘干过的发样 0.3～0.5g，置于 10～15mL 干净石英坩埚内，于马弗炉中从 100℃开始升温至 500℃，每 100℃保温 1 小时，烧至样品发白后移出马弗炉外冷却，再用少量高纯水浸湿，加入 4∶1 硝酸∶高氯酸混合酸 1mL 后，在电热板上 180℃连续消解，蒸至 2～3mL，转移到 10mL 比色管中定容 5mL，放置至溶液澄清，即可上机检测。

2. 样本检测及质控

（1）人发 9 种元素检测方法

JOBIN–YVON48ICP（法国），计算机 PDP11/03 型控制一次扫描多元素同时测定锌、铜、铁、锶、钙、镁、锰、铅等元素；ELKO Ⅱ型光度计（德国），波长 720nm，0.5cm 比色池，测定磷元素。

（2）质量控制

将中国科学院上海原子核研究所制定的人发元素质控物（批号：GBW 09101）穿插在人发样本中检测，以监控元素检测的质量。在以标准物质定标的同时，以 $\overline{X} \pm SD$ 质控规则为质控方法，人发质控物检测结果在控制范围内。

3. 检测结果与分析

（1）人头发元素检测结果

2382 例人发 9 种元素检测结果（部分）见表 1–1。

表 1-1　2382 例人发 9 种元素检测结果（部分）（单位：μg/g）

年龄	性别	Cu	Zn	Mn	Sr	Pb	Ca	Mg	Fe	P
1.2	F	14.60	632.00	3.31	2.60	17.30	757.00	122.00	27.80	139.00
1.3	F	15.30	160.00	4.70	3.21	18.50	2200.00	302.00	32.10	88.30
1.3	F	15.70	81.00	0.84	0.36	9.03	260.00	55.20	14.50	183.00
1.4	F	11.90	110.00	4.00	2.55	22.20	979.00	121.00	22.40	121.00
1.4	F	16.70	83.00	0.58	1.78	11.00	406.00	58.50	9.20	108.00
1.4	F	23.40	133.00	6.10	3.47	24.40	1500.00	153.00	31.50	126.00
1.5	F	7.80	119.00	0.90	1.98	7.24	488.00	44.00	11.30	133.00
1.5	F	14.80	180.00	1.67	2.35	14.60	1938.00	173.00	32.80	119.00
1.5	F	17.30	227.00	3.20	5.75	1.91	3535.00	225.00	72.30	124.00
1.5	F	27.90	468.00	1.25	1.05	23.00	502.00	68.90	37.20	90.80
1.6	F	6.00	65.00	1.46	1.63	52.80	446.00	71.70	18.90	86.00
1.6	F	17.00	89.00	1.29	1.03	43.50	435.00	52.20	21.90	116.00
1.6	F	19.50	70.00	1.00	0.30	15.40	322.00	49.10	17.40	123.00
1.7	F	10.30	123.00	0.38	0.38	5.13	550.00	55.10	10.90	161.00
1.7	F	20.40	38.00	2.27	0.90	34.20	464.00	55.10	33.60	148.00
1.7	F	48.60	51.00	1.17	1.05	22.90	368.00	27.40	26.20	153.00
1.8	F	10.40	139.00	2.90	1.47	31.10	556.00	46.30	20.20	122.00
1.9	F	9.80	75.00	0.29	1.95	5.72	333.00	38.20	9.10	111.00
1.9	F	12.10	31.00	1.67	0.34	16.40	313.00	27.20	23.60	104.00
1.9	F	16.00	30.00	1.98	0.45	33.70	388.00	42.90	26.80	101.00

注：其他数据略。

（2）正态性检验

以 SPSS 软件进行正态性检验，结果见表 1-2。如表 1-2 所示，所检测的人发 9 种元素的分布均为偏态分布。因此，在进行统计分析时，先计算其百分位值，以其百分位值进行常规的统计分析，最后将其还原为原始数据。

表 1-2　人发 9 种元素含量的正态性检验

元素	Kolmogorov–Smirnov[a]			Shapiro–Wilk		
	统计量	df	Sig.	统计量	df	Sig.
Cu	0.116	2382	0.000	0.803	2382	0.000
Zn	0.045	2382	0.000	0.939	2382	0.000
Mn	0.333	2382	0.000	0.225	2382	0.000
Sr	0.213	2382	0.000	0.695	2382	0.000
Pb	0.186	2382	0.000	0.760	2382	0.000
Ca	0.194	2382	0.000	0.760	2382	0.000
Mg	0.197	2382	0.000	0.693	2382	0.000
Fe	0.271	2382	0.000	0.302	2382	0.000
P	0.069	2382	0.000	0.904	2382	0.000

注：[a] 是 Lilliefors 显著水平修正。

（3）2382 例人发元素检测结果百分位值计算

2382 例人发元素检测结果百分位值结果（部分）见表 1-3。

表 1-3　2382 例人发 9 种元素检测结果百分位值（部分）

性别	年龄	Cu	Zn	Mn	Sr	Pb	Ca	Mg	Fe	P
F	1.2	0.524	1.000	0.934	0.675	0.810	0.499	0.696	0.869	0.565

性别	年龄	Cu	Zn	Mn	Sr	Pb	Ca	Mg	Fe	P
F	1.3	0.570	0.785	0.971	0.735	0.837	0.839	0.921	0.919	0.083
F	1.3	0.598	0.220	0.350	0.067	0.573	0.039	0.264	0.451	0.893
F	1.4	0.324	0.402	0.955	0.671	0.891	0.608	0.692	0.767	0.372
F	1.4	0.655	0.231	0.142	0.539	0.645	0.199	0.302	0.147	0.244
F	1.4	0.892	0.564	0.987	0.753	0.916	0.740	0.782	0.914	0.428
F	1.5	0.091	0.465	0.382	0.573	0.503	0.293	0.158	0.271	0.501
F	1.5	0.535	0.894	0.733	0.645	0.747	0.804	0.818	0.926	0.350
F	1.5	0.688	0.976	0.927	0.881	0.168	0.943	0.879	0.989	0.405
F	1.5	0.946	0.999	0.583	0.354	0.901	0.304	0.393	0.948	0.102
F	1.6	0.036	0.133	0.669	0.506	0.990	0.243	0.416	0.661	0.068
F	1.6	0.672	0.269	0.595	0.345	0.979	0.228	0.239	0.753	0.317
F	1.6	0.793	0.158	0.438	0.003	0.769	0.103	0.202	0.599	0.391
F	1.7	0.212	0.485	0.034	0.070	0.399	0.351	0.263	0.244	0.772
F	1.7	0.821	0.036	0.845	0.276	0.963	0.264	0.263	0.932	0.656
F	1.7	0.991	0.078	0.536	0.354	0.899	0.156	0.035	0.844	0.700
F	1.8	0.217	0.614	0.910	0.465	0.955	0.356	0.180	0.706	0.380
F	1.9	0.184	0.188	0.001	0.568	0.432	0.117	0.107	0.141	0.268
F	1.9	0.343	0.017	0.733	0.063	0.791	0.092	0.033	0.793	0.199
F	1.9	0.610	0.014	0.795	0.088	0.962	0.179	0.147	0.852	0.176

注：其他数据略。

（4）元素相关性分析

所检测的人发中 9 种元素两两相关关系一共有 36 对。2382

例人头发元素的相关系数见表 1-4，男性人发元素的相关性见表 1-5，女性人发元素的相关性见表 1-6。

表 1-4　2382 例人发元素及年龄相关系数

元素	Age	Cu	Zn	Mn	Sr	Pb	Ca	Mg	Fe
Cu	-0.156**								
Zn	0.439**	-0.051*							
Mn	-0.160**	0.269**	-0.150**						
Sr	0.219**	0.090**	0.366**	0.228**					
Pb	-0.399**	0.258**	-0.582**	0.394**	-0.203**				
Ca	0.349**	0.055**	0.583**	0.106**	0.693**	-0.388**			
Mg	0.352**	0.083**	0.562**	0.181**	0.672**	-0.338**	0.832**		
Fe	-0.300**	0.359**	-0.311**	0.606**	0.020	0.536**	-0.048**	0.017	
P	0.221**	-0.126**	0.401**	-0.290**	-0.063**	-0.418**	0.107**	0.033	-0.306**

*: $p < 0.05$；**: $p < 0.01$。

表 1-5　1010 例男性人发元素及年龄相关系数

元素	Age	Cu	Zn	Mn	Sr	Pb	Ca	Mg	Fe
Cu	-0.222**								
Zn	0.494**	-0.154**							
Mn	-0.224**	0.314**	-0.263**						
Sr	0.125**	0.033*	0.242**	0.181**					
Pb	-0.458**	0.330**	-0.631**	0.438**	-0.149**				
Ca	0.325**	-0.034	0.571**	0.043*	0.526**	-0.389**			
Mg	0.351**	0.027	0.550**	0.088**	0.486**	-0.362**	0.720**		
Fe	-0.381**	0.386**	-0.363**	0.637**	0.014	0.574**	-0.082	-0.033	
P	0.336**	-0.105	0.544**	-0.262**	0.071*	-0.508**	0.328**	0.233**	-0.306**

*: $p < 0.05$；**: $p < 0.01$。

表 1-6　1372 例女性人发元素及年龄相关系数

元素	Age	Cu	Zn	Mn	Sr	Pb	Ca	Mg	Fe
Cu	-0.113^{**}								
Zn	0.390^{**}	0.011							
Mn	-0.121^{**}	0.229	-0.087						
Sr	0.273^{**}	0.104^{**}	0.427^{**}	0.227^{**}					
Pb	-0.339^{**}	0.227^{**}	-0.537^{**}	0.396^{**}	-0.184^{**}				
Ca	0.365^{**}	0.083^{**}	0.595^{**}	0.102	0.738^{**}	-0.351^{**}			
Mg	0.351^{**}	0.093^{**}	0.570^{**}	0.206^{**}	0.728^{**}	-0.282	0.866^{**}		
Fe	-0.242^{**}	0.336^{**}	-0.288	0.579^{**}	-0.007^{*}	0.534^{**}	-0.065^{*}	0.019^{*}	
P	0.137^{**}	-0.136	0.320^{**}	-0.300^{**}	-0.114^{**}	-0.381^{**}	0.025^{*}	-0.046^{*}	-0.298^{**}

$*$: $p < 0.05$；$**$: $p < 0.01$。

由表 1-4 可知，总体人发中 9 种元素，除 Fe 和 Sr、Fe 和 Mg、P 和 Mg 相关系数无显著性差异（$p > 0.05$），Cu 和 Zn 之间相关系数有显著性差异（$p < 0.05$），其他元素两两之间的相关关系均有非常显著性差异（$p < 0.01$）；由表 1-5 可知，1010 例男性头发中，除 Cu 和 Ca、Cu 和 Mg、Cu 和 P、Sr 和 Fe、Ca 和 Fe、Mg 和 Fe 外，其他元素两两之间的相关关系有显著性（$p < 0.05$ 或 $p < 0.01$）；由表 1-6 可知，1372 例女性头发元素含量，除 Cu 和 Zn、Cu 和 Mn、Mn 和 Zn、Mn 和 Ca、Cu 和 P、Zn 和 Fe、Pb 和 Mg 外，其他元素两两之间的相关关系有显著性（$p < 0.05$ 或 $p < 0.01$）。除少数几对外（如 Mg 和 Fe、Sr 和 Fe 等），所检测的 9 种元素之间均有显著性关系。

三、部分中药无机元素含量相关性分析

为分析中药中部分元素含量的相关性，随机抽取 105 味中药，经鉴定确定基原后，分别检测 42 种元素含量，以分析中药中元素的相关关系。

1. 105 味中药 42 种元素含量检测

（1）药物筛选

委托武汉市药材公司从产地购买道地药材，由武汉市药品检验所鉴别生药的真伪、品种。列举部分药物基原见表 1-7。

表 1-7　部分植物类中药及产地

序号	药物名称	药　材	产地
1	细辛	马兜铃科多年生草本植物北细辛 *Asarum heterotropoides Fr. var. mandshuricum*（*Maxim.*）*Kitag.*，华细辛 *Asaram sieboldii Miq.* 的全草	江西
2	砂壳	姜科多年生草本植物阳春砂 *Amomum villosum Lour.*，海南砂 *Amomum longiligulare T.L.Wu.*，缩砂 *A.xanthioides Wall.* 的干燥成熟果壳	广东
3	蔻壳	姜科多年生草本植物白豆蔻 *Amomum cardamomum L.* 的果壳	越南
4	生附子	毛茛科多年生草本植物乌头 *Aconitum carmichaeli Debx.* 块根上所附生的块状子根	江西
5	槟榔	棕榈科常绿乔木植物槟榔 *Areca catechu L.* 的成熟种子	海南岛
6	红豆蔻	姜科植物大高良姜 *Alpinia galanga willd.* 的果实	广西
7	独活	伞形科多年生草本植物重齿毛当归 *Angelica pubescens Maxim. f.biserrata shan et. yuan* 的根	湖北

序号	药物名称	药 材	产地
8	泽泻	泽泻科植物泽泻 Alisma orientalis (sam.) juzep. 的干燥块茎	福建
9	防己	防己科植物粉防己 Stephania tetrandra S.Moore. 的干燥根	浙江
10	牛蒡子	菊科二年生草本植物牛蒡 Arctium Lappa L. 的成熟果实	湖北长阳
11	木通	马兜铃科藤本植物木通马兜铃 Aristolochia manshuriensis Kom. 的藤茎	吉林
12	高良姜	姜科多年生草本植物高良姜 Alpinia officinarum Hance 的根茎	海南岛
13	草果	姜科多年生草本植物草果 Amomum tsao ko Crevost et Lem. 的干燥成熟果实	广东
14	砂仁	姜科多年生草本植物阳春砂 Amomum Villosum Lour.，海南砂 A.longiligulare T.L.Wu 或 A.xanthioides Wall. 的干燥成熟果实	广东
15	九节菖蒲	天南星科多年生草本植物石菖蒲 Acorus gra min eus Soland. 的根茎	陕西
16	白术	菊科植物白术 Atractylodes macrocephala koidz. 的干燥根茎	湖北
17	白芷	伞形科多年生草本植物川白芷 Augelica dahurice (Fisch.ex Hoffm.) Benth.et Hook.f. 的根	四川
18	草乌	毛茛科多年生野生植物北乌头 Aconitum Kusnezoffii Reichb. 的块根	湖北恩施
19	天南星	天南星科植物天南星 Arisaema erubescens (Wall.)Schoott 的干燥块茎	湖北
20	柏子仁	柏科常绿乔木植物侧柏 Platycladus orientalis(L.) Franco 的种仁	山东

（2）药物前处理

用新软刷刷去表面的浮土，浸泡于双蒸水中溶胀片刻，表皮折皱处用软刷及双蒸水迅速刷洗并冲洗两次，50～60℃排风干燥箱中干燥两天。取干燥生药500g，用不锈钢刀斩成片，再经玛瑙罐无污染行星式粉碎机上碾碎，过40～60网目尼龙筛，分装于两个磨口玻璃瓶中备用。

（3）105味植物类中药42种元素的检测分析

① JOBIN-YVON 48（法）ICP光量计，ICP-AES法，单色仪，固定道，全息光栅2400条/毫米，一级色散率倒数0.4nm/mm，HEP-1500型射频发生器1.5kW，入射功率1kW，反射功率小于5kW，冷却氩气流量12L/min，进样氩气压强165kPa，垂直观察位置钢管线圈上方16mm处，测量积分时间7～10秒，酸分解，计算机控制多元素，同时测定Zn、Cu、Be、Cd、V、Ni、Co、Ba、Sr、Fe等元素。

② JOBIN-YVON 38（法）ICP光量计，ICP-AES法，测量条件同JOBIN-YVON 48 ICP，碱分解经分离富集后，计算机控制单元素自动扫描测定La、Ce、Pr、Nd、Sm、Eu、Gd、Tb、Dy、Ho、Er、Tm、Yb、Lu、Y等稀土元素。

③ WFY-3型（国产）无色散原子荧光仪，AFS法，WB微波发生器，管式无极放电灯，开放式氢化物发生器，测定As、Sb、Bi、Hg等元素。

④ JPIA-2型（国产）示波极谱仪，POL法，三电极为滴汞电极、参比电极（小型饱和甘汞电极）、辅助电极（铂电极），测定Se元素。

⑤ PERKIN-ELMER 3110（美国）原子吸收光谱仪，高温灰化，酸溶测定Ca、Mg、Mn、K、Na等元素。

⑥ ELKO-Ⅱ（德）比色计，COL法，高温灰化，碱溶测

定 Si、Al、P 元素。

⑦ PXJ-1B（国产）数字式离子计，ISE 法，碱分解测定 F、Cl、Br、I 等元素。

2. 结果及统计分析

（1）105 味中药 42 种元素检测结果

表 1-8 所示为中药黄连的 42 种元素结果。

表 1-8　黄连 42 种元素检测值　　　　　单位：μg/g

元素	结果	元素	结果	元素	结果	元素	结果	元素	结果
Be	0.020	Ca	1794.000	Se	0.210	Ce	0.407	Er	0.015
F	19.000	V	0.430	Br	0.100	Pr	0.063	Tm	0.003
Na	59.350	Mn	120.800	Sr	15.300	Nd	0.163	Yb	0.012
Mg	1893.000	Fe	223.800	Cd	0.100	Sm	0.039	Lu	0.002
Al	211.700	Co	0.150	Sb	0.040	Eu	0.006	Hg	0.032
Si	1042.000	Ni	0.400	I	0.190	Gd	0.026	Bi	0.006
P	2703.000	Cu	34.100	Ba	15.300	Tb	0.007		
Cl	182.000	Zn	121.000	Y	0.102	Dy	0.021		
K	4168.000	As	0.056	La	0.205	Ho	0.006		

注：其他药物元素含量略。

（2）元素含量值的正态性检验

经检验，42 种元素在 105 味中药中的含量数据均不符合正态分布，Kolmogorov–Smirnov Test（改良的 K–S 检验）结果均为 $p < 0.001$；Shapiro–Wilk Test 结果也均为 $p < 0.001$（表 1-9）。

表 1-9 正态性检验

元素	K–S 检验			S–W 检验			元素	K–S 检验			S–W 检验		
	统计量	自由度	p 值	统计量	自由度	p 值		统计量	自由度	p 值	统计量	自由度	p 值
K	0.174	105	0.000	0.822	105	0.000	I	0.105	105	0.006	0.922	105	0.000
Fe	0.305	105	0.000	0.572	105	0.000	Se	0.377	105	0.000	0.241	105	0.000
Ca	0.163	105	0.000	0.795	105	0.000	La	0.281	105	0.000	0.565	105	0.000
P	0.115	105	0.002	0.897	105	0.000	Ce	0.291	105	0.000	0.563	105	0.000
Na	0.325	105	0.000	0.390	105	0.000	Pr	0.290	105	0.000	0.599	105	0.000
Si	0.310	105	0.000	0.430	105	0.000	Nd	0.280	105	0.000	0.612	105	0.000
Mg	0.264	105	0.000	0.619	105	0.000	Sm	0.277	105	0.000	0.622	105	0.000
Al	0.127	105	0.000	0.928	105	0.000	Eu	0.278	105	0.000	0.631	105	0.000
Mn	0.272	105	0.000	0.586	105	0.000	Gd	0.257	105	0.000	0.646	105	0.000
Zn	0.278	105	0.000	0.545	105	0.000	Tb	0.304	105	0.000	0.558	105	0.000
Cu	0.167	105	0.000	0.833	105	0.000	Dy	0.278	105	0.000	0.621	105	0.000
Be	0.318	105	0.000	0.346	105	0.000	Ho	0.284	105	0.000	0.611	105	0.000
Cd	0.282	105	0.000	0.633	105	0.000	Er	0.275	105	0.000	0.597	105	0.000
V	0.311	105	0.000	0.515	105	0.000	Tm	0.289	105	0.000	0.608	105	0.000
Ni	0.306	105	0.000	0.544	105	0.000	Yb	0.270	105	0.000	0.598	105	0.000
Co	0.154	105	0.000	0.863	105	0.000	Lu	0.283	105	0.000	0.603	105	0.000
Ba	0.232	105	0.000	0.739	105	0.000	Y	0.282	105	0.000	0.632	105	0.000
Sr	0.258	105	0.000	0.589	105	0.000	Hg	0.334	105	0.000	0.342	105	0.000
F	0.217	105	0.000	0.639	105	0.000	Bi	0.253	105	0.000	0.582	105	0.000
Cl	0.158	105	0.000	0.778	105	0.000	Sb	0.211	105	0.000	0.564	105	0.000
Br	0.223	105	0.000	0.730	105	0.000	As	0.373	105	0.000	0.293	105	0.000

说明所检测的 42 种元素在植物类中药中的分布是呈偏态分布的，在进行数据转换后才能用常用的分析方法进行统计分析。

（3）中药元素含量的百分位值

对于偏态分布数据，进行百分位值计算是常用的数据转换方法。现列举 105 味中药部分元素的百分位值，见表 1-10。

表 1-10 105 味中药部分元素百分位值

药名	Zn	Ca	P	Na	Si	Mg	Al	Sr	Fe	Mn
九节菖蒲	0.759	0.461	0.144	0.538	0.634	0.682	0.769	0.586	0.750	0.557
生地黄	0.134	0.144	0.365	0.923	0.644	0.163	0.711	0.192	0.605	0.115
土茯苓	0.298	0.153	0.096	0.288	0.759	0.144	0.836	0.182	0.836	0.432
大黄	0.173	0.990	0.673	0.307	0.375	0.615	0.298	0.980	0.134	0.211
山柰	0.817	0.019	0.471	0.855	0.663	0.750	0.615	0.134	0.778	0.990
山茱萸	0.048	0.490	0.182	0.269	0.307	0.336	0.403	0.461	0.384	0.250
川芎	0.384	0.403	0.807	0.961	0.432	0.692	0.596	0.519	0.576	0.509
川棟子	0.250	0.432	0.528	0.076	0.355	0.298	0.336	0.153	0.153	0.086
天麻	0.105	0.067	0.346	0.240	0.096	0.067	0.105	0.048	0.048	0.086
天南星	0.538	0.769	0.384	0.375	0.019	0.307	0.096	0.730	0.105	0.298
云木香	0.538	0.375	0.298	0.278	0.576	0.432	0.750	0.500	0.769	0.528
木通	0.298	0.855	0.240	0.019	0.000	0.086	0.009	0.932	0.019	0.086
太子参	0.528	0.096	0.769	0.307	0.538	0.201	0.721	0.269	0.701	0.759
五味子	0.836	0.086	0.519	0.307	0.413	0.365	0.365	0.557	0.538	0.682
车前子	0.884	0.442	0.884	0.192	0.711	0.557	0.519	0.230	0.298	0.557
牛蒡子	0.692	0.567	0.923	0.230	0.451	0.663	0.605	0.413	0.740	0.442
升麻	0.221	0.826	0.759	0.682	0.750	0.432	0.826	0.913	0.826	0.750

续表

药名	Zn	Ca	P	Na	Si	Mg	Al	Sr	Fe	Mn
乌药	0.221	0.038	0.019	0.721	0.144	0.009	0.375	0.115	0.278	0.644
丹参	0.663	0.692	0.605	0.903	0.826	0.980	0.903	0.750	0.875	0.673
火麻仁	0.903	0.269	1.000	0.134	0.846	0.894	0.490	0.211	0.586	0.817
巴戟天	0.076	0.509	0.086	0.076	0.346	0.182	0.759	0.625	0.644	0.625
龙胆草	0.634	0.500	0.115	0.778	0.817	0.451	0.894	0.663	0.923	0.423
北沙参	0.278	0.076	0.538	0.942	0.326	0.346	0.144	0.355	0.230	0.144
仙茅	0.961	0.951	0.173	0.798	0.865	0.951	0.923	0.480	0.932	0.875
白术	0.711	0.576	0.846	0.442	0.567	0.403	0.432	0.682	0.423	0.471
白芷	0.586	0.201	0.846	0.826	0.653	0.384	0.692	0.567	0.663	0.471
白木耳	0.298	0.009	0.701	0.076	0.009	0.038	0.067	0.009	0.048	0.336
白芍	0.336	0.548	0.307	0.769	0.086	0.250	0.000	0.836	0.000	0.048
蔻仁	0.932	0.346	0.730	0.442	0.884	0.701	0.346	0.673	0.605	0.894
蔻壳	0.980	0.923	0.403	0.692	0.855	0.846	0.884	0.961	0.903	0.951
白花蛇舌草	0.951	0.875	0.567	0.788	0.932	0.875	0.951	0.692	0.913	0.961
玄参	0.326	0.163	0.490	0.134	0.519	0.490	0.576	0.298	0.490	0.355
生半夏	0.413	0.596	0.346	0.394	0.201	0.134	0.163	0.317	0.201	0.115
地肤子	0.855	0.836	0.894	0.865	0.961	0.971	0.971	0.625	0.990	0.778
当归	0.519	0.451	0.778	0.740	0.769	0.596	0.855	0.423	0.855	0.490
肉桂子	0.442	0.471	0.201	0.336	0.211	0.567	0.394	0.375	0.384	0.980
淡大云	0.259	0.240	0.317	1.000	0.461	0.211	0.471	0.471	0.490	0.019
玄胡	0.423	0.105	0.634	0.134	0.134	0.211	0.384	0.067	0.336	0.355

药名	Zn	Ca	P	Na	Si	Mg	Al	Sr	Fe	Mn
防己	0.846	0.528	0.336	0.067	0.336	0.769	0.221	0.644	0.086	0.163
红花	0.875	0.788	0.932	0.625	0.682	0.471	0.682	0.451	0.644	0.250
红豆蔻	0.865	0.326	0.403	0.336	0.942	0.750	0.067	0.394	0.442	1.000
麦冬	0.086	0.028	0.134	0.509	0.192	0.019	0.461	0.038	0.278	0.278
杏仁	0.740	0.250	0.875	0.192	0.490	0.538	0.115	0.163	0.221	0.067
连翘	0.038	0.423	0.019	0.480	0.221	0.125	0.451	0.173	0.451	0.307
吴茱萸	0.567	0.884	0.817	0.836	0.548	0.932	0.432	0.875	0.625	0.730
牡丹皮	0.067	0.903	0.163	0.192	0.057	0.115	0.028	0.740	0.028	0.009
佛手花	0.451	0.913	0.721	0.442	0.480	0.653	0.557	0.807	0.528	0.355
佛手	0.192	0.615	0.586	0.644	0.423	0.211	0.240	0.538	0.365	0.201
辛夷花	0.673	0.538	0.548	0.336	0.067	0.500	0.278	0.576	0.269	0.653
羌活	0.451	0.634	0.269	0.596	0.596	0.836	0.788	0.769	0.778	0.557
生附子	0.432	0.365	0.644	0.048	0.365	0.153	0.009	0.221	0.000	0.028
刺蒺藜	0.375	0.980	0.596	0.711	0.615	0.817	0.567	1.000	0.692	0.355
郁李仁	0.769	0.201	0.903	0.288	0.509	0.615	0.163	0.019	0.413	0.230
虎杖	0.028	0.557	0.451	0.644	0.500	0.519	0.692	0.826	0.778	0.615
明党参	0.288	0.394	0.230	0.192	0.076	0.317	0.240	0.326	0.173	0.250
使君子	0.557	0.173	0.826	0.336	0.432	0.461	0.048	0.057	0.230	0.048
金樱子	0.163	0.403	0.076	0.173	0.125	0.394	0.230	0.288	0.076	0.701
狗脊	0.269	0.125	0.048	0.480	0.182	0.326	0.548	0.307	0.182	0.355
泽泻	0.932	0.192	0.865	0.750	0.259	0.250	0.038	0.605	0.115	0.923
细辛	0.894	0.625	0.211	0.701	0.980	0.865	0.980	0.596	0.971	0.865

药名	Zn	Ca	P	Na	Si	Mg	Al	Sr	Fe	Mn
枳壳	0.096	0.673	0.317	0.394	0.298	0.346	0.298	0.548	0.432	0.144
柏子仁	0.990	0.336	0.990	0.009	0.153	0.932	0.355	0.076	0.365	0.653
草果	0.750	0.115	0.461	0.894	0.730	0.403	0.653	0.346	0.567	0.932
草乌	0.336	0.288	0.740	0.000	0.288	0.192	0.269	0.384	0.182	0.221
小茴香	0.644	0.759	0.836	0.971	0.740	0.903	0.644	0.903	0.721	0.605
茯苓	0.000	0.000	0.000	0.048	0.163	0.000	0.201	0.000	0.115	0.230
茺蔚子	0.788	0.932	0.951	0.875	0.951	0.923	0.942	0.798	0.951	0.769
砂仁	0.923	0.125	0.500	0.375	0.778	0.538	0.067	0.096	0.298	0.903
砂壳	0.971	0.653	0.240	0.576	0.807	0.990	0.807	0.615	0.759	0.971
牵牛子	0.798	0.298	0.980	0.557	0.798	0.846	0.615	0.278	0.663	0.509
厚朴	0.009	0.721	0.038	0.019	0.923	0.028	0.413	0.759	0.086	0.721
鸦胆子	0.365	0.740	0.711	0.432	0.105	0.798	0.163	0.865	0.163	0.884
香橼皮	0.057	0.586	0.471	0.019	0.269	0.211	0.144	0.240	0.230	0.163
独活	0.653	0.355	0.625	0.173	0.605	0.605	0.740	0.519	0.730	0.807
秦艽	0.509	0.711	0.259	0.596	0.692	0.288	0.817	0.721	0.817	0.336
秦皮	0.173	0.971	0.009	0.586	0.240	0.096	0.423	0.884	0.509	0.182
桔梗	0.394	0.230	0.432	0.625	0.230	0.375	0.278	0.259	0.298	0.182
瓜蒌皮	0.471	0.682	0.798	0.673	0.721	0.778	0.538	0.846	0.480	0.528
桃仁	0.730	0.173	0.961	0.557	0.788	0.721	0.259	0.250	0.298	0.778
柴胡	0.701	0.778	0.394	0.846	0.913	0.807	0.932	0.432	0.942	0.855
党参	0.201	0.307	0.221	0.500	0.403	0.269	0.663	0.778	0.596	0.500
高良姜	0.576	0.038	0.067	0.798	0.701	0.644	0.634	0.125	0.711	0.942
凌霄花	0.682	0.307	0.750	0.759	0.673	0.567	0.788	0.144	0.634	0.442

药名	Zn	Ca	P	Na	Si	Mg	Al	Sr	Fe	Mn
浙贝母	0.721	0.817	0.557	0.615	0.250	0.057	0.048	0.490	0.134	0.278
桑椹子	0.605	0.740	0.442	0.990	0.971	0.817	0.990	0.711	1.000	0.836
菟丝子	0.596	0.798	0.653	0.980	1.000	0.788	0.961	0.701	0.961	0.778
菊花	0.490	0.384	0.692	0.509	0.528	0.586	0.576	0.336	0.548	0.461
黄芩	0.394	0.701	0.125	0.730	0.394	1.000	0.480	0.807	0.355	0.307
黄连	1.000	0.278	0.615	0.076	0.115	0.509	0.298	0.355	0.403	0.826
黄柏	0.125	0.961	0.105	0.076	0.048	0.076	0.125	0.923	0.048	0.115
黄藤	0.355	0.644	0.153	0.663	0.384	0.634	0.673	0.942	0.682	0.846
蛇床子	0.807	0.894	0.913	0.913	0.903	0.884	0.865	0.894	0.865	0.701
麻黄	0.115	0.942	0.288	0.413	0.317	0.711	0.528	0.971	0.509	0.403
密蒙花	0.480	0.605	0.576	0.817	0.836	0.423	0.846	0.644	0.894	0.596
葛根	0.144	0.259	0.278	0.076	0.028	0.163	0.192	0.086	0.038	0.028
葶苈子	0.826	0.519	0.971	0.875	0.894	0.673	0.875	0.403	0.846	0.634
紫草	0.240	1.000	0.057	0.951	0.875	0.480	0.913	0.990	0.884	0.557
苏子	0.778	0.480	0.942	0.442	0.586	0.721	0.778	0.442	0.778	0.528
鹅不食草	0.913	0.846	0.663	0.932	0.990	0.961	1.000	0.788	0.980	0.913
槟榔	0.153	0.057	0.375	0.240	0.173	0.096	0.211	0.028	0.336	0.000
橘红	0.019	0.807	0.500	0.134	0.269	0.278	0.298	0.105	0.230	0.067
覆盆子	0.625	0.663	0.673	0.509	0.548	0.903	0.490	0.509	0.451	0.740
红重楼	0.211	0.865	0.192	0.538	0.471	0.528	0.730	0.951	0.557	0.692
鄂贝母	0.615	0.221	0.423	0.413	0.038	0.048	0.134	0.201	0.201	0.307
槐米	0.500	0.730	0.788	0.240	0.625	0.740	0.490	0.855	0.451	0.413

（4）105 味中药中 42 种元素相关性分析

运用中药百分位数据，计算中药的 42 种元素简单相关系数，结果见表 1-11。分析发现，Ca 元素与 Na、Si、Mg、Al、Sr、Fe、Cu 等元素有显著的正相关关系，与 P 元素呈负相关关系。

表 1-11　中药部分元素相关系数

元素	Zn	Ca	P	Na	Si	Mg	Al	Sr	Fe	Mn	Cu
Zn	1										
Ca	0.0122	1									
P	0.5259	−0.0050	1								
Na	0.2587	0.2308	0.0955	1							
Si	0.5282	0.2444	0.2940	0.5501	1						
Mg	0.6378	0.3769	0.4157	0.4176	0.6291	1					
Al	0.2846	0.3055	0.0461	0.5812	0.7431	0.5253	1				
Sr	0.0062	0.7974	−0.0570	0.3500	0.2508	0.3555	0.3289	1			
Fe	0.4169	0.2824	0.1536	0.6307	0.7987	0.5982	0.9299	0.3179	1		
Mn	0.5791	0.0921	0.1404	0.3574	0.5822	0.6002	0.5172	0.2219	0.5739	1	
Cu	0.4479	0.1084	0.3811	0.2339	0.4918	0.4213	0.3593	0.1291	0.4759	0.4036	1

四、从元素含量角度对治疗骨质疏松药物选择的思考

骨质疏松症属于中国古代文献中"骨痿""骨痹""腰痛""骨枯""骨空"等范畴，与骨痿的症状最为接近。《素问·痿论》云："肾主身之骨髓……肾气热，则腰脊不举，骨枯而髓减，发为骨痿。"《备急千金要方·肾》云："肾主腰脚，肾经虚损，风冷乘之，故腰痛也。"《扁鹊心书》云："（骨缩病）此由肾气虚惫，肾主骨，肾水既涸则诸骨皆枯。"《血证论》记

载："骨痿，故属于肾……肾气热则骨痿腰脊不举。"现代研究认为，肾虚是骨质疏松的主要病机，肝失疏泄和脾失转运是其次要原因。因此，中华医学会骨质疏松和骨矿盐疾病分会颁布的《中国原发性骨质疏松症防治指南》（2017版）根据中医药"肾主骨""脾主肌肉"及气血不通则痛的理论，建议以"补肾益精、健脾益气、活血祛瘀"为治疗骨质疏松症的基本治法。

在上述所检测的105味中药中，选择补益药、活血化瘀药、祛风湿强筋骨药，合计21味；再根据Ca、Zn、Ca/P比值、Mg、Sr元素排序（表1–12），选择出较为有效的中药为仙茅、菟丝子、桑椹子、丹参、茺蔚子和蛇床子。

表 1-12　部分中药 Ca、Zn、Ca/P 比值、Mg、Sr 元素排名

药名	Ca	Zn	Ca/P	Mg	Sr
仙茅	6	5	6	6	55
菟丝子	22	43	39	23	32
桑椹子	27	42	27	20	31
丹参	33	36	47	3	27
茺蔚子	8	23	8	9	22
蛇床子	12	21	46	13	12

第一篇　基本理论　·　第一章　西医学对骨质疏松症的认识

第二章　中医学对骨质疏松症的认识

第一节 中医对骨质疏松症病名的探讨

骨质疏松症是一种以骨量减少，骨组织微细结构破坏，导致骨脆性增加和易于发生骨折的全身性代谢综合征。虽在中医学中并未明确其病名，但根据相关古代典籍的梳理，发现其类似症状在中医古籍中多有记载，属"骨痿""骨痹""腰痛""骨枯""骨空""骨蚀""骨厥""骨极"等范畴，其中"骨痿"较为靠近该病症状的描述。

一、春秋战国时期

《素问·痿论》云："肾主身之骨髓……肾气热，则腰脊不举，骨枯而髓减，发为骨痿。"说明肾气热，阴液受损，骨痿髓消。"精伤则骨酸痿厥""肾精不足，不能生髓充骨""肾者，水脏也，今水不胜火，则骨枯而髓减，故足不任身，发为骨痿"。

《素问·长刺节论》曰："病在骨，骨重不可举，骨髓酸痛。"

《素问·逆调论》亦云："肾不生则髓不能满……名曰骨痹。"肾气不生，行血无力，生化无源，骨髓得不到充盈。

《难经》曰："四损损于筋，筋缓不能自收持；五损损于骨，骨痿不能起于床。"

二、汉晋时期

汉代张仲景在《金匮要略·中风历节病脉证并治第五》中

说:"味酸则伤筋,筋伤则缓,名曰泄。咸则伤骨,骨伤则痿,名曰枯。"华佗在《中藏经·论痹第三十三》中说:"大凡风寒暑湿之邪……入于肾则名骨痹。"

三、唐宋时期

《备急千金要方·肾》云:"肾主腰脚,肾经虚损,风冷乘之,故腰痛也,又邪客于足少阴之络,令人腰痛引少腹不可以仰息。"与现代文献描述骨质疏松症的临床表现,如足跟痛、不能久立相一致。宋代陈直认为:"高年阳气发泄,骨肉疏薄,易于伤动,多感外疾。""缘老年气弱、骨疏、怯风冷,易感外疾。"宋·窦材辑《扁鹊心书》云:"'骨缩病'此由肾气虚惫,肾主骨,肾水既涸则诸骨皆枯,渐至短缩。"这些均与骨质疏松症现代临床研究证实肾阳虚证居首位并易骨折的临床认识基本一致,同时也与骨质疏松症身高变矮的描述极其相似。

四、明清时期

明代《症因脉治》曰:"肾虚劳伤之症,腰脊如折……精虚劳伤之症,大骨枯槁,尻以代踵,脊以代头。"这些描述与骨质疏松症并发症相关症状非常相似。

清代唐容川的《血证论》记载:"骨痿故属于肾……肾气热则骨痿腰脊不举。"

综上所述,中医学中虽没有骨质疏松症这一病名,但依其临床表现,与西医学中骨质疏松症所描述的中心证候特征如腰背酸痛、身长缩短、驼背、易骨折等不谋而合,属于中医学的"骨痿""骨痹""虚劳""腰痛"等范畴。

第二节 "肾主骨"与骨质疏松症

一、春秋战国两汉

马王堆汉墓先秦帛书就记载了筋骨的强弱与精气的关系，即精盛则筋骨强健。《天下致道谈》中说："凡彼治身，务在积精……虚实有常，慎用务忘，勿困勿穷，筋骨凌强。"如果肾精不足，则出现骨骼病变。

《素问·上古天真论》经典而详细地记述了在人的生命过程中，肾－天癸－骨－齿－发的关系及变化，曰："女子七岁，肾气盛，齿更发长。二七而天癸至，任脉通，太冲脉盛，月事以时下，故有子。三七，肾气平均，故真牙生而长极。四七，筋骨坚，发长极，身体盛壮。五七，阳明脉衰，面始焦，发始堕。六七，三阳脉衰于上，面皆焦，发始白。七七，任脉虚，太冲脉衰少，天癸竭，地道不通，故形坏而无子也。丈夫八岁，肾气实，发长齿更。二八，肾气盛，天癸至，精气溢泻，阴阳和，故能有子。三八，肾气平均，筋骨劲强，故真牙生而长极。四八，筋骨隆盛，肌肉满壮。五八，肾气衰，发堕齿槁。六八，阳气衰竭于上，面焦，发鬓颁白。七八，肝气衰，筋不能动。八八，天癸竭，精少，肾脏衰，形体皆极，则齿发去。"肾精、肾气主司机体的生长发育，人体的生长发育情况可以从"齿、骨、发"的变化体现出来。因此，"齿、骨、发"为肾之外候。肾虚是原发性骨质疏松症的基本病机。

中医学认为，肾藏精，主骨生髓。《素问·六节藏象论》曰，肾"其充在骨"。《素问·脉要精微论》曰："骨者，髓之府。"《素问·痿论》曰："肾主身之骨髓。"《素问·阴阳应象大论》说"肾生骨髓"。肾中精气充盈，则骨髓生化有源，骨得髓养则强健有力。肾精虚少，骨髓化源不足，不能营养骨骼，而致骨髓空虚，骨矿含量下降，因而发生骨质疏松。历代医家认为，肾虚是根本原因，肾为先天之本，藏精主骨，精生髓，髓化血，骨的生长与肾精的充盈密切相关。肾虚则无力生精填髓，骨骼得不到滋养而发生骨质疏松。

《素问·痿论》不仅提出"骨痿""骨枯"的病名，还论述了发生骨痿、骨枯均与肾有关。"肾气热，则腰脊不举，骨枯而髓减，发为骨痿""肾者水脏也，今水不胜火，则骨枯而髓虚，故足不任身，发为骨痿"。故《下经》曰："骨痿者，生于大热也。"《素问·逆调论》还说："肾者水也，而生于骨。肾不生则髓不能满，故寒甚至骨也。"《素问·刺要论》曰："肾动则冬病胀腰痛。刺骨无伤髓，髓伤则销铄胻酸，体解亦然不去矣。"提示肾与骨、骨髓的关系。由于骨与骨髓相互滋养的关系，故骨骼的病变可损伤骨髓，累及肾。《素问·金匮真言论》中"藏精于肾，故病在溪……是以知病之在骨也"，《灵枢·本神》中"精伤则骨酸痿厥"，均提出了精和骨的病理关系。《灵枢·本神》中"肾盛怒而不止则伤志……腰脊不可以俯仰屈伸"，《素问·痹论》中"肾痹者，善胀，尻以代踵，脊以代头"，《灵枢·阴阳二十五人》中"感于寒湿则善痹，骨痛爪枯也"，《素问·气穴论》中"积寒留舍，荣卫不居，卷肉缩筋，肋肘不得伸，内为骨痹"，《灵枢·邪气脏腑病形》中"肾脉急甚为骨癫疾……微滑为骨痿，坐不能起，起则目无所见"，《难经·十四难》中"四损损于筋，筋缓不能自收持；五损损于骨，骨痿不能起于床"等指出骨质疏松症的主要症状，如腰背四肢疼痛、骨痛、驼背、视物昏花、乏力等，与肾密切相关。

汉代张仲景在《金匮要略·中风历节病脉证并治第五》中说："味酸则伤筋，筋伤则缓，名曰泄。咸则伤骨，骨伤则痿，名曰枯。枯泄相搏，名曰断泄。荣气不通，卫不独行，荣卫俱微，三焦无所御，四属断绝，身体羸瘦，独足肿大，黄汗出胫冷，假令发热，便为历节也。"他认为骨痿是本病的初起阶段，进一步发展则可演变为骨痹。

华佗在《中藏经·论痹第三十三》中说"大凡风寒暑湿之邪……入于肾则名骨痹""骨痹者乃嗜欲不节，伤于肾也"，提示外邪和嗜欲不节是发生骨质疏松症的病因之一。

中医学认为，肾为先天之本，藏精而主骨生髓。肾中精气充足则骨髓生化有源，骨骼得到骨髓的滋养才能坚固有力。若肾精亏虚，骨骼失养，脆弱无力可导致骨质疏松症，即肾虚是骨质疏松症的根本病机。因肾精乏源，骨骼失养，骨骼脆弱无力可致骨质疏松症，因而该病多发于老年人。中医学认为，肾主骨藏精，精生髓，骨、髓是受到肾精的滋养，因此，对骨的生理病理记载均与肾精密切相关。

二、晋、隋唐到宋金元时期

《诸病源候论·卷十五·五脏六腑病诸候》中说："五谷五味之津液悉归于膀胱，气化分入血脉，以成骨髓也。"在《诸病源候论》中关于"腰痛"的论述，与《黄帝内经》"肾主腰"理论相一致，其所述内容与骨质疏松症的临床表现、病因病机方面极为相似，因此，对于骨质疏松症的辨证论治具有重要意义。隋·巢元方《诸病源候论》是继《黄帝内经》之后对骨质疏松症病因病机论述比较系统全面的著作，尤其是肾主骨髓理论。

《诸病源候论·卷五·腰背病诸候》中说："肾主腰脚。肾经虚损，风冷乘之，故腰痛也。""凡腰痛有五：一曰少阴，少阴申也，七月万物阳气伤，是以腰痛。二曰风痹，风寒着腰，是以痛。三曰肾虚，役用伤肾，是以痛。四曰肾腰，坠堕伤腰，是以痛。五曰寝卧湿地，是以痛。"他认为腰痛是由于肾气虚弱或肾经虚损，然后邪气乘虚而入，致腰部"不荣"和"不通"则痛。《诸病源候论·卷五·腰背病诸侯·腰痛不得俯仰候》曰："肾主腰脚，而三阴三阳、十二经、八脉，有贯肾络于腰脊者。劳损于肾，动伤经络，又为风冷所侵，血气击搏，故腰痛也。"《诸病源候论·卷五·腰背病诸侯·卒腰痛候》曰："夫劳伤之人，肾气虚损，而肾主腰脚，其经贯肾络脊，风邪乘虚卒入肾经，故卒然而患腰痛。"《诸病源候论·卷五·腰背病诸侯·久腰痛候》说："夫腰痛，皆由伤肾气所为。肾虚受于风邪，风邪停积于肾经，与血气相击，久而不散，故久腰痛。"《诸病源候论·卷五·腰背病诸侯·肾着腰痛候》说："肾主腰脚，肾经虚则受风冷，内有积水，风水相搏，浸积于肾，肾气内着，不能宣通，故令腰痛。"《诸病源候论·卷五·腰背病诸侯·腰脚疼痛候》说："肾气不足，受风邪之所为也。劳伤则肾虚，虚则受于风冷，风冷与真气交争，故腰脚疼。"这些强调论述了肾虚是腰痛发生的根本原因，在此基础上，或风冷，或风邪，或风与血，或积水，或风水等，正气不能抵御外邪，则邪气乘虚而入至腰部，则发生疼痛。

孙思邈在《备急千金要方》中关于骨病的论述涉及"骨痹""骨痿""骨枯""骨极""精级"等与骨质疏松症相关的临床表现，此与《黄帝内经》"肾主骨"理论相一致。《备急千金要方·卷第十九·肾脏脉论》中说"骨应足少阴，少阴气绝则骨枯。少阴者，冬脉也，伏行而濡滑骨髓者也。故骨不濡，则肉不能着骨也。骨肉不相亲，即肉濡而却。肉濡而却，故齿长而垢，发无泽。发无泽者骨先死"，又论"肾脉急甚，为骨痿癫疾……微滑为骨痿，坐不能起，目无所见，视见黑花"。

《备急千金要方》对骨痿的论述，其所论的临床表现、病理机制均与骨质疏松症相一致。腰背、肢体痿弱无力是骨质疏松症的主症之一，常发生在从静息转为运动状态时的表现，而其肌肉瘦削不丰、发无泽、齿垢、两目昏花等肾虚精亏的表现反映了骨质疏松症的根本病机。

《备急千金要方》对骨痹的记载，除了继承《黄帝内经》的论述外，还在脉象、方剂和针灸方面加以补充，如在《备急千金要方·卷第十九·骨极》中说："以冬遇病为骨痹，骨痹不已，复感于邪，内舍于肾，耳鸣见黑色，是其候也。"《备急千金要方·卷第十九·肾脏脉论》曰："肾藏精，精舍志……志伤则善忘其前言，腰脊痛不可以俯仰屈伸。""病先发于肾，少腹腰脊痛，胻酸。""肾病其色黑，其气虚弱，吸吸少气，两耳苦聋，腰痛，时时失精，饮食减少，膝以下清，其脉沉滑而迟少，为可治，宜服内补散、建中汤、肾气丸、地黄煎。春当刺涌泉，秋刺复溜。"在《备急千金要方·卷第十九·肾虚实》中提出"治肾气虚寒阴痿，腰脊痛，身重缓弱"，以杜仲、牛膝、肉苁蓉、巴戟天等补肾药物为主。《备急千金要方》对骨痹的论述，以骨髓酸痛，尤其是腰背部疼痛为主，并有骨重不可举等特征，故将骨质疏松症归属于中医"骨痹"的范畴。"骨极"为六极之一，是骨弱髓枯的危重疾患。在《备急千金要方·卷第十九·骨极》中论述："骨极者，主肾也。肾应骨，骨与肾合……若肾病则骨极，牙齿苦痛，手足疼，不能久立，屈伸不利，身痹脑髓酸。以冬壬癸日中邪伤风，为肾风。风历骨，故曰骨极。"关于骨极的重症，论述了"其气衰则发堕齿槁，腰背相引而痛……牙齿脑髓苦痛，手足酸痛，耳鸣色黑，是骨极之至也"。"骨枯"在《备急千金要方·卷第十九·骨极》中曰："骨应足少阴，少阴气绝则骨枯。发无泽，骨先死矣。"孙思邈论述了"骨极"与"骨枯"在病理机制与临床表现上基本一致，而与骨质疏松症病因病机、临床表现相一致，故随着年龄增长，出现肾虚精亏，骨失所养而导致骨质疏松症，可将其归属于中医学的"骨枯""骨极"范畴。

张从正为金元四大家之一，在《儒门事亲》中论述"皮痹不已，而成肉痹。肉痹不已，而成脉痹。脉痹不已，而成筋痹。筋痹不已，而成骨痹"。他认为骨质疏松症的成因是渐进缓慢的发展过程。《儒门事亲·指风痹痿厥近世差玄说二》中说："真气元衰，加之坐卧冷湿，食饮失节……腰之高骨坏而不用，两胯似折，面黑如炭，前后廉痛，痿厥嗜卧……皆作肾虚治之。余先以玲珑灶熨蒸数日，次以苦剂……又刺肾俞、太溪二穴。"而且详细地论述骨痹的症状、病因病机和治法方药及针灸治疗，此与现代骨质疏松症的内容和机制相一致。因此，这些论述对现代认识和论治本病均有一定的指导价值。

三、现代研究

1. "肾虚"是本病的主要病因

《黄帝内经》所言："肾实则骨有生气。"若肾气不足，肾精虚少，骨髓化源不足，骨髓失充，致骨脆不坚，发为"骨痿"。肾精亏虚是骨质疏松症发病的必然条件。中医理论强调肾为"先天之本""肾藏精，主骨生髓""其充在骨"。另外，骨质疏松症多见于中老年人，尤以绝经后妇女最为多见，正如《素问·上古天真论》中所言："（女子）七七，任脉虚，太冲脉衰少，天癸竭，地道不通，故形坏而无子也……（丈夫）

七八，肝气衰，筋不能动，八八，天癸竭，精少，肾脏衰，形体皆极。"强调了随着年龄增长，人体阴血逐渐亏虚，进而肾精虚衰。

现代研究表明，肾虚证者确见骨密度明显低下。通过对肾虚、脾虚、肺虚患者与正常人的比较，以及绝经后妇女骨密度的测定、肾虚患者骨矿含量的测定，证实肾虚是骨质疏松症的主要病因。近几年，中医"肾主骨"理论和补肾中药延缓衰老、调节机体物质代谢、改善内脏功能的药理作用也得到西医学的证实。肾对骨的主导作用，也充分证明了理论的科学性。骨质疏松症与衰老的关系极为密切，而肾气虚损是导致衰老的主要原因和机制。《素问·上古天真论》明确阐明了生长发育及衰老与肾气虚损的直接关系。天癸乃人体生殖之精，类似于今之性腺等组织。研究表明，肾虚患者下丘脑－垂体－性腺轴功能减退，性激素分泌减少，使成骨功能下降，单位体积内骨组织减少，最终导致骨质疏松症的发生。中医理论中的"肾"，含义广泛，实质精深，包括西医学中泌尿系统、生殖系统及内分泌代谢系统等器官及其功能，而且与神经、血液系统等功能的调节关系密切。研究表明，肾脏产生的促红细胞生成素，是维持骨髓正常造血功能的重要因素。缺少这种激素，就会引起贫血、内分泌代谢紊乱，进而加重骨质疏松。维生素 D 是维持骨骼形态和功能的重要物质，但其本身无生物活性，需要在肝脏和肾脏经过氢化酶系作用，生成二羟胆固醇，才能正常调节骨的生长和代谢。严重肾虚患者，如因肾功能不全而合成与丢失大量维生素 D 时，可引起骨质疏松。肾脏的泌尿功能障碍，由代谢产生的多种酸性物质致血液酸度升高，促使骨质脱钙，骨质疏松。西医学对肾虚证的实质研究认为，肾虚时免疫功能下降，出现细胞免疫、体液免疫、补体系统、网状内皮系统功能等不同程度的降低，进而影响骨代谢的局部调节；重度肾虚时，易造成下丘脑－垂体－性腺轴功能紊乱，可通过其靶腺直接或间接地使骨代谢障碍，加重骨质疏松；肾虚时微量元素改变，如锌不足或缺乏也可促进骨质疏松症。

2. 天癸与原发性骨质疏松症的关系

天癸，是肾精及肾气充盛到一定程度而产生的一种精微物质，具有促进人体生殖器官的发育成熟和维持人体生殖功能的作用。天癸的至与竭是肾气盛衰的直接反应，决定着骨的强健与衰弱。随着天癸的衰竭，骨亦随之衰弱。现代研究表明，原发性骨质疏松症与下丘脑－垂体－性腺轴调节系统的衰老所致激素水平下降密切相关，其骨矿含量随着年龄的变化规律与天癸盛衰的变化规律惊人地相似。现代天癸本质研究表明，天癸相当于性激素、雌二醇以及下丘脑－垂体－性腺轴调节系统。目前，激素替代疗法（HRT）在绝经后骨质疏松症的预防和治疗上已得到公认。雄激素在骨骼生长代谢、骨量维持及抗骨量丢失等方面均起到重要的作用，雄激素过量及不足均会影响骨骼系统；而雌激素亦与男性骨质疏松症密切相关。

第三节 "肝肾同源"与骨质疏松症

中医基础理论认为，肝主藏血，司血海，主筋，主疏泄，濡养各脏腑组织器官，调节人体各种功能活动。"肝肾同源""精血同源"，肝藏血，肾藏精，肾的精气有赖于肝血的滋养。若肝失条达，肝气郁滞，耗伤阴血，肝血不足，则可导致肾精亏损，使骨髓失养，肢体不用。肝主身之筋膜，筋病及骨，肝血亏虚则骨失所养，导致骨质疏松症。

《诸病源候论·卷三·虚劳病诸候》曰："肝主筋而藏血，肾主骨而生髓。虚劳损血耗髓，故伤筋骨也。""夫风寒湿三气合为痹。病在于阴，其人苦筋骨痿枯，身体疼痛，此为痿之病。"《诸病源候论·卷二十四·注病诸候·骨注候》曰："注者住也，言其病连滞停住，死又注易傍人也。凡人血气虚，为风邪所伤，初始客在皮肤，后重遇气血劳损，骨髓空虚，遂流注停滞，令人气血减耗，肌肉消尽……柴瘦骨立，故谓之骨注。"这与骨质疏松症的认识有相似之处，论述了肝肾和外邪与骨质疏松症的关系，而且提出病久不愈导致骨髓空虚。

薛己《正体类要·上卷·正体主治大法》中说："筋骨作痛，肝肾之气伤也。"龚廷贤《寿世保元·卷五·痿》中论述："痿者，手足不能举动是也，又名软风……此症属血虚。血虚属阴虚，阴虚能生热，热则筋弛。步履艰难而手足软弱，此乃血气两虚。"而且论述了肝肾与筋的关系。王肯堂《证治准绳·杂病·第四册·诸痛门》曰："肾虚不能生肝，肝虚无以养筋，故机关不利。"唐容川《中西汇通医经精义·下卷·全体总论》曰："节者，骨节也。骨属肾水，筋属肝木，水生木，故骨节之间亦生筋，而筋又为骨之使也。凡病骨节，皆责于筋，西医详骨与髓，而于筋甚略，因彼但以运动属之脑气，不以为筋所主也。然使无筋，则骨不联，属又乌能运动哉。"他们指出，肝肾气伤、肾气虚、血气两虚均导致骨质疏松症。

陈士铎在《石室秘录·卷三（射集）·卧治法》中说："痿废之证，乃阳明火症。肾水不足以滋之，则骨空不能立。"《石室秘录·卷三（射集）·长治法》中说："久卧床席，不能辄起……则骨中空虚无滋润，则不能起立。"提出了骨质疏松症是肾水不能滋养骨骼而久卧，导致骨中空虚，起床困难。此与西医学认为失用因素导致骨质疏松症相一致，而且指出疾病的慢性经过与难治性，以及预防并发症骨折。

肝气郁结亦是本病病机之一，《素问·上古天真论》云："七八，肝气衰，筋不能动……形体皆极。"指随着年龄增长，逐渐出现"肝气衰"，而后"形体皆极"。肝脏气血衰少，血不荣筋，则动作迟缓，行则掉振鼓栗，不能久行久立，从而发为骨痿。西医学认为，慢性肝病会导致机体内铁超载和铁调素含量减少，这是导致骨质疏松的危险因素之一。各种原因的慢性肝病如病毒性、胆汁淤积性、酒精性肝病以及肝移植术后患者均可发生肝性骨营养不良，主要表现为骨质疏松症。中医学认为，肝藏血，肾藏精。血的生化，有赖于肾中精气的气化；肾中精气的充盛，亦有赖于血液的滋养。精与血的病变亦常相互影响，《素问·上古天真论》云"肝气衰，筋不能动"。如肾精亏损，可导致肝血不足；反之，肝血不足，也能引起肾精亏损。肾亏则髓空，骨骼虚损，而形成骨质疏松症；肝主筋，肾主骨，肾为"先天之本"，肝肾之间又是"乙癸同源"的关系，人随着年龄增加，肝肾常不足，筋骨失于濡养而形成"骨痿""骨痹"之疾。《素问·上古天真论》曰："二八，肾气盛，天癸至，精气溢泻，阴阳和，故能有子……七八，肝气衰，筋不能动；八八，天癸竭，精少，肾脏衰，形体皆极，则齿发去。"《素问·阴阳应象大论》云："年四十，而阴气自半也，起居衰矣。"可见肾气的充盈能保障筋骨的功能正常。《灵枢·经脉》云："足少阴气绝则骨枯。"《素问·长刺节论》云："病在骨，骨重不举，骨髓酸痛，寒气至，名曰骨痹。""肾主身之骨髓……肾气热，则腰脊不举……发为骨痿。"厥阴经和少阴经都是纵贯躯体的经脉，只有经气正常运行，筋骨功能才能正常。可见肾精的充盈程度和骨的健康密切相关，随着老年人肾精衰退，筋骨相关疾病多发，补益肝肾也成为本病的一条重要治则。

清·叶天士提出"女子以肝为先天"之说，可见肝在女性衰老中的地位尤显突出。女性一生经、孕、产、乳，数伤于血，故易肝血亏虚。且绝经后女性多有情志不遂，肝郁而化火，易灼伤肝阴而致肝血不足。有调查表明，绝经期早的妇女骨密度比正常同龄妇女骨密度低，60岁以后，66%的绝经期早的妇女骨密度低于骨折阈值，而正常妇女60岁以后只有18%低于骨折阈值。《临证指南医案·痿·邹滋九按》言："夫痿证之旨，盖肝主筋，肝伤则四肢不为人用，而筋骨拘挛。"说明痿证与肝密切相关。因此，肝血亏虚是女子骨质疏松症的重要因素。

又有肝肾不足而兼外邪的说法，巢元方《诸病源候论·卷三·虚劳病诸候》曰："夫风寒湿三气合为痹。病在于阴，其人苦筋骨痿枯，身体疼痛，此为痿痹之病，皆愁思所致，忧虑所为，诊其脉，尺中虚小者，是胫寒痿痹也。"外感风寒湿和内肝肾亏相兼为病，因此在临床上扶正和祛邪往往相辅相成。

"肝肾同源"，肝血旺盛，气机条达，才能滋养肾中精气，濡养骨髓，使骨骼强壮。反之，肝失条达，肝血亏虚则会导致肾精亏损，使骨髓失养，肢体不用。《张氏医通》云："气不耗，归精于肾而为精。精不泄，归精于肝而化清血。"说明在补肾益精外，补肝养血同样对本病有重要的意义。

现代临床研究表明，补肝药能够提高机体的免疫功能，改善下丘脑 - 垂体 - 性腺轴的功能，降低女性骨质疏松症的发生率。脾为后天之本，气血化生之源，主运化，主肌肉四肢。《素问·生气通天论》云："是故谨和五味，骨正筋柔，气血以流，腠理以密，如是则骨气以精，谨道如法，长有天命。"而且，肾为先天之本，有赖于后天滋养。陈士铎《辨证录·痿证门》云：

"胃气一生，而津液自润，自能灌注肾经，分养骨髓矣。"另外，脾病也可以影响肾，最终影响骨。李杲在《脾胃论》中指出："脾病则下流乘肾，土克水，则骨乏无力，足为骨蚀，令人骨髓空虚。"同时，现代研究也表明，脾病最终可影响骨质代谢，导致骨质疏松、肝失条达；肝在体合筋，而筋病又可及骨。《证治准绳·杂病》云："肝虚无以养筋，故机关不利。"而且中医学有"精血同源""肝肾同源"之说，肝藏血，肾藏精，精和血之间存在着相互滋生和相互转化的关系，肝可通过肾，最终影响骨的代谢。同时，西医学研究指出，肝与女子月经关系密切，可影响女子体内雌激素水平，进而影响骨质代谢。中医学认为，人体是有机整体，以五脏为中心，通过经络系统，把五脏、六腑、五体、五官、九窍、四肢百骸等全身组织器官联系成为有机整体，并通过气血精液的作用来完成机体统一的功能活动。所以在治疗上，局部病变，重视从整体出发，辨证论治。骨质疏松的患者一般年龄较大，肝肾渐亏，脾胃渐虚，阴阳俱损，日久气血生化乏源，导致气虚无力行血，日久血结成瘀，痹阻经脉，不通则痛，加之血虚，筋肉失养，故发为本病。

第四节 "脾胃为气血生化之源"与骨质疏松症

早在《黄帝内经》中已认识到脾胃功能与骨质疏松症之间关系密切。《素问·痿论》云"脾主身之肌肉"。《素问·阴阳应象大论》云"清阳实四肢"。《灵枢·决气》云"谷入气满，淖泽注于骨"。脾胃为气血生化之源，人体的肌肉都需依靠脾胃所运化的水谷精微来营养。因此，肌肉的强健与脾之运化功能息息相关。只有肌肉丰满强健，活动有力，骨骼才能得到滋养而强健有力。《灵枢·本神》中说："脾气虚则四肢不用。"因此，若肌肉消瘦痿弱不用，则骨髓生化乏源，骨髓失养，易导致骨质疏松症的发生。

《素问·生气通天论》曰："谨和五味，骨正筋柔，气血以流，腠理以密。如是则骨气以精，谨道如法，长有天命。"《素问·五脏生成》曰："肾之合骨也，其荣在发，其主脾也。"《素问·痿论》曰："脾主身之肌肉。"这些均说明骨骼、肌肉、脾肾之间的相关关系，强调肌肉丰满壮实，是骨骼强壮的力学保证。另外，《灵枢·根结》曰："痿疾者取之阳明。"《素问·痿论》提出"治痿独取阳明"。

金元四大家在医学上都有着重大的贡献，其中李东垣创立"补土派"。他提出"脾胃内伤，百病由生"的观点，集大成脾胃理论而著述了《脾胃论》。若脾胃功能衰惫，则气血皆虚，不能生髓养骨，筋、骨、皮、肉、血脉皆弱而致骨质疏松。《脾胃论·脾胃胜衰论》中指出："大抵脾胃虚弱，阳气不能生长，是春夏之令不行，五脏之气不生。脾病则下流乘肾，土克水，则骨乏无力，是为骨蚀，令人骨髓空虚，足不能履地。"明确指出"骨蚀"的病位在骨，病因病机为脾胃虚弱，脾胃阳气不能升发，失去对五脏的濡养致五脏虚损。脾虚导致肾虚，使肾不能主骨生髓，而导致骨髓空虚的骨蚀。其主要临床表现为骨乏无力、足不能履地，此与骨质疏松症出现的乏力、疼痛、运动受限相一致，而且认为"骨蚀"的病机为骨髓空虚，与骨质疏松症的病机完全一致。如此李东垣在《脾胃论》提出，虽然"骨蚀"的发病机制与五脏相关，与先天的肾和后天的脾关系更密切，但重在脾胃，此为李东垣以脾虚为本的核心思想的具体体现。《脾胃论·脾胃胜衰论》中"阴气重叠，此阴盛阳虚之证。大法云，汗之则愈，下之则死。若用辛甘之药滋胃，当升当浮，使生长之气旺。言其汗者，非正发汗也，为助阳也"。李东垣指出"骨蚀"的证候为"阴气重叠、阴盛阳虚之证"，而治疗大法为"汗之"，虽然用辛味的发汗药，但其目的不是发汗，而是通过扶助脾阳上升以逐阴气。提出与甘味补气药同时使用，补充和升发脾之阳气，使脾胃之气旺盛，从而治愈骨蚀。此外，李东垣在《活法机要·虚损证》指出："虚损之疾……自下而损者，一损损于骨，故骨痿，不能起于床；二损损于肝，故肝缓，不能自收持；三损损于脾，故饮食不能消克也。故心肺损则色弊，肝肾损则形痿，脾胃损则谷不化也。"明确提出筋骨不利与肾、肝、脾三脏密切相关。

现代研究中，有大量文献认为"脾虚"是本病的重要病机，肾所藏之精包括先天之精和后天之精，骨与脾、肾二脏关系密切。肾为先天之本，脾为后天之本，肾精依赖脾精的滋养才源源不断地得以补充，若脾不运化，脾精不足，肾精乏源或肾精本虚，骨骼失养，则骨骼脆弱无力，终致骨质疏松症。《黄帝内经》中有多篇阐述了脾与骨质疏松形成的密切联系，如《素问·太阴阳明论》云："脾病而四肢不用何也……今脾病不能为胃行其津液，四肢不得享水谷气，气日以衰，脉道不利，筋骨肌肉，皆无气以生，故不用焉。"同时提出，健脾法是预防、治疗骨质疏松症的重要原则，如《素问·痿论》提出的"治痿独取阳明"，为后世医家采用健脾法预防治疗骨质疏松症提供了理论依据。现代研究表明，衰老过程中脾虚先于肾虚，健脾方剂能延缓去卵巢大鼠的骨量丢失，可调节维生素 D 的代谢。健脾方剂能促进骨形成和抑制骨吸收，发挥防治骨质疏松症的作用。

脾为后天之本，主肌肉四肢。脾运化水谷精微的功能旺盛，则四肢肌肉强健有力，若脾失健运，水谷精微不足，必使肾精乏源或肾精亏虚，骨骼失养而致骨质疏松症的发生，所以脾虚也是其重要病机。若肌肉消瘦、痿软无力，与骨骼的协调性下降则发为骨痿，即"骨不濡则肉不能著也，骨肉不相亲则肉软却"之意。若脾肾两虚，元气不足，无力推动血液运行而致血流迟缓，运行涩滞，则形成瘀血。瘀血一旦形成，经脉不畅，不通则痛，产生疼痛症状，而且使水谷精微得不到布散，使骨骼失养，脆性增加，发生骨质疏松症。

从脾肾可以论治原发性骨质疏松症的分子机制。正常骨代谢主要通过骨重建进行，受多种激素、细胞因子和调节介质的影响，使骨吸收与骨形成保持相对稳定的状态。当这种稳态被打破以后，骨吸收大于骨形成，即发生骨量减少，甚至形成骨质疏松。中医脾、肾两脏作为两大功能器官，直接或间接影响骨代谢，是骨质疏松症治疗的靶点之一。有学者认为，病位主要在"骨"，而"肾主骨生髓"，正如《黄帝内经》所言："肾实则骨有生气。"然而，脾胃为后天之本，气血生化之源，肾精需赖脾精的滋养才可得以补充，且滋肾之药物需赖脾胃的运化才能吸收，"脾肾亏虚"为该病病因病机之根本。后天之本亏虚，气血精生化不足，进而肾精虚少；或肾气不足，阳损及阴，肾精虚少，骨髓失充，致骨脆不坚，发为"骨痿"。脾胃不足则肾精生化无源，骨骼的坚固需赖骨髓的充养，而肾主骨生髓，肾精充足，是髓充骨壮的重要前提。然而，脾主运化水谷精微，化生气血，为后天之本，肾脏所藏之精气，有赖于脾运化水谷精微的不断补充，即后天补养先天。正如章虚谷在《医门棒喝》中所言："脾胃之能生化者，实有肾中元阳之鼓舞，而阳以固密为贵，其所以能固密者，又赖脾胃生化阴精以涵育耳。"若脾胃亏虚，或过服滋补药物碍胃，导致运化功能失调，气血精化生不足；日久则肾精亏虚，骨髓失养，骨脆不坚。因此，脾胃功能失调是骨质疏松症的重要病机之一。脾胃为后天之本，气血生化之源，气血阴阳诸不足，皆与脾胃密切相关，若脾胃健运，饮食增加，则诸症可得以恢复。

"骨肉不相亲"理论出自《难经·二十四难》，是古代先贤基于中医基础理论对骨骼与肌肉关系的精辟总结，该理论认为：肾藏精，生髓主骨；脾主运化，合肌肉，主四肢。肾中精气充盈，骨髓得以温养，则骨骼轻劲有力，又能助脾运化，脾气健运，则气血生化有源，肌肉四肢得以濡养，表现为肌肉丰满，四肢活动有力，充盈的气血又能反过来充养肾气，使得先后天相互资生，相互促进。反之，若肾精不足，则骨髓空虚，在小儿则骨软行迟，老人则骨质脆弱，易于骨折；若肾虚不能温运脾阳，则气血乏源，肌肉瘦削，肢体倦怠，发为骨痿、虚劳等。《医经精义》记载："肾藏精，精生髓，髓生骨，故骨者，肾之所合也；髓者，肾精所生，精足则髓足；髓在骨内，髓足者则骨强。"可见先天肾与后天脾共司骨骼与肌肉作为人体运动的基础，两者关系密切，相辅相成。

第五节 "行气血、利关节"与骨质疏松症

骨质疏松的发生与脏腑气血的衰减、不调密切相关，而气滞血瘀则是导致骨质疏松症发生发展和产生疼痛症状的重要原因。气血理论最早形成于《黄帝内经》，是中医学辨证论治的重要指导思想，在后世医家不断总结、创新下，气血理论逐渐发

展。诚如明代《普济方》所云："人之一身不离乎气血，凡病经多日治疗不愈，须当为之调气血。"《灵枢·决气》曰："上焦开发，宣五谷味，熏肤、充身、泽毛，若雾露之溉，是谓气……中焦受气取汁，变化而赤，是谓血。"气血是维持人体功能活动的物质基础，气血的正常运行，既充养五脏六腑之形，又维系五脏六腑之用。经过历代医家的总结，中医学认为骨骼的生长代谢主要与肾气、脾气、肝之血气、肺气、胆气相关。若相关脏腑气血亏虚、代谢紊乱、协调异常，则会导致脏腑功能衰退、失调，进而发生骨质疏松症。

气血理论可以阐释骨质疏松症疼痛的发病机理。骨质疏松症发病隐匿，临床上大部分骨质疏松症患者多以疼痛为首发症状就诊。骨质疏松是人类自然衰老的必然过程，但出现了疼痛症状，则视为病态过程。《素问·举痛论》亦云："脉泣则血虚，血虚则痛。"若气血亏虚无以对骨骼濡养，不荣则痛；若气滞血阻，经络不通，发为血瘀，不通则痛。《证治要诀》曰："痛则不通，通则不痛。"唯有气血调畅，则骨得以正常代谢，不会出现疼痛症状。正如《素问·生气通天论》所言："是故谨和五味，骨正筋柔，气血以流，腠理以密，如是则骨气以精，谨道如法，长有天命。"

气血病变是脏腑病变的物质基础，通过调理相关脏腑气血的平衡，从而恢复脏腑正常的生理功能，使骨质疏松症得以治愈。西医学也证实了血瘀是骨质疏松症发生的重要环节。

第六节 "天癸"与绝经后骨质疏松症

中医理论中"天癸"一词，最早见于《素问·上古天真论》，曰："女子七岁，肾气盛，齿更发长；二七而天癸至，任脉通，太冲脉盛，月事以时下，故有子；三七肾气平均，故真牙生而长极；四七筋骨坚，发长极，身体盛壮；五七阳明脉衰，面始焦，发始堕；六七三阳脉衰于上，面皆焦，发始白；七七任脉虚，太冲脉衰少，天癸竭，地道不通，故形坏而无子也。丈夫八岁，肾气实，发长，齿更；二八肾气盛，天癸至，精气溢泻，阴阳和，故能有子；三八肾气平均，筋骨劲强，故真牙生而长极；四八筋骨隆盛，肌肉满壮；五八肾气衰，发堕，齿槁；六八阳气衰竭于上，面焦，发鬓斑白；七八肝气衰，筋不能动；八八天癸竭，精少，肾脏衰，形体皆极，则齿发去。肾者主水，受五脏六腑之精而藏之，故五脏盛，乃能泻。今五脏皆衰，筋骨解堕，天癸尽矣，故发鬓白，身体重，行步不正，而无子耳。"《黄帝内经》不仅详细描述了肾气的盛衰与人体生长发育及盛壮衰老密切相关，而且明确指出影响人体生、长、壮、老的因素，除与精、神、气、血、津液相关外，还存在一种特殊的重要物质——天癸。肾精在肾气的作用下产生天癸，天癸又发挥着调控骨骼生长发育的功能。当人体自幼至长，"肾气盛，天癸至"，不仅开始具备了生殖功能，骨骼也渐强壮坚实。一旦进入中老年，"肾气衰，天癸竭"，生殖功能减退，骨质疏松症的发生亦随之而来，在妇女绝经后骨质疏松症中表现得尤为显著。肾气盛则天癸至，妇女因之而有生育能力，骨也随肾气的充盈而健壮；天癸竭则肾气竭，妇女因之而无子，骨亦随之变脆弱。

天癸本源于先天元阴，封藏于肾，受后天脾胃水谷精微的滋养。人体成长发育到一定年龄阶段，由于肾气充盛，肾中真阴得以充养，天癸成熟得以推动人体的生长、发育、生殖繁衍，天癸的盈亏受制于肾精的盛衰。根据人体骨骼发育的规律，女性 19 岁时骨矿含量已达峰值的 87.8%，女性 20 ～ 32 岁时骨骼仍在继续发育，骨形成大于骨丢失。至 30 ～ 35 岁骨骼发育成熟，骨量达到峰值，此时如果供给足够的钙，有利于提高峰值骨量。此时峰值骨量越低，未来发生 PMOP 的可能性越高。骨矿物质以每年 0.3% ～ 0.6% 的速度开始缓慢丢失，松质骨在绝经后 5 ～ 10 年间每年丢失骨总量的 5% ～ 8%。60 岁以上妇女约有 1/4 到半数患骨质疏松症。

越来越多的研究者认为，PMOP 与下丘脑 - 垂体 - 性腺轴调节系统的衰老所致激素水平下降密切相关，其骨矿含量随着年龄的变化规律与天癸盛衰的变化规律基本一致。中医学"天癸"的部分功能与雌激素、孕激素、雄激素、促性腺激素等性激素功能极为相似，即肾虚精亏，天癸枯竭，髓海失充，骨质失养，以致极易并发脆性骨折。绝经作为骨质疏松症发生的重要危险因素，使绝经后女性因骨质疏松症发生骨折的概率比绝经前高 3 倍，肾气的充盛影响着骨的发育，而观察肾气的盛衰可以由天癸的充盈和枯竭反映，肾气充盛则天癸到来，筋骨经脉等受肾气的充盈、肾精的滋养而强壮。当肾气渐渐衰竭，阴精由此消耗亏损，不能滋养机体，灌溉五脏，妇女诸变由生，骨骼也随之变脆弱。天癸的至与竭是肾气盛衰的直接反应，因此天癸的至与竭决定着骨的强健与衰弱，随着天癸的衰竭，骨亦随之衰弱，女性容易发生 PMOP。可见，PMOP 的发生与肾精亏虚，天癸枯竭密切相关，肾虚 – 癸竭 – 骨枯是 PMOP 的核心病机，天癸枯竭是其中的关键因素。

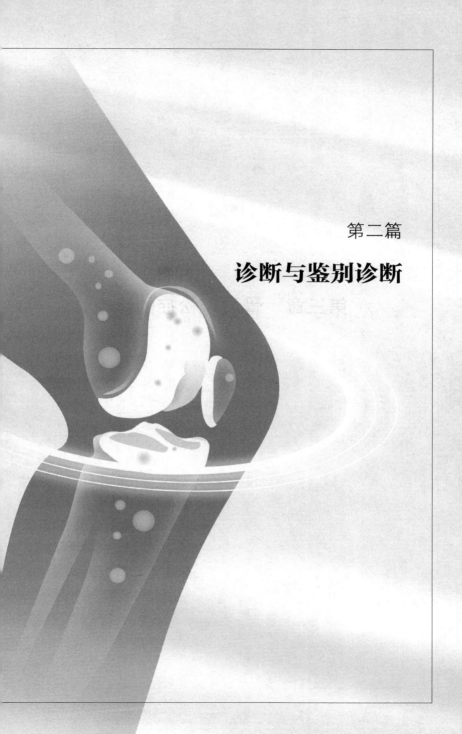

第二篇

诊断与鉴别诊断

第三章　骨质疏松症的诊断

骨质疏松症的诊断是建立在详细、系统的病史采集、体格检查及全面的骨质疏松症和其骨折风险评估的基础之上的，先发现高危患者，再进行 DXA 骨密度检测或骨骼影像学检查以明确诊断。在做出原发性骨质疏松症的诊断前，还须进行鉴别诊断，排除各种原因所致的继发性骨质疏松症或其他骨骼疾病。

目前公认的骨质疏松症诊断标准，主要依据以下几个方面。

一、脆性骨折

脆性骨折的发生提示明显的骨强度下降，预示未来发生骨折风险明显增加，同时也提示了应该立即启动抗骨质疏松治疗。脆性骨折是指在站立高度或低于此高度跌倒所致的骨折。脆性骨折一般指的是肢体长骨或脊椎发生的骨折；因咳嗽、打喷嚏、睡眠翻身所引起的肋骨骨折；手持重物时发生的脊椎压缩性骨折；甚至在无任何外伤的情况下发生自发性的脊椎骨折。这些情况下发生的骨折（又称"低创伤性骨折"）不可能发生在健康骨骼上，因此当其发生时即可做出骨质疏松症的诊断。

二、基于 DXA 骨密度测定

骨密度与骨强度有很好的相关性，能反映 70% 的骨强度，亦是未来骨折风险预测的极佳指标，随着骨密度的下降，骨折风险也呈指数级增加。尽管目前拥有的各种测定中轴骨（腰椎、髋部）骨密度或周围骨（前臂、跟骨和指骨）骨密度的技术可以对特定部位和全身骨骼进行未来骨折风险的评估，但髋部 DXA 骨密度测定值依然是未来髋部骨折风险最好的预测指标。目前双能 X 线吸收法（DXA）测定骨密度是国际公认的诊断骨质疏松症的金标准，也是预测骨折风险、监测自然病程和评价药物干预疗效的最佳定量指标。1994 年世界卫生组织（World

Health Organization，WHO）推荐的白人女性的诊断标准便是基于 DXA 骨密度测定。该标准的 T 值和 Z 值是选用美国第三次健康和营养调查（third national health and nutrition examination survey，NHANES Ⅲ）中 20 ～ 29 岁的白人女性股骨颈的测定值作为参考数据库进行计算。

三、骨质疏松症的风险评估工具

尽管 DXA 骨密度检测是诊断骨质疏松症的金标准，但是由于骨密度检测具有高特异度、低灵敏度的特点，而且在很多不发达地区仍无骨密度检测设备，无法检测；加之骨密度并不能反映全部的骨强度和骨质量，事实上，相当数量的骨质疏松性骨折发生在骨密度处于骨量减少（osteopenia）的患者，而且许多增加骨折风险的因素并不依赖于骨密度。OP 是受多种因素影响的复杂疾病，进行 OP 风险评估，能为疾病早期防治提供有益的帮助。新版的《原发性骨质疏松症诊疗指南（2017）》中推荐使用国际骨质疏松基金会（International Osteoporosis Foundation，IOF）的骨质疏松风险—分钟测试题和亚洲人骨质疏松自我筛查工具（osteoporosis self-assessment tool for Asians，OSTA）。

第一节　骨质疏松风险评估

一、骨质疏松症的初步筛查

1. IOF 骨质疏松风险一分钟测试题

IOF 骨质疏松风险一分钟测试题是根据患者简单病史设计的与骨质疏松症相关的几个问题，具体测试题见表 3-1。测试题由患者进行简单判断填写，初步筛选出有 OP 风险患者。该测试题只能进行 OP 的初步疾病风险筛查，不能用于诊断。

表 3-1　IOF 骨质疏松风险一分钟测试题

	编号	问题	
不可控因素	1	父母曾被诊断有骨质疏松或曾在轻摔后骨折	是□否□
	2	父母中有一人驼背	是□否□
	3	实际年龄超过 40 岁	是□否□
	4	是否成年后因为轻摔后发生骨折	是□否□
	5	是否经常摔倒（去年超过 1 次）或因为身体较虚弱而担心摔倒	是□否□
	6	40 岁后的身高是否减少超过 3cm	是□否□
	7	是否体质量过轻（BMI 值少于 19kg/m^2）	是□否□

实用骨质疏松症防治大全

	编号	问题	
	8	是否曾服用类固醇激素（如可的松、泼尼松）连续超过3个月	是☐否☐
	9	是否患有类风湿关节炎	是☐否☐
	10	是否被诊断出有甲状腺功能亢进或甲状旁腺功能亢进、1型糖尿病、克罗恩病或乳糜泻等胃肠疾病或营养不良	是☐否☐
	11	女士：是否在45岁或以前就停经	是☐否☐
	12	女士：除怀孕、绝经或子宫切除外，是否停经超过12个月	是☐否☐
	13	女士：是否在50岁前切除卵巢，有没有服用雌/孕激素补充剂	是☐否☐
	14	男士：是否出现过阳痿、性欲减退或其他激素过低的相关症状	是☐否☐
生活方式	15	是否经常大量饮酒（每天超过2单位的乙醇，相当于啤酒1斤，葡萄酒3两或烈性酒1两）	是☐否☐
	16	目前习惯吸烟或曾经吸烟	是☐否☐
	17	每天运动量少于30分钟（包括做家务、走路和跑步等）	是☐否☐
	18	是否不能使用乳制品，又没有服用钙片	是☐否☐
	19	每天从事户外活动的时间是否少于10分钟，又没有服用维生素D	是☐否☐
结果判断		上述问题，只要有一题回答为"是"，提示存在骨质疏松症风险，并建议进行骨密度或FRAX风险评估	

注：BMI=体质指数，FRAX=骨折风险预测工具。

2. 亚洲人骨质疏松自我筛查工具

OSTA 是在 8 个亚洲国家和地区绝经后妇女多项骨质疏松相关因素及骨密度值等资料的基础上，筛选出 11 项有显著性差异的危险因素，再经多变量回归分析得到的简易筛查模型：OSTA 指数 =[体质量（kg）– 年龄（岁）]×0.2，可以进行快速筛查评估。结果判断见表 3–2。OSTA 所选用的指标少，其特异性不高，且只适用于绝经后妇女，需要结合其他危险因素进行判断。

表 3-2　OSTA 指数评价骨质疏松风险级别

风险级别	OSTA 指数
低	> –1
中	–1 ～ –4
高	< –4

3. 骨质疏松性骨折风险

WHO 推荐的骨折风险预测工具（fracture risk assessment tool，FRAX）是根据患者临床危险因素及股骨颈密度建立的模型，可用于计算未来 10 年发生髋部骨折和主要部位骨质疏松性骨折（椎体、前臂、髋部或肩部）的概率。可以通过以下网址获得预测工具（针对中国人）：http：//www.shef.ac.uk/FRAX/tool.aspx?country=2。FRAX 包括临床危险因素和股骨颈骨密度检测，见表 3–3。

表 3-3 FRAX 的主要临床危险因素、骨密度及结果判断

危险因素	解释
年龄	年龄 40 ～ 90 岁，过低或过高按 40 或 90 计算
性别	男性或女性
体质量	按 "kg" 单位填写
身高	按 "cm" 单位填写
既往骨折史	指成年期自然发生或轻微外力下发生的骨折，选择是或否
父母髋关节骨折史	选择是或否
吸烟	现在是否吸烟，选择是或否
糖皮质激素	若患者正接受糖皮质激素治疗或接受过相当于泼尼松 > 5mg/d 超过 3 个月，选择是或否
类风湿关节炎	选择是或否
继发骨质疏松	若患者有与 OP 密切相关的疾病（1 型糖尿病、成骨不全症的成人患者、长期未治疗的甲状腺功能亢进、性腺功能减退或小于 45 岁绝经、慢性营养不良或吸收不良、慢性肝病），选择是或否
过量饮酒	乙醇摄入量大于等于 3U/d 为过量饮酒，1 单位乙醇相当于 8 ～ 10g 乙醇，或 285mL 啤酒，或 120mL 葡萄酒，或 30mL 烈性酒
骨密度	选择 BMD 检测仪器，填写股骨颈 BMD 的实际测量值（g/cm^2），若没有检测可不填
结果判断	FRAX 预测的髋部骨折概率 ≥ 3% 或任何主要骨质疏松性骨折概率 ≥ 20% 时，为骨质疏松性骨折高危者，建议给予治疗；任何主要骨质疏松性骨折概率为 10% ～ 20%，为骨质疏松性骨折中风险；任何主要骨质疏松性骨折概率 < 10%，为骨质疏松性骨折低风险

第二节 实验室检查

骨质疏松症的实验室检查，包括了反映骨代谢状态指标的检查和可以对原发病或其他危险因素进行鉴别诊断的相关检查。例如反映骨代谢状态的指标有钙、磷等一般生化指标；调节骨代谢的主要激素，比如甲状旁腺激素、维生素 D、降钙素和成纤维细胞生长因子 23（FGF23）；反映骨组织本身代谢状态的骨转换生化标志物（biochemical markers of bone turnover）等。而鉴别诊断则需根据临床上发现的线索，选择针对性的检查，以便确定原发病或继发病。

一、进行骨质疏松症鉴别诊断的相关实验室检查

为了发现或排除导致骨质疏松症的"原发病"、相关药物或其他的危险因素，以便针对其进行治疗，故有必要对骨质疏松症患者进行相关的实验室检查。临床表现或常规检查指标正常的通过年龄、性别却不能解释的严重骨质疏松症患者（如青年男性、绝经前妇女及年龄不符的低骨量）、频繁发生脆性骨折或已诊断的骨质疏松症患者，在抗骨质疏松治疗期间依然发生骨折，均应对其进行有针对性的实验室检查，以下的基本检查（或一线检查）可在骨质疏松症患者中常规进行：血清总钙、白蛋白（用于计算白蛋白矫正钙）及磷水平的检查，以此发现与高钙血症相关的疾病（如原发性甲状旁腺功能亢进）或低钙血症及继发性甲状旁腺功能亢进而导致的骨量丢失，血清总碱

性磷酸酶（ALP）的检测足以发现骨形成显著增加的状况，比如骨软化症、骨折愈合期及转移性病，却尚不足以发现无并发症的骨质疏松症患者骨再建的变化。因此，如需要敏感地发现骨形成的变化，可检测骨面性碱性磷酸酶（bALP）或 I 型原胶原 N 端前肽（a min o ter min al procollagen of type I collagen，PINP）。

血清 25-（OH）D 的检测，对于评估患者维生素 D 的营养状况是十分必要的。需注意的是，血清 25-（OH）D 水平容易受日照、地理位置、季节和肤色等多种因素影响。因此，临床医师必须重视维生素 D 缺乏的流行现状及其对骨质疏松症等代谢性疾病的影响。我国的多中心流行病学调查结果显示，55 岁以上女性血清 25-（OH）D 平均值为（18.0±8.4）ng/mL，维生素 D 缺乏（＜20ng/mL）患病率为 41.8%，维生素 D 不足及缺乏（＜30ng/mL）患病率高达 86.5%，表明我国维生素 D 缺乏或不足是普遍存在的。标化的液相色谱 / 质谱 [LC/MS] 检测 25-（OH）D 是目前国际公认的方法，但由于该法耗时大且费用高，不利于临床上的广泛应用，故目前最常用的检测方法是免疫测定法。

对血清钙水平异常的患者，甲状旁腺激素（PTH）的检测绝对是必要的，有助于查明血钙异常的原因。目前普遍采用第三代检测方法，可检测具有生物活性完整的 PTH1-84 分子，即有完全生物活性的 PTH（iPTH）。该方法可以对绝大多数正常人的循环 PTH 进行测定，可以有效区分 PTH 与非 PTH 介导的高钙血症，PTH 容易受到生理节律和进餐状态的影响，故推荐在过夜空腹状态下检测，建议正常参考值范围是 2.0～8.6pmol/L。

全血细胞计数和红细胞沉降率（血沉）的检查有助于了解

一般健康状况和发现炎性疾病及造血系统疾病，而这些疾病常常使骨量丢失增加。在老年患者中，血清蛋白电泳和游离轻链检测有助于发现可引起大量骨丢失的多发性骨瘤。

骨质疏松症的其他继发性原因，如甲状腺毒症可以通过检测甲状腺功能以排除；而男性性腺功能减退症则应进行血清睾酮的筛查；疑似库欣综合征的患者，需行 2 小时尿游离皮质醇检测或地塞米松抑制试验，以确诊或排除；对于一些少见病，一旦临床上高度怀疑时，应行更加有针对性及特异性的检查以明确诊断。如怀疑乳糜泻（celiac disease）时，应检测血清组织转谷氨酰胺酶抗体；疑诊系统性肥大细胞增多症时，应检测血清类胰蛋白酶和（或）尿甲基组胺，必要时还需行侵入性检查，如骨活检或骨髓活检协助确诊。通常骨转换生化标志物（BTMs）的检测可作为继发性骨质疏松鉴别诊断的检查项目，当要进行骨折风险的预测、骨质疏松症的疗效监测以及患者治疗依从性评估时，则应进行 BTMs 检查。

二、与钙磷代谢调节有关的检查

1. 血钙

血钙分为血清总钙及游离钙，是反映钙磷稳态变化的基本指标，血液中约 50% 的总钙与白蛋白及球蛋白结合，故血清总钙受人血白蛋白的影响。而未能与蛋白质结合的钙，称为"游离钙"。游离钙受钙调节激素（如甲状旁腺激素、维生素 D 和降钙素）的严密调控，能更准确地反映钙的代谢状态，成年人血清总钙正常参考值范围为 2.2 ～ 2.7mmol/L。临床上发现血钙异常时，应该考虑人血白蛋白、血液稀释或浓缩以及其他因素的影响，并对其进行校正。其校正公式是：血清总钙校正值（mmol/L）= 血钙测量值（mmol/L）+0.02×[40- 人血白蛋白浓度（g/L）]。血游离钙在一般情况下可估算为血清总钙的一半，也可用游离钙测定仪直接检测，其正常水平为 1.18 ± 0.05mmol/L。

2. 血磷

血清中的无机磷约 12% 是与蛋白结合的，绝大多数是以 $H_2PO_4^-$ 或 HPO_4^{2-} 的离子状态存在，成年人的正常参考范围是 $0.97\sim1.45$mmol/L，儿童为 $1.29\sim2.10$mmol/L。引起血磷升高的主要原因包括了慢性肾衰等肾滤过磷出现障碍的疾病、维生素 D 中毒及甲状旁腺功能减退症等。引起血磷降低的常见原因有维生素 D 缺乏症、原发性或三发性甲状旁腺功能亢进、肾小管性酸中毒或其他肾小管病变等。需注意的是，血磷易受饮食因素（特别是磷摄入量）的影响。

3. 尿钙

临床上常用 24 小时尿钙排出量或尿钙 / 尿肌酐的比值来反映尿钙的排泄水平。在饮食基本不变的情况下，24 小时尿钙的检测较为稳定。通常情况下，24 小时尿钙排出量大于 7.5mmol（300mg）时，为高钙尿症；低钙尿症的判断，需同时考虑钙摄入量、尿钙排出量和血钙水平等因素，目前尚无公认的诊断标准。

引起尿钙增加的常见因素：①钙摄入过多；②骨矿物质的动员增强（如高 PTH 血症、高糖皮质激素血症、高甲状腺激素血症、肾小管酸中毒、恶性骨肿瘤或肿瘤骨转移等）；③长期制动；④慢性代谢性酸中毒；⑤维生素 D 过量或中毒；⑥结节病 [1α – 羟化酶活性增强，血清 1,25–（OH）$_2$D 和血钙升高]。引起尿钙减少的主要因素：①维生素 D 缺乏症；②代谢性碱中毒；③佝偻病 / 骨软化症等。

4. 尿磷

临床上常用 24 小时尿磷排出量、尿磷 / 尿肌酐的比值来反映尿磷的排泄水平。尿磷排出量受多种因素的影响，主要的因素包括来源于肠道、骨骼和软组织的磷含量，肾小球磷滤过率和肾小管磷重吸收率等。若低磷血症患者的尿磷不低，则提示其不适当性尿磷排泄增加，多见于 PTH 分泌过多、高 FGF-23 血症、范科尼综合征、低磷血症性骨软化症等。

三、骨转换生化标志物

骨转换生化标志物主要反映骨再建（remodeling）的状态，分为骨形成标志物及骨吸收标志物。前者是反映成骨细胞活性的骨形成的代谢产物，后者则是反映破骨细胞活性的骨吸收的代谢产物，特别是骨基质降解的产物。在不同年龄段的正常人或各种代谢性骨病的患者中，骨转换标志物在血液和尿液中的水平是会有不同程度变化的，它代表着全身骨骼代谢的动态变化。精确地检测和科学地评价这种变化，可为骨骼的生长发育、相关代谢性骨病的诊断及骨折风险的预测和疗效的评价提供有效的信息。

人一生中骨再建不断发生以修复骨的疲劳性损伤和微骨折，维持骨骼的更新和力学完整性，以调节钙的稳态。在骨再建的过程中，破骨细胞通过骨吸收以清除旧骨，继而被成骨细胞形成的新骨替代。骨再建的发生在骨多细胞单位（bone multicellular units，BMU）或骨再建单位中，骨吸收和骨形成是紧密的。在骨吸收时，破骨细胞吸收骨形成吸收坑，继而被成骨细胞形成的新骨所填平。随着旧 BMU 完成这个骨再建周期，新 BMU 正在形成。通常情况下，BMU 的数量和骨转换率处于一种稳定状态。然而，随着衰老，骨再建失衡，骨吸收大于了骨形成，继而导致增龄相关的骨量丢失。代谢性骨病则可增加 BMU 的数量和（或）改变它们的活性。如破骨细胞的活性或数量会显著增加，而伴随成骨细胞功能的少量增加，则骨吸收明显大于了骨形成，导致了骨量净丢失（如绝经后骨质疏松症）；同样，如成骨细胞功能下降而无伴随发生的骨吸收的下降也会导致骨量丢失，比如糖皮质激素所致的骨质疏松症。

骨转换生化标志物（bone turn-over markers，BTMs）为评估骨骼的生理和病理提供了一种无创的方法。尽管 BTMs 水平的变化反映了骨代谢的变化，但这些变化并不都是骨特异的。骨基质重量占骨干重的 35%，而大约 90% 骨有机基质（类骨质）是 I 型胶原，因此，许多骨转换生化标志物均与 I 型胶原的合成与降解有关。其他 BTMs 包括骨细胞的某些酶及其他的骨基质成分，它们在骨转换时释放入血循环中。以下简要介绍主要的 BTMs 在临床上的应用。

1. 骨吸收生化标志物

骨吸收生化标志物包括了 I 型胶原降解产物、与破骨细胞活性相关的非胶原蛋白和破骨细胞酶。

（1）羟脯氨酸

这是存在于胶原中的一种氨基酸，作为骨吸收的一种标志物于 20 世纪 60 年代首先被应用于临床和研究中。不过，羟脯氨酸对骨吸收并不是特异的，因为它也见于皮肤和其他含有各种胶原的组织中，且其在血中的水平还受到进食富含胶原食物的影响，故该测定方法在 20 世纪八九十年代逐渐被胶原交联物测定所取代。

（2）吡啶啉和脱氧吡啶啉

胶原纤维通过在原纤维之间以氨基酸形成的交联物得以加固。尿吡啶交联物（尿吡啶啉和脱氧吡啶啉）均为骨中细胞外基质成熟胶原（Ⅰ、Ⅱ和Ⅲ型胶原）的不可还原的代谢产物。进入循环中，不经肝脏的降解直接通过肾小球滤过，经尿排出。骨组织中脱氧吡啶啉与吡啶啉之比明显高于其他组织，故有可能骨是循环中脱氧吡啶啉的主要来源。这些交联物的检测方法开发于20世纪80年代，在20世纪90年代被广泛采用。尿胶原交联物的浓度可以用高压液相色谱法非常精确地测定，游离脱氧吡啶啉也可用酶联免疫法（ELISA）测定，化学发光法也可以准确地检测。尿胶原交联物的测定结果表达为其与肌酐的浓度比。

（3）Ⅰ型胶原交联N末端肽（NTX1）和Ⅰ型胶原交联C末端肽（CTX1）

当骨吸收发生时，胶原的肽段被释放进入血液循环中，20世纪90年代Ⅰ型胶原的氨基末端肽和羧基末端肽被开发作为骨吸收的标志物，这些肽是Ⅰ型胶原非螺旋段，含有交联区。Ⅰ型胶原交联N末端肽采用了对N末端肽抗原表位特异的单克隆抗体检测。而它相对应的C末端肽的测定则是基于对一种合成的八肽的免疫识别来测定的。天然的a型CTX1因蛋白质的老化而自发地成了B型异构体，在健康或疾病状态时，a型CTX1比B型更丰富（此时有新合成的胶原存在），如生长期儿童、恶性骨骼疾病、Paget's病和对PTH治疗有反应时。目前NTX1和CTX1均可以用自动分析仪来进行检测，两者检测的费用和检测的变异性是类似的，血样本的检查结果比尿检测更稳定一些。国际骨质疏松基金会（IOF）推荐将血清CTX1作为骨吸收的标志物，血样本的采集需要过夜禁食。

吡啶交联物作为骨吸收的标志物有以下优点：吡啶交联物只来源于细胞的外胶原纤维，并非新合成的胶原分子，故只能是胶原降解产物；交联物在血中不会被降解，由肾排出，从而直接反映骨基质胶原降解情况；骨胶原含量远远高于其他组织，转换也较其他结缔组织更快，所以更具代表性。有的食物中虽然含吡啶交联物，但不被肠道吸收，故不会干扰测定。临床上，骨质疏松症、原发性甲状旁腺功能亢进、Paget's 病和甲状腺功能亢进等多种代谢性骨病均可见尿吡啶啉、尿脱氧吡啶啉、NTX 和 CTX 的升高。

（4）Ⅰ型胶原交联羧基端肽（ICTP）

C 末端肽序列的一个变种已被特化：Ⅰ型胶原交联羧基端肽。这个标志物可以用酶免疫测定法测定，而且可通过胰蛋白酶消化将其与人的骨胶原分离。C 末端肽的两个变种（CTX1，ICTP）对不同的疾病状态和治疗的反应不同。不同的蛋白酶类型涉及不同的Ⅰ型胶原片段，研究发现，组织蛋白酶 K（一种胱氨酸蛋白酶，在酸性 pH 起作用）会产生 CTX1，而基质金属蛋白酶（在中性 pH 中起作用）则产生 ICTP。

（5）各种破骨细胞酶

骨吸收标志物还包括了破骨细胞产生的各种酶。

抗酒石酸酸性磷酸酶（tartrate resistant acid phosphatase，TRAP）是酸性磷酸酶 6 种同工酶（0～5 型）中的一种，即 5 型。TRAP 主要存在于破骨细胞、巨噬细胞、Gaucher 细胞、血小板、红细胞、脾脏毛状细胞以及单核吞噬细胞中，以肺泡巨噬细胞和破骨细胞的含量最丰富。在正常人血清中，TRAP 以两种不同的糖基化形式存在，即 TRACP-5a 和 TRACP-5b，前者主要来源于炎性巨噬细胞，后者则主要来源于破骨细胞。测定 TRAP 的方法有电泳法、比色法、ELISA 等。现在可以制备人源性破骨细胞的单克隆抗体，通过免疫分析的方法测定 TRACP-5b，特异性更强，操作简便，同时可以避免无活性的 TRAP-5b 的干扰。TRAP 可以反映破骨细胞的数量，是检测骨吸收常用标志物。

血清组织蛋白酶 K 是一种蛋白水解酶，与破骨细胞形成的骨吸收有关，亦可用免疫测定法测定。已有研究认为，组织蛋白酶 K 是一种对测定骨吸收有用的标志物。

2. 骨形成生化标志物

成骨细胞产生 I 型胶原和类骨质的其他基质成分，同时还产生类骨质矿化所必需的酶。检测存在于血清中的骨形成标志物，以此可以反映骨形成的不同阶段，但对成骨细胞而言，它们并非都是特异的。

（1）I 型原胶原前肽（propeptides of type I procollagen）

类骨质形成是在骨形成的早期。类骨质中约 90% 是由成骨细胞表达的 I 型胶原。I 型胶原的形成，需要将 I 型原胶原分子两端的前肽切除，生成 N 端前肽（a min o-ter min al procollagen of type I collagen，PINP）和 C 端前肽（carboxy-ter min al procollagen of type I collagen，PICP）。被切下的 PINP 和 PICP，除少量沉积于骨基质中，大部分进入血循环。PINP 在血液中的半衰期是 1 分钟，而 PICP 是 6 ～ 9 分钟。PINP 及 PICP 均由肝代谢清除，由于分子量大，均不能经肾排出。因此，肝病会影响 PINP 和 PICP 在血中的浓度。原胶原前肽除骨组织来源外，还有其他含有 I 型胶原的组织如皮肤、肌腱和血管等。但因骨组织中 I 型胶原转换率较其他组织为高，且含量最多，因此检测血液循环中的 PINP 和 PICP 含量可以反映成骨细胞的活性和骨形成情况。当成骨细胞活性增强，原胶原合成增加，上述前肽产物在血中的浓度就升高，而且对于可以影响胶原合成的代谢性骨病如成骨不全症更有直接意义。国际骨质疏松基金会已将 PINP 选为骨形成的参考标志物。临床上原发性甲状旁腺功能亢进、骨软化症、Paget's 病和肾性骨营养不良等均可见 PINP 和 PICP 升高。

（2）骨非胶原蛋白

在类骨质形成后约两周，基质矿化发生。矿化所必需的是组织非特异性碱性磷酸酶（tissue non-specific alkaline phosphatase，TNAP）的骨亚型（bone ALP），而骨钙素则是一种结合于羟基磷灰石沉积于基质中的蛋白质。血清中碱性磷酸酶活性的测定首先于 20 世纪 20 年代引入肝病和骨病的研究中，碱性磷酸酶（ALP）是第一个用于临床和研究的骨转换标志物，某些 ALP 同工酶由不同的基因产生，涵盖组织非特异性的肠道、胎盘和生殖细胞。几个 ALP 同工酶（骨、肝、肾和胎盘）来自组织非特异性 ALP 同工酶的翻译后修饰，大部分循环中的 ALP 是肝亚型，但循环中总 ALP 的约一半来源于骨。

骨碱性磷酸酶（bALP）由成骨细胞合成分泌，循环中的 ALP 是以二聚体的形式存在，而在分泌入血前则以四聚体形式存在于成骨细胞表面，临床上通过测定 bALP 来评价成骨细胞活性及骨形成更具特异性。目前，已建立多种方法将 bALP 从总 ALP 中分开测定，如热灭活法、电泳法、麦胚凝集素凝集法和 HPLC 等。肝和骨的 ALP 有很高的同源性，在多数临床情况中测定总 ALP 仍能提供足够的信息协助临床诊断，如 Paget's 病患者血中总 ALP 显著升高，这时没必要再测 bALP。但对肝病患者（尤其胆道梗阻患者）或骨转换仅轻度升高者测 bALP 是必要的，临床上骨软化症、骨质疏松症、原发性甲状旁腺功能亢进、Paget's 病和肿瘤骨转移可见 bALP 升高。

（3）骨钙素

骨钙素（osteocalcin，OC）是体内最丰富的非胶原蛋白，由成骨细胞、成牙质细胞和软骨细胞产生。OC 基因编码蛋白翻译成由 88 个氨基酸组成的骨钙素原（proosteocalcin），骨钙素原向成熟 OC 转变时会经历一些分子内的变化：首先移去信号肽；骨钙素原分子前肽中的羧基化识别位点与维生素 K 依赖的羧基化酶结合，催化第 17、21 和 24 位的谷氨酸残基羧基化，变成 Y 羧基化谷氨酸（gamma-carboxyglutamicacid，Gla）；此后移去分子中的前肽，形成有 49 个氨基酸组成的成熟 OC 分子。成熟的 OC 分泌出成骨细胞后，大部分沉积于骨基质，小部分入血循环；另外，当骨基质降解时，沉积于其中的 OC 也会释放入血。因此，血液中的 OC 实际上既反映成骨细胞活性，也反映骨吸收活性，即反映骨转换。骨钙素是一种维生素 K 依赖蛋白，维生素 K 对于骨钙素矿盐结合能力所需的 3 个谷氨酸残基的羧基化有重要影响，羧化不全骨钙素的测定可反映维生素 K 缺乏或不足。通常，羧化不全骨钙素的含量随增龄而升高，儿童 OC 水平高于成人，在青春期达到高峰。女性绝经后最初 5 ～ 8 年处于高转换状态，血 OC 水平增加。

临床上检查 OC 时，应注意以下问题：①血中 OC 分子的非均一性，其中整分子 OC、中间段、N 端、C 端等分子各占一定比例。为更好地反映临床实际，最好选用能同时测定整分子和 N 端中段的检测方法。②整分子 OC 在血清中不稳定，在室温放置几小时后，其免疫活性显下降；溶血标本的 OC 浓度会下降 90%；反复冻融 2 ～ 3 次，其检测结果明显降低；不同抗凝剂也会造成结果的变异。③ OC 半衰期短（5 分钟），有明显的昼夜和季节节律（夜间高峰，午后低谷，冬春高于夏秋），无性别差异。临床骨质疏松症、Paget's 病、原发性甲状旁腺功能亢进、肾性骨营养不良和肿瘤骨转移可见 OC 升高，而甲状旁腺功能减退和库欣综合征时的 OC 水平明显低于正常人。

3. 骨转换生化标志物检测的临床应用

骨转换生化标志物检测可用于以下几方面：

（1）对未经治疗的患者，可不依赖骨密度预测骨折风险。

（2）对未经治疗的患者，预测骨量丢失的速率。

（3）经药物治疗 3 ～ 6 个月后，重复检测可预测骨折风险下降的程度。

（4）经药物治疗后，预测骨密度增加的幅度。

（5）有助于评定患者对治疗的依从性。

（6）有助于确定实行"药物假期"的长度，何时和是否应重启药物治疗。

（7）有鉴别诊断的价值。

4. 测定的变异和结果的判读

骨转换生化标志物测定的标本来源为血、尿。其中骨形成标志物全部用血样，而骨吸收标志物则部分为尿样。骨转换生化标志物检测的变异较大，骨吸收标志物的变异大于骨形成标志物。在判读检测结果时，一定要充分考虑影响这些变异的因素，方能做出正确判断。影响这种变异的因素可分为分析前变异和分析变异。分析前变异主要包括影响固有生物学变异的诸多因素，如昼夜节律、天气变异、季节影响、生长和年龄、月经周期、肝肾功能和各种疾病状态及药物影响等。多数 BTMs 的释放有明显的昼夜节律，一般峰值出现在凌晨，低谷在下午至夜间，变化幅度达 15% ～ 30%；天气变异在不同的标志物大小不一，CTX 或 NTX 为 13% ～ 35%，而 TRAP 为 10% ～ 12%。bALP 在冬季能明显升高，不同季节变异达 12%；儿童至青春期 bALP 明显升高，与身高生长和体重增加相关。女性在 60 岁前无明显改变，但男性 PINP 随增龄而下降；月经周期的影响，可使变异达 10% ～ 20%，因此对绝经前女性样本留取样本时间的选择有所要求。另外，肝、肾功能对 BTMs 会有影响，如 PINP 和 PICP 由肝代谢清除，肝病可致其明显升高，而肾功能受损并不影响其血浓度。

关于分析前样本的收集、贮存是否规范会直接影响检测结果：由于存在昼夜节律，标本收集时间应标准化；不同标志物对温度的敏感性也不一样，如 TRAP 在室温，甚至 –20℃存放，其活性也会迅速下降；而尿吡啶啉和尿脱氧吡啶啉在室温下可稳定数月，在 –20℃可稳定数年。有报道称，检测尿吡啶啉和尿脱氧吡啶啉的样本经反复冻融 10 次其浓度未见明显变化，但对于检测 BTMs 的样本原则上还是应尽量减少反复冻融，并在低温下保存。

在对检测结果进行判读时，需要有数据的参考区间（reference interval），这个参考区间最好由实验室建立，参照 35 ～ 45 岁绝经前健康女性的 BTMs 建立本地的成人或年轻健康男性的参考范围。建立参考范围时，需注意受试者的维生素 D 状态应在正常范围，且应避免疾病和药物的影响，并有足够的样本量，不同实验室间结果比较需谨慎。我国研究者基于 35 ～ 45 岁女性的 BTMs 得出的参考范围为（采用罗氏电化学发光法）：NMID 为 4.91 ～ 22.31ng/mL，PINP 为 13.72 ～ 58.67ng/mL，CTX 为 0.112 ～ 0.497ng/mL。另一个国内研究选择的是 30 岁至绝经前的女性，采用同样的实验室检测方法，得出的参考范围如下：PINP 为 17.10 ～ 102.15ng/mL，BCTX 为 0.08 ～ 0.72ng/mL。在诊断疾病时，如 BTMs 超过参考范围上限的 1.5 倍，可认为骨转换率明显升高。常见于新发骨折、多发性骨髓瘤、甲状旁腺功能亢进或骨软化症等疾病。由于 BTMs 检测值即使用同一种方法在不同实验室间也有较大变异，为了检测结果的可靠性，应加入外部质量保证体系。国际上，英国外部质量评估服务（United Kingdom external quality assessment service）已将 BTMs 纳入其质控体系中。

　　由于 BTMs 的变异较大，且影响因素多，故在进行结果的判读时应紧密结合临床表现来解释。迄今为止，任何一项或多项联合的标志物测定均不能作为诊断标准，将其意义定位为各种代谢性骨病临床诊断的重要辅助手段是合理的。

第三节　普通 X 线检查

　　骨质疏松症是一种全身性骨疾患，松质骨和皮质骨均发生了改变，一般松质骨的改变先于皮质骨。X 线可以观察骨骼的细微结构，皮质骨的厚薄及密度，骨小梁的数量、粗细及分布，必要时可进行 X 线的放大摄影，观察骨小梁结构的变化及皮质骨内吸收的改变。用 X 线检查的部位包括脊椎、股骨、腕骨、掌骨和跟骨等。Lane 等认为，X 线片诊断骨质疏松症时，骨量丢失已达到了 30%。对于骨质疏松症而言，根据骨质的密度、骨皮质的厚薄、骨小梁的粗细、椎体变形和骨折情况判别骨质疏松严重程度则是骨密度测定无法显示的。在基层，当缺乏骨密度定量测定的手段和进行骨质疏松的普查和筛查时，骨 X 线检查仍然是重要的检查手段。

一、皮质指数法

　　使用游标卡尺对骨骼径线进行测量，通过评定骨骼径线的变化来诊断骨质疏松症及其严重程度。测量的部位有掌指骨、股骨、腰椎、锁骨、肱骨、桡骨和骨距等，以及测量掌骨皮质的厚度、皮质的指数、皮质的面积等。掌指骨的皮质指数法测量：Horsman 使用第 2～4 掌骨皮质的外径和内径的宽度研究了绝经后妇女的骨量丢失，指出应用连续 X 线片可以发现骨质丢失。首先应测量第 2 掌骨中点骨和股骨中点的皮质指数。

皮质指数 = 骨中点皮质总厚度 / 骨中点横径 m（CD+X）/ AB×100%。

股骨指数小于 45%，掌骨指数小于 43% 则可诊断为骨质疏松。健康女性及男性的第 2 掌骨的指数分别为 65% 和 57%。健康女性和男性的锁骨中点皮质指数分别为（59±9）% 和（51±10）%；健康女性与男性（< 59 岁）的胫骨中点皮质指数分别为（44+5.7）% 和（43±5.5）%。研究发现，40～80 岁女性皮质骨每年减少 0.9%，男性每年减少 0.4%。

二、股骨近端骨小梁类型指数

根据 X 线片上股骨近端骨小梁分布的走向和吸收消失规律建立的诊断骨质疏松症的方法被称为股骨近端骨小梁类型指数（Singh 指数），Singh 指数分为 7 度，4 度以下为骨质疏松。Singh 指数对椎体骨质疏松症有诊断意义：7 度为承重组骨小梁正常；6 度为 Ward 三角区骨小梁有所减小，承重组骨小梁少；5 度为 Ward 三角区不存在骨小梁，承重组骨小梁开始减少；4 度为股骨上端皮质开始变薄，辅助承重组和张力组骨小梁吸收；3 度为主张力组骨小梁开始吸收；2 度为主张力组骨小梁仅见于股骨干部，头、颈部已吸收消失；1 度为主张力组骨小梁全部吸收消失。

三、跟骨骨小梁分度指数

跟骨骨小梁分度指数是依据跟骨骨小梁吸收消失规律而建立的一种诊断骨质疏松症的方法。跟骨骨小梁的变化分为 5 度：

5 度为应力组和张力组骨小梁相互均匀交错；4 度为应力组后组骨小梁中间区吸收消失；3 度除上述改变，承受张力组骨小梁部后组消失；2 度为张力组骨小梁向前组消失，后组呈薄束状；1 度为张力组骨小梁消失。跟骨骨小梁分度指数 5 度、4 度为正常，3 度可疑，2 度、1 度为骨质疏松症。跟骨骨小梁分度指数与 Singh 指数呈明显正相关，与年龄呈负相关。

四、脊椎骨质疏松和骨折 X 线片的基本征象

1. X 线片上骨透光度的增加是诊断骨质疏松的重要标志之一，但敏感性低。

2. 骨小梁结构的变化主要表现在水平方向上张力组骨小梁数目减少，而在垂直方向上应力组骨小梁相对突出。

3. 椎体形态的变化。正常人胸椎的前缘比后缘矮 1～3mm，若椎体前缘的减少超过了此值，应考虑脊椎楔形压缩变形，腰椎前缘比后缘高。椎体骨折后的变形可分为楔形、双凹形及压缩形。

4. 脊椎骨折具有可伴有轻度或无外伤史；骨折程度易于区分；骨折椎体形状具有不可重复性；骨折可重复发生在同一椎体上等特点。

脊椎骨质疏松及其评价标准：依据第 3 腰椎（L）和第 8 胸椎（T）为中心拍 X 线侧位像诊断骨质疏松。将骨质疏松分为Ⅲ度，即：Ⅰ度（轻度）为骨密度轻度降低，椎体板（上、下缘）明显，纵向骨小梁明显，可辨认每一个骨小梁；Ⅱ度（中度）为骨密度进一步降低，横向骨小梁减少，纵向骨小梁变粗糙；Ⅲ度（重度）为骨密度显著降低，横向骨小梁几乎消失，纵向骨小梁不明显，整体呈模糊感。而正常像表现为骨密度未降，体板不明显。

脊椎压缩性骨折和变形：椎体的骨质疏松发展后，小创伤也易引起脊椎压缩性骨折致椎体变形。因此，不同于大创伤引起的外伤性脊椎骨折，可以说骨质疏松症引起的椎体压缩性骨折是一种病理性骨折。椎体粉碎性骨折有时导致下肢瘫痪，椎体压缩性变形的 X 线像大致可分为以下几种：楔状椎、鱼椎及扁平椎，据椎体形状、前缘（A）、中央（C）、后缘高度（P）之比加以规定。

（1）楔状椎（anterior wedging of the vertebral body）

椎体前缘皮质骨骨折时，椎体上面的骨性终板（body endplate）向前方凹陷和倾斜，使椎体呈楔状变形。定义楔状椎时，前缘高度比后缘高度降低，其理由为正常健康人的椎体也可见到楔状变形。楔状椎在骨质疏松症的椎体压缩性变形中最多见，以腰椎和胸椎移行部为中心发生率高。

（2）鱼椎（biconcavity of the vertebral body）

鱼椎是指椎体上下面的骨性终板凹陷，椎体中央高度与前后缘高度相比减少 25% 以上，形状近似鱼类。一般无椎间盘狭窄，在中央部与椎体高度相比时，椎间盘反而增高。

（3）扁平椎（platyspondyly）

椎体外壁全周的皮质骨骨折而压坏松质骨，椎体高度减少了 25% 以上。与上下邻接的非压缩性椎体相比较，椎体呈扁平状。脊柱任何部位都可发生，但在胸椎的发生率高，有时也与楔状变形一起称为"混合型"。骨质疏松症引起脊椎骨折的主要临床表现有腰背部疼痛，但一般不伴随下肢运动及知觉麻痹。偶可见椎体粉碎性骨折引起下肢瘫痪。

椎体变形并不一定为椎体骨折，而椎体骨折一定有椎体变形。因此，需要对椎体变形进行鉴别诊断。只有经过专业培训的放射科医师，才能对椎体变形进行正确的定性诊断。Genant

法对胸至腰的椎体分为四度：正常为 0 度；轻度骨折为 1 度，椎体前、中和（或）后高度降低 20% ~ 25%，椎体面积减少 10% ~ 20%；中度骨折为 2 度，椎体前、中和（或）后高度降低 25% ~ 40%，椎体面积减少 20% ~ 40%；重度骨折为 3 度，椎体前、中和（或）后高度降低和椎体面积减少大于 40%。

第四节　骨量检测技术

　　骨质疏松症起病隐匿，早期多无明显症状，许多患者到已发生脆性骨折时才知患有骨质疏松症。事实上，在骨测量技术发明以前，骨质疏松症是缺乏早期诊断方法的。骨折发生前没有预兆，就更谈不上早期干预了。随着各种骨测量技术的开发及应用，骨质疏松症的预防、诊治和疗效监测进入了新时期。目前，最常用的骨测量技术是基于骨骼的 X 线吸收测量，尤其是对双能 X 线的吸收测量学。双能 X 线吸收法（dual energy X-ray absorptiometry，DXA）自 1987 年问世以来，已成为目前应用最广的骨测量技术之一。1994 年，WHO 提出的骨质疏松症定义便是依据 DXA 的检测结果而来的。因此，DXA 检测的骨密度值已被公认为是骨质疏松症诊断的金标准。除了用于诊断外，还用于预测骨折风险和监测骨质疏松症自然病程（治疗或未经治疗者）。

　　其他常用的骨测量技术还有定量 CT（quantitative computed tomography，QCT）和定量超声（quantitative ultrasound，QUs），这两种方法主要用于四肢骨及椎体的测定。QCT 检测的是体积骨密度（volumetric density），可以较好地反映骨强度，而且可以分别测定小梁骨和皮质骨的骨密度。绝经后妇女，QCT脊椎小梁骨骨密度测定可预测其骨折风险，但辐射剂量较大；而QUs并非直接测量骨密度，而是测量跟骨、胫骨或髌骨等外周骨的声速（speed of sound，SOs）和超声波幅衰减（broadband ultrasound attenuation，BUA），临床上联合应用这两个参数可预测绝经后妇女（脊椎、髋部和全身）的骨折风险及65岁以上男性（髋部、非椎体）的骨折风险。QUs的优点是无辐射，且便于携带，尤其适用于社区人群的筛查，检测结果却不能简单地等同于DXA检测值或T值。当其检测结果异常时，应通过体检、风险评估和DXA检测确诊。

双能X线吸收法测量骨密度是在单/双光子吸收法（SPA和DPA）的基础上发展起来的。DXA为了测量全身不同部位，其中包括躯干的骨组织，就需排除或区分骨组织周围软组织和脂肪组织的影响。主要有两种X线管球来模拟产生双光子能量，即转换能量的X管球和伴有稀土滤过器（如铈、钐等）的恒定潜势的X线管球。转换能量X线管球：软件系统可以测量含量相对恒定的小梁骨和皮质骨。最初的全身检查过程需要20分钟，新近的设备使影像增强或由扇形束代替笔形束，探测器由单个变为多个，这样不仅提高了仪器分辨率，使检查时间也明显缩短（由20分钟缩短到3分钟），使测量的准确性（accuracy）和精确性（precision）亦明显提高（如精确度全身为0.5%～1%，腰椎前后位为1%，腰椎侧位和股骨颈<2%，Ward's三角<3%，浸泡在水中真骨的准确性为4%～8%，而测量模型骨为1%）。因此，DXA在临床诊断和治疗骨质疏松方面已经得到了世界性的认可，并作为金标准。

一、测量方法及参考值

DXA 除了能测量全身及身体各部位如腰椎正位（L2）和侧位（L2）、股骨颈（femoral neck）、Ward's 三角区（Ward's）大粗隆（troch）、头骨（head）、尺骨（ulna）、桡骨（radius）、跟骨（calcaneus）和胫骨（tibia）等的骨密度（BMD，g/cm²）、骨矿含量（BMC，g/cm）、面积（area，cm²）和高度（length，cm）以外，还可测量人体脂肪的含量、肌肉的含量等。

1. 前后位腰椎骨密度测量

常用的腰椎测量部位，包括 L1 ～ L4 或 L2 ～ L4，称为腰椎感兴趣区（regions of interest，ROI）。脊柱骨量约为 130g，而腰椎 ROI 的骨矿含量约为 35g。胸椎不适合骨量的测定，因为受到胸骨和肋骨的阻挡。脊椎后部主要为皮质骨，约占骨密度的 45%，腰椎椎质骨占 60% ～ 65%，骨皮质占 35% ～ 40%。

（1）患者测量体位

在测试过程中，患者仰卧在扫描床上，可以测全身 BMD。在测量前后位腰椎（anterior postenor，AP）L1 ～ L4 的 BMD 时，可以将一块泡沫橡胶垫块置于小腿下以降低脊椎的生理曲度，同时提高脊椎椎体间隙的分辨率，减少因脊椎与床面距离不均匀所造成的测定误差。腹部厚度一般应在 15 ～ 20cm 之间，超过 30cm 时，腰椎 BMD 误差将增大。体重超过 160kg 时，检查台难以承受。

（2）扫描

腰椎 ROI 在 L2 ～ L4 时，扫描范围应从髂前上棘下 2.5 ～ 5cm 至胸骨剑突下，对于脊柱畸形者，扫描应从 L2 ～ T2，并显示两侧的肋骨，完全暴露出腰椎以便定位。在进行第二次测量时，应与第一次 ROI 相对应，以便于分析比较。当用

L1～L4进行测量时，BMD会轻度下降，因为L1的BMD最低，但老年人L1是最易引起压缩性骨折的地方。事实上，骨矿含量（BMC）的测量在评价腰椎骨量丢失中也有很重要的意义。当腰椎发生压缩性骨折时，往往腰椎（AP）BMD不降低，如果单纯用BMD诊断就易误诊和漏诊，如果结合BMC和腰椎测量部位X线片则有益于诊断。

（3）畸形脊柱的测量

当脊柱侧弯时，其测量图像将出现明显的变形，这样的测量数据与正常数据相比较，其可信度小，尤其是对于压缩性骨折的椎体骨密度的测量不可靠，必须拍胸腰椎X线片来鉴别。当驼背明显时，应垫高头胸部，放平腰椎；为了准确定位腰椎1和4，扫描范围应包括第12胸椎和双侧髂骨。在测量中，无论是否存在椎体畸形，ROI均应采取L1～L4或L2～L4，椎体不应包括在内；若存在畸形，应在最后数据分析时去除。

2. 侧位腰椎骨密度测量

测量侧位腰椎的目的在于：排除椎间盘钙化Schmorl结节、腰椎小关节退行性变和骨刺等对前后位腰椎测量的干扰；椎体因富含松质骨而成为压缩性骨折易发生的部位，而脊柱后1/3主要是皮质骨，可以排除压缩性骨折的干扰；可以了解随年龄增长而骨量丢失的状况。但侧位腰椎骨密度测量不适宜OP诊断。

（1）患者的体位

有可以移动C臂的DXA，患者只需平卧于检查台上即可；没有C臂的仪器，患者需左侧卧位，同时固定髋部和膝部，这种体位有助于骨盆与检查台垂直，测量前要确定椎体是完全侧位，而不是斜位。仰卧位测量侧位椎体时，所有人均能测量L1～L4，66%可测L2～L4。左侧卧位测量时，70%可测

L1～L4，10%可测L2～L4。椎体松质骨骨量下降，首先发生在椎体中央区域，因此测量时必须规定ROI的大小和位置，骨髓中的脂肪是产生误差测量的因素之一。侧卧位扫描的准确度误差为2%～5%。

（2）不适宜进行侧位腰椎扫描的疾病

X线片可见严重的脊柱侧弯和胸椎畸形，腰椎压缩性骨折，腰椎有先天或后天性改变，明显的肥胖。

女性髂骨骨松质含量为40%～60%，前后位腰椎骨松质含量为30%，侧位腰椎骨松质含量为50%，椎体中央骨松质含量为100%。女性一生中，前后位腰椎将有30%骨丢失，髂骨将丢失41%，侧位腰椎44%，椎体中央75%～80%。

3.股骨近端骨密度测量

随年龄增加，皮质骨及骨小梁逐渐变薄，脂肪填充于松质骨骨量减少的空间，同时红骨髓逐渐被黄骨髓所代替。因此，理想的方法应该是同时进行骨密度和骨结构的测量来估计骨强度的变化。

（1）患者的体位

患者应仰卧于扫描台上，躯干轴线与台面轴线一致，双侧大腿的轴线基本与台面轴线平行；按仪器说明要求，将足捆于角度架上，一般足内旋30°，相应地使股骨内旋15°，股骨颈轴线正好平行于扫描台面。扫描中密切注意图像的变化，测量中如有移动需停止扫描，调整后重新开始。扫描位置应包括非优势侧股骨近端、整个股骨头、大粗隆及小粗隆下1.5cm的股骨干近端。

（2）感兴趣区（ROI）的确定

股骨颈ROI的位置应垂直于股骨颈轴线，包括股骨颈及两侧软组织，而不包括粗隆及坐骨。随着股骨颈ROI的确定，

Ward's 三角区及大粗隆 ROI 基本上也可以确定了。

（3）影响股骨近端测量的因素

股骨近端 BMD 测量受各种因素的影响。从检查台平面到髂前上棘的距离为 13～19cm，平均 18cm。从检查台平面至大粗隆的距离为 9～12cm，平均 10cm。当股骨内脂肪厚度达 3cm 时，股骨三个区骨密度均下降 8%～10%；当股骨颈周围脂肪厚度为 2cm 时，股骨颈和 Ward's 三角区 BMD 也下降。

4. 全身骨密度测量及软组织成分测定

患者自然仰卧于检查台中间位置，足尖朝上，双上肢自然地紧靠躯干两旁，下肢用专用带捆在一起，头顶部与扫描台端部保持特定距离，扫描从头部开始至身体各部分，可选定 ROI（包括双侧前臂、肋骨、脊柱、双侧腿、头及全身）。

用 DXA 进行身体成分分析分两步：先测量骨密度，含骨矿物质和软组织；再校准骨外软组织的吸收后，区分脂肪和肌肉组织测量。

5. 前臂骨密度的测量

用 DXA 测量尺桡骨骨密度时，需将前臂放在检查台上。被测者坐于紧靠扫描台旁的椅子上，被测量前臂平放于扫描台面一侧的专用测量器上，手掌向下，将前臂捆于专用测量器上进行测量。测量的解剖标志划定，按各厂家仪器说明书中推荐的部位进行测定。如测定尺骨鹰嘴到尺骨茎突的距离，输入计算机后自动定位，采用直线往返式扫描腕部及桡骨远端。ROI 包括大部分皮质骨（如桡骨中点及远端 1/3 点）和松质骨含量大的区域（如桡骨远端）。当被测量周围脂肪比例增加，脂肪厚度达 2cm 或以上时，DXA 测量将出现偏差。

测量结果的报告：报告单上给出患者的骨密度值（g/cm^2）和平均骨密度值，也给出 T 评分值 [T 评分是所测骨密度值减去同性别的正常峰值骨密度值，再除以正常峰值的标准差（SD）]。T 评分值可以是随同仪器存入的峰值骨密度比较的结果，如国内有推荐的峰值骨密度值，可与其比较得到 T 评分，也可以在本单位测定一批健康志愿者的峰值骨密度做参考。

6. 生长期骨骼的骨密度测量

在不同生长发育期骨骼的成分和直径都将产生变化，因此儿童及青少年骨密度测量方式与成人并不相同。

（1）DXA 测量脊柱和髋部 BMD 时，患者腹部厚度超过 12～28cm 这个范围将产生较大的测量误差。腹部厚度在 12cm 以下的个体需要特殊软件测量分析。

（2）在生长发育期，骺板将产生变化，一般可以选用管状长骨的中点或脊柱和桡骨远端 1/3 处作为测量点，桡骨远端和髋部误差较大。

（3）DXA 和 SPA 对于未成熟骨骼测量所造成误差的主要原因在于仪器不能将骨骼与软组织完全区分开来。

青年妇女和儿童用 Z 值评价比较合适，而不适合用 T 值。

二、影响因素

DXA 光子流大，扫描时间短，辐射剂量很小，可测全身和任意骨及骨折易发生的部位，也可测小动物骨量及人体肌肉和脂肪含量，并明显地提高了短期和长期的精确度及诊断的灵敏度和特异性。由于 DXA 的照射剂量低、使用简便，现已广泛应用于骨质疏松症的诊断、纵向随访的研究、临床药效学评定和流行病学研究。

1. 骨密度测量的禁忌证

（1）怀孕。

（2）在 2～6 天内口服了一些影响图像显影的药物。

（3）最近进行了放射性同位素检查。

（4）不能平卧于检查床上，或不能坚持 5 分钟者。

（5）脊柱严重畸形或脊柱上有金属内植物（但有骨科特殊软件者除外）。

2. 干扰因素

（1）金属物如硬币、挂钩、拉锁、纽扣、胸针等，这些在测量中应除去。

（2）近期服用了肠道内不能吸收的药物，如钡剂、钙剂、椎管造影剂等。

（3）一般食物不影响测量，但最好在餐后 2 ～ 4 小时后进行。

（4）在做前后位脊椎测量时，由于骨质增生（包括骨性关节炎）、脊柱侧突、椎小关节退变、腹主动脉钙化和椎间盘变性狭窄、骨的移植物等可使测定结果偏高，老年人尤为突出。此外，椎板切除对测定区域也会干扰测量，而增宽的椎间隙又使测量值偏低。

三、参考值

DXA 测量的骨密度常用于 OP 的诊断。对于绝经后女性、50 岁及以上男性，建议参照 WHO 推荐的诊断标准。在确认 DXA 扫描符合要求后，开始分析测量值。测定结果表现为每平方厘米扫描区的骨矿绝对值与同族、同性别参考值的比较，即与性别、年龄和种族相匹配的参考人群 BMD 比较为 Z 值；与同性别的年轻成年人参考人群 BMD 比较为 T 值。

Z 值 =（实测值 - 同种族同年龄同性别正常人峰值 BMD 均值）/ 同种族同年龄同性别正常人峰值 BMD 的标准差

T 值 =（实测值 - 同种族同性别年轻正常人峰值 BMD 均值）/

同种族同性别年轻正常人峰值 BMD 的标准差

基于 DXA 测量结果判断见表 3-4，骨密度检测结果用 T 值（T-score）表示，骨密度值低于同性别、同种族健康成人的骨峰值 1 个标准差及以内属正常；降低 1 ～ 2.5 个标准差为骨量减少（osteopenia）；降低程度等于或超过 2.5 个标准差为骨质疏松症；若骨密度降低程度符合骨质疏松症诊断标准，同时伴有一处或多处骨折时为严重骨质疏松症。对于儿童、绝经前女性和 50 岁以下男性，其骨密度水平的判断建议用同种族的 Z 值表示。将 Z 值 ≤ -2.0 视为"低于同年龄段预期范围"或低骨量。

表 3-4 基于 DXA 测定的骨密度分类标准

分类	T 值
正常	T 值 ≥ -1.0
低骨量	-2.5 < T 值 < -1.0
骨质疏松症	T 值 ≤ -2.5
严重骨质疏松症	T 值 ≤ -2.5，同时伴脆性骨折

骨质疏松症诊断一般选用腰椎正位（L1 ～ L4 或 L2 ～ L4）、股骨颈或全髋的 T 值，加测前臂骨时选用桡骨近端 1/3 处的 T 值。多部位检测，其结果应选用 T 值最低者作为依据。在疗效评估时，应选择相同部位的 BMD 进行比较。临床上在进行 BMD 检测分析时，还应特别注意 DXA 检测的质量控制，如操作人员的岗前培训、定期进行体模检测、不同人群各检测部位的精确性评估和最小变化值的计算等。

四、质量控制和相互校正

在骨质疏松症的诊断中，骨密度的测量是主要的诊断指标之一，应用最为广泛的是双能 X 线骨密度测量仪测量的腰椎和髋部 BMD。我国在骨质疏松和骨密度测量的研究方面取得了很大成绩，积累了许多资料。可惜的是，DXA 骨密度测量的质量控制、校准和标准化问题没有引起足够的重视，对收集的资料没有进行很好的质控和校准，严重地影响骨质疏松和骨密度测量的研究。

1. 质量控制（quality control）

测量误差（measuring error）是一种自然现象。不论多么精确的测量方法，都有一定量的误差，骨密度测量也不例外。测量误差有两种，即准确度（accuracy）误差和精密度（precision）误差。准确度是指某一方法测量真正值的能力。精密度是指某一方法重复测量时所测定值的一致性，也叫重复性（repeatability）。在临床应用上，精密度比准确度要重要得多。因为准确度误差与测量方法的原理有关，还有人体组织的组成成分，特别是脂肪含量的多少，是影响准确度误差的主要因素。而这些因素都是 DXA 机器的使用者无法控制的，在人体测量的准确度误差为 5% ～ 10%。

精密度误差与 DXA 机器使用者的操作直接相关，而且直接关系到测量值的可靠性和真实性，与患者的诊断和治疗直接相关，所以就显得非常重要。因为同一患者短时间内（即骨密度无变化）在同一机器重复测量所测得的 BMD 值应该非常接近。只有这样才能保证 DXA 测量检出年龄、疾病或治疗引起的 BMD 变化是真实的。而且往往这种变化的幅度不大，如果质量控制做得不好，精密度误差大，就会使 BMD 变化不真实。精密度误差主要来源于机器因素和人员因素。在临床实践中，骨密度仪的精密度反映了仪器的系统误差、由于不正确的摆位或几次检测之间不一致的摆位及最后分析引起的误差。精密度误差一般用变异系数（coefficient of variation，CV%）来表示。CV% 由重复测量的标准差（SD）除以均数求得。

（1）短期质量控制

首先要考察机器的因素，可用重复扫描体模的方法测得，还要检查人员因素。技术员造成的误差主要有两个方面：分析误差，即确定计算区域，也就是选择兴趣区时的误差，可用重复分析一组扫描图像而求得；扫描时的摆位误差，可由重复扫描一组患者求得。

一般 DXA 机器的扫描体模的精密度误差很小，常为 1% 或更低，如果超出厂家所规定的范围，应联系厂家进行检修。

与机器的误差相比，人员因素造成的精密度误差要大得多，是质量控制的重点和难点。主要体现在分析误差和摆位误差上。原则上，每个技术员都要做精密度误差测试，而且每个部位要分别做，如腰椎和髋部要分别做。一般用重复扫描组患者来确定技术员的短期精密度误差，这组患者要有一定的代表性，既要有高骨密度的（年轻的），也要有低骨密度的（年龄大的女性），重复扫描要重新摆位。要求在 2 ～ 4 周内完成，同一患者的几次扫描要在同一天完成。统计学对精度的计算有一定要求，一般要求自由度为 30。同一患者测量次数不能太多，以 2 次或 3 次为宜。文献报道腰椎的精密度误差典型为 1% ～ 2%，而髋部股骨颈为 3.2%。对技术员进行适当的培训和规范操作可以减少误差。

（2）长期质量控制

上述所讲的精密度误差是某一时间的情况，即短期误差。长期精密度随访过程至少为 1 年。它比起短期精密度研究更加重要，尤其对观察长期骨密度变化，但实际上很难做到。由于在长时间后患者会发生生理变化，而且不能对同一患者长期重复做骨密度测量，目前一般采用长期扫描体模来监测机器的稳定性。DXA 机器一般比较稳定，但在某些情况下也会发生一些漂移（drift），如 X 线球管衰减、机器维修及软件升级等情况，所以需要对 DXA 的运行进行长期监控。每一台 DXA 机器都有由厂家提供的体模（phantom）用来做质控机器的运行情况。除了前面讲到的每天早上要做自检外，还要做质量控制扫描。机器自检通过后，每天按厂家要求扫描体模 3 次左右。现在的 DXA 机器都有质控软件（即 QA 或 QC 功能），把每次扫描的结果与时间做成散点图，并标出体模均数和上下一定范围的可信区间。

（3）分析质控数据

首先目测图形做初步检查。更进一步的方法，常见的有 Shewhart 图法，它有下列法则：① 1.5% 法则，即某一质控体模扫描测量值超过均数的 ±1.5%。②两次 1% 法则，即连续 2 次体模扫描测量值超过均数的 1%。③ 2% 法则，即连续 2 次测量之间的差别超过 2%，尤其是一次高于 1%，另一次低于 1%。④四次 0.5% 法则，即连续 4 次测量高于或低于均数的 0.5%。⑤十次均数法则，即连续 10 次测量都高于或低于基线。

出现上述其中的一种情况，应该对 DXA 机器进行检测，即连续扫描体模 5 次，并每次重新摆位。如果这些扫描的均数超过 1%，应对机器进行检修；如果小于 1%，可以接受。Shewhart 图法趋于过度敏感，造成假阳性。

另一种方法是累积总和图法（cumulative sum，CUSUM 法）。这种方法可以减少 Shewhart 图法造成的假阳性，并可回顾性纠正 DXA 测量结果。陆盈等对上述三种方法进行比对，认为 CUSUM 法较好。目测法简单明了，但不够敏感，而 Shewhart 法过于敏感。在临床中，CUSUM 法与 Shewhart 法比较而言，CUSUM 法适用于更严格的临床试验和流行病调查研究。

对技术员的操作进行长期监控比较复杂。因为长期重复测量同一患者如半年以上，该患者的 BMD 可能已经改变了。目前主要是通过定期对技术员进行培训来减少操作误差，比如国际临床骨密度学会每年举办多期学习班对技术员和医生进行培训，其颁发的证书每 3 年更新 1 次。在美国，DXA 技术员要求持证上岗。

2. 相互校正（cross-calibration）

一般同一厂家生产的骨密度仪之间的差异在 1% ~ 2% 之间，而不同厂家之间的差异比较大，但经过适当的相互校正，各厂家机器之间的结果可以相互换算。如果一个单位所有的患者都用同一机器，而且这台机器的运行是正常的，在这种情况下，无须做相互校正。但临床上常常会遇到一些情形需要做相互校正，如多中心合作的 OP 研究、更换 DXA 设备等。因此，患者随访检查时应尽量在同一单位做。

3. 标准化 BMD（sBMD）

由于各厂家生产的骨密度仪设计，骨边缘探测的方法和系统校准的方法不同，所以各骨密度仪所测得的 BMD 绝对值之间相差很大。如果不做标准化换算，Hologic 和 Norland 在腰椎 BMD 绝对值的差别只有 1.3%，而 Hogc 和 Unar 之间的差别达 1.7%，Lunar 与 Norland 差 12%，DMS 与其他机器之间的差别有待确定。在国际骨密度委员会的资助下，Genant 等研究了各种机器之间的相互校准，并于 1995 年提出脊柱标准化 BMD，即 sBMD。它是有别于生产厂家的独立的一个 BMD 值，单位是 mg/cm^2。经过标准化换算以后，上述三种机器腰椎 sBMD 的差别分别缩小到 2%、1% 和 0.8%。这样不论用哪种骨密度仪测量，都可以得到相同的结果。

总之，DXA 骨密度测量是一种非常精确的测量技术，测量中的误差是正常的，是自然现象，有机器因素，也有技术员操作问题，关键是要如何评估它和控制它。机器因素主要是靠扫描体模来监测，技术员的因素包括患者摆位和图像分析，主要靠培训来提高。国内常见的 DXA 机有多种，它们测得的 BMD 绝对值有差别，可高达 12% 或更高。如果进行适当的校准，它们之间的测量结果可相互换算。进一步使用标准化 BMD（sBMD）将进一步缩小各种机器之间的差别，使不同机器测得的 BMD 值标准化，它们的相通使用，将对骨密度测量和骨质疏松研究有非常积极的作用。

第五节　骨生物力学检查

满足机体生物力学的需要是骨骼系统的首要功能，其次才是满足机体代谢的需要。骨组织高度坚硬的性质使得骨组织可以发挥支撑人体体形、保护人体内部软组织及器官、传递骨骼肌收缩力，以便人体进行各种简单及复杂的运动、提供骨髓组织架构等生物力学功能。此外，作为钙、磷等储存库的骨组织还可通过影响细胞外液中矿物离子浓度调节机体的代谢功能。

长期以来，部分学者忽视了骨组织的生物力学功能，把其参与机体代谢的功能置于首位，故认为控制骨组织的代谢过程的主要因素是非生物力学因素，如激素、钙、维生素 D、细胞因子、生长因子、性别、基因等。这些学者还认为，非生物力学因素可直接通过控制破骨细胞和成骨细胞等效应细胞的功能来完成骨组织的机体代谢功能。

随着医学科研技术的极速发展，人们对骨组织如何适应其力学环境过程的理解不断深化。在人体发育以至成熟的过程中，骨组织的形状、骨量、内部结构都处于不断地自我调整和更新之中以适应不断变化的力学环境。比如举重运动员骨量明显高于正常人群，太空宇航员、长期卧床患者的骨量则比正常人群明显减少，这是因为短期内过量和过频的超负荷运动使骨组织中的微缺损剧增而激活了骨重建修复过程。研究表明，在接受促成骨药物治疗时，随运动和负荷的增加，动物骨量的增多明显大于对照组。越来越多的实验证据证实，力学环境的改变是决定骨组织的形状、骨量及其内部结构变化的主要因素，而其他的非生物力学因素则起辅助作用。

一、骨生物力学的基本特性

1. 骨生物力学的四大基本特性

（1）质量

对骨组织而言，其质量主要源于两种因素：胶原纤维的结构和矿化的程度。正常骨组织中胶原纤维呈板层结构，且排列紧凑，这些胶原板层结构又以相互垂直的方向重叠黏合在一起，有相当高的矿化程度。这种结构能有效地防止细小裂痕的扩大和传递。某些病理状况下，如佝偻病和 Paget's 病等，其胶原纤维排列成网状结构，疏松且矿化不全，导致质量大大降低；受氟制剂治疗后的骨质疏松症患者骨量虽然明显增加，但形成的新骨是矿化不全的交织骨，此时骨折的发生率不降反升。这一现象充分说明了骨量的增加并不一定等于骨强度的增加。在评估增加骨强度药物疗效时，美国联邦食品药物局（FDA）规定要求必须提供生物力学试验的测试结果。

（2）数量

在允许的范围内，质量相同的骨分布正常情况下，其强度与骨量的多少成正比。骨量的大量减少导致骨强度下降，骨折风险随之增高。

（3）几何分布（结构）

质和量都相同的几个样本，如材料的几何分布不同，可导致强度的明显差别。横切面积几乎相等且质量相同的圆柱或圆筒，由于材料分布的不同，其横切面惯性矩和弯曲强度均不同。材料的分布离圆心的半径越大，其强度也越大。

（4）微结构的完整程度

正常情况下，存在于骨组织中的微裂痕，可以通过骨重建进行完全修复，但如果损伤产生的速度太快或/和数量太多，超越了骨组织自我修复的能力，则会产生疲劳性骨折。

2. 骨生物力学四大基本特性的综合表现型特性

骨组织与所有物体一样，是错综复杂的，其四大特性的表现并不是孤立的，例如骨量的增加往往伴随着骨的形状和结构的改变，而骨量的减少往往伴随着骨微结构的丢失。骨生物力学四大基本特性的综合表现型特性集中在应力与应变的关系之中。

（1）应力（stress）和应变（strain）

骨组织受外力作用而产生的内部阻抗力称为"应力"，其大小等于单位骨面积所接受的外力。根据外力的作用方向，应力可分为牵拉（tensile）应力、压缩（compressive）应力和剪切（shear）应力。应力的单位为 Pascal（Pa）。通常在最简单的情况下，骨组织接受的外力是牵拉、压缩和剪切力三者的综合。对不同方向外力作用，骨组织的承受能力也是不同的，其承受能力最大的是压缩力，其次依次为牵拉力和剪切力。

应力（δ）= 外力强度 / 受力面积

应变（E）=[变形后长度（Lf）– 原长度（Lo）]/ 原长度（Lo）

骨组织因受外力作用而变形（deformation）或改变其长度的现象称为"应变"。当骨受力而压缩至原长度的 98%，其变化是 2%，单位是 0.02strain（应变），或 20000μstrain（微应变）。当然，在骨长度改变的同时，骨宽度也会随之改变。用泊松比值（poisson ratio）称呼骨宽度应变与长度应变的比值。这一比值在皮质骨中是 0.28 ～ 0.45，即当骨在受力方向应变是 1% 时，与其垂直方向的应变是 0.28% 至 0.45%。

（2）应力 – 应变曲线

在外力的作用下，骨的应变是随应力的变化而改变的。它们的关系可以分为两个阶段：弹性（elastic）阶段和塑性（plastic）阶段。

骨的弹性极限也称为"屈服点（yield point）"，指当应力增加到骨的弹性极限或之前，应变随着应力的增加而呈线性比例的增加。若撤销外力作用，变形的骨组织可恢复到受力前的状态，这一阶段称为"弹性阶段"。日常生活中这种应变大量存在，使得骨组织不断改变其结构和形状而适应不断变更的力学环境。

塑性阶段是指屈服点后的阶段，此时骨的微结构发生了器质性的变化，如黏合线的滑脱（cement line slippage）、骨小梁的微骨折（trabecular microfracture）和微裂痕（microcrack）的产生等。骨组织发生了结构上的损坏而产生了永久性的变形。当应力进一步增加，骨将断裂而产生骨折。

屈服点后的应变体现了骨组织的延展性，或它的反面脆性（brittleness）。屈服点与骨折点之间距离越短，骨的脆性就越高。目前没有充分的实验数据来证实 OP 骨脆性的增加。

二、骨生物力学的基本试验

1. 拉伸试验

拉伸试验要求有较大的骨样本并使其两端牢固固定，可准确测试皮质骨的生物力学性能。在骨样本的中段夹上一个延长计就可以测定其应变量。而应变力则等于作用外力除以样本中段的横切面积。骨的内在硬度与外在硬度是不同的。本试验在硬度则等于样本中段的横切面积除以样本的长度。显然，除了取决于弹性外，骨外在硬度还取决于其样本长度。由于要求较大的骨样本（样本宽度在 8mm 以上），拉伸试验的应用受到明显限制，特别是松质骨的测试。

2. 弯曲试验

弯曲试验常用于测量骨干皮质骨的力学性能。在测试中外力作用使长骨弯曲甚至断裂。骨弯曲时受力侧产生压应力而其对侧则产生张应力。由于骨组织承受张力的能力差，骨折通常发生在产生张力的一侧。横切面惯量距（cross sectional moment of inertia）是衡量特定轴上材料分布状况的指标。不规则形横切面惯量距的计算公式是基于平行轴定理而推出的：$I=ic+Ad^2$。式中 ic 和 A 是中轴的惯量距和横切面内任意点的面积。d 是任意点中心与指定轴之间的距离。

横切面惯量距可在样本切面的任一轴上测量。但对弯曲试验来说，这一轴应是位于横切面中心的中性轴。在弯曲状况时，此轴上不存在拉力或张应力。在离开中性轴的任意点上，拉力或张力的大小与该点和中性轴的距离成正比。因此，骨外膜上的应力是最大的。

弯曲试验包括三点弯曲试验和四点弯曲试验。骨标本的受力跨度（span）长度必须足够，否则会造成大量产生的剪切力取代弯曲力并影响试验结果的准确性。最理想的样本尺度是长度为宽度的 16 倍。但具备理想的样本尺度的样本不多，如用大鼠股骨为样本，其跨度只有在 15 ～ 20cm 时，才能保证85% ～ 95% 的弯曲段是由弯曲力所致。三点弯曲试验很简单，但在骨中段产生的剪切应力较高。而四点弯曲试验则可在两个上位加压点之间产生纯弯曲力，而剪切力是由于四点弯曲试验要求各加压点上的力度必须相等，技术难度较大。因此，三点弯曲试验成为学者们喜好而常用的骨生物特性测定方法之一。弯曲试验结果的计算公式如下。

三点弯曲试验：

$$\delta = FLc/4I, \quad \varepsilon = 12cd/L^2, \quad E = F/d \times L/48I$$

四点弯曲试验：

$$\delta = Fac/2I, \quad \varepsilon = 6cd/a\,(3L-4a), \quad E = F/d \times a^2/12I \times (3L-4a)$$

式中 δ 是应力，ε 是应变，c 是到中性轴的距离，F 是外力，d 是移位，L 是跨度，a 是左侧上下加压点间的距离。

值得注意的是，计算得出的应变值准确度不高。因为：①上述计算应变的公式只适用于屈服点前的应变计算，而不适用于屈服点后的计算。②有相当大的骨变形来源于施压前机器与骨样本的接触，与弯曲力无关。③通常有 10% ～ 15% 的变形是由剪切力而不是由弯曲力引起的。这些因素综合所致的骨移位相当大，导致了对应变的过高估计和对杨氏模量的过低估计。因此，把应变测量计固定在骨干中段，直接测量出的应变值会更加精确。

3. 显微测试

显微测试（microtesting）是把上述的拉伸、三点弯曲和四点弯曲等试验的机械和样本显微化。按比例缩小，则能够测量骨组织内部微细结构（如单个小梁骨）的力学特性。显微测试技术的应用，使我们能够测量0.2mm宽，2mm长这样小的显微样本。

4. 压力试验

压力试验（compressive test）是一种常用的测量骨力学性能的技术。其优点是骨样本受力方向与生理状态相近，使用时简单方便。压力试验的优点是施加压力方向与骨的生理受压方向相似，测试样本较小，样本处理相对容易。但在测试过程中，骨端与机器接触面相互挤压所致的"终端效应"，使其精确度不如拉伸试验。尽管如此，压力试验还是比较精确的。特别是在设计好的实验中，将治疗组的结果与正确的对照组比较可纠正上述测量误差。

5. 扭曲试验

扭曲试验（torsion test）常用于测量骨处于扭曲状态时的力学性能。一个扭曲状态中的圆柱体，其圆心的剪切应力是零，其表面的剪切应力则为最大值。扭曲状态中的圆柱体剪切应力的公式是：

$$\tau = Tr/J$$

式中 τ 是剪切应力，T 是外加的扭曲力，r 是圆柱体的半径，J 是圆柱体的极性惯量距。非圆形物体剪切应力的计算是不宜应用该公式的。值得注意的是，此公式只适用于实心的圆柱体，而长骨类似管状圆柱体的计算公式是：

$$\tau = Tr/2At$$

式中 A 是管状圆柱体内圆面积和外圆面积的平均值，t 是管壁的厚度。这一公式可用于计算骨在扭曲状态的剪切应力。然而，用于计算大鼠股骨剪切应力时，该公式会造成 19% 的低估误差。

扭曲试验的测试步骤是首先把骨的两端用塑胶脂方块或低熔点合金方块包埋，材料测试机把骨两端的方块夹紧后向相反方向扭转。根据转距–扭转曲线的斜率，骨剪切弹性模量的计算公式是：

$$G = T/\theta + L/K$$

式中 G 是剪切弹性模量，T/θ 是斜率，L 是未包埋骨段的长度，K 是扭力的常数。

可惜的是，计算不规则形长骨的 K 是不容易的。容易而又准确的方法是把应变测量计贴在骨中段，直接测量骨的扭转应变，再除外加应力，则可算出剪切弹性模量。

6. 纯剪切试验

扭曲试验除了产生剪切应力外，还产生张应力，因而其精确度不高且不易解析，为满足高精确度剪切应力的实验，有人发明了更高级的纯剪切测量方法，即纯剪切试验（pure shear test）。这些方法需要制造特殊的夹具，如轨道型剪切夹具，或扭转型槽型夹具来减少测试误差。

7. 超声波试验

与其他力学测量试验相比，超声波试验（ultrasonic test）的优点是多方面的。该实验的非破坏性特征，允许对骨样本多次测量，取平均值作结果，从而减少实验误差，提高精确度。这一优点对提高小样本数实验的统计学可靠性尤其重要。该试验的缺点是不能直接测量骨的力学特性，而只能通过间接推理。值得注意的是，该试验的骨样本不能太大，如样本长于 10m，超声波会在样本内完全衰减而无法在输出端测定。一般来说，样本的最佳长度是 3 ～ 5mm。

8. 声导显微镜

声导显微镜（acoustic microscopy）的测量范围极小，只

有 $100\mu m^2$，这一技术通常用于测量局部小区域或单个小梁骨的材料力学特性。声导显微镜把声能集中起来并聚焦在骨样本上，然后测量不同深度骨层的声波反射时间。超声波的传导速率等于骨样本厚度的 2 倍除以骨层和骨底层声能反射的时间差。该试验常用的骨样本厚度在 0.5 ～ 1mm 之间，声频则在 30 ～ 100MHz 之间。通常这样高频的超声波是以团块状形式传导的。

9. 疲劳试验

拉伸、弯曲、压力和扭曲等试验均可用于测量骨样本的疲劳特性，即疲劳试验（fatigue tests），但测试机器必须具有周期性施压的功能。一般来说，疲劳的定义是致使骨样本的内在硬度减少 30%（应力 – 应变曲线的斜率减少 30%）所需的施压周期数。外力作用越大，导致疲劳性骨折所需的施压周期数越小；反之亦然。骨的疲劳是通过"骨板滑脱"和"裂痕积累"这两种方式发生的。骨在张应力高（＞ 60MPa）的状态下产生以骨板滑脱形式为主的疲劳。骨在压应力低（＜ 60MPa）的状态下产生以裂痕积累形式为主的疲劳。骨在扭应力低（＜ 50MPa）的状态下也产生以裂痕积累形式为主的疲劳。值得注意的是，生理状况下活体骨所承受的压应力通常小于 40MPa，这种状况是不会产生骨板滑脱现象的。

Schaffler 发现，骨对低应力外力有很大的承受能力。当外力应力是 24MPa 时，疲劳性骨折的发生需要 37000000 个施压周期，相当于 86 天中对骨样本以每秒钟 5 个施压周期的频率连续不断地施压。实验显示，把外力应力从 60MPa 降至 50MPa 时，拉伸试验产生骨折的时间从 3 小时延长至 5 天，而压力试验产生骨折的时间则从 4 天延长至 45 天。拉伸试验产生的疲劳性骨折以骨板滑脱形式为主，因而较迅速；而压力试验产生的疲劳性骨折以裂痕积累形式为主，因而较缓慢。实验还显示，当外力应力幅度已定，疲劳性骨折的发生与施压时间的关联大于施压频率。骨的抗疲劳能力是一项很重要的生物力学特性，特别在用于判断强化骨强度的药物疗效时。疲劳试验是上述众多力学测量试验中最消耗时间和人力的。因此，大部分学者都选用比较简易的试验进行测量。

三、力学试验的注意事项

1. 样本的储存

骨样本在脱离活体后如不能马上测量，应采取适当的方式储存，否则，骨组织样本会很快发生自溶而导致力学特性随之降解。例如对在 50% 酒精中固定了 90 天后的骨组织样本进行测量，其杨氏模量只减少了 2%；而对放置室温 24 小时的骨组织样本进行测量，其杨氏模量会减少 3%。骨样本的最佳储存方法是将其用生理盐水纱布包裹后存放在 -20℃冰箱内。实验表明，用此方法储存了 30 天后，骨样本的力学特性并没有改变。

2. 样本的湿度

样本在脱水后，其杨氏模量和强度会增加而韧度会减少。因此，在测试中用生理盐水维持样本的湿度很重要。

3. 样本测试的温度

最理想的测试温度是 37℃（体温），而最常用的测试温度是 23℃（室温）。与体温相比，室温中骨的杨氏模量会增高 20% ～ 40%，室温中产生疲劳性骨折所需的施压周期会增加 1 倍。值得注意的是，"室温"的定义可能会因人、因地而异。把测试时的室温统一在 23℃是必要的。

4. 测试应变速率

当骨受力变形时，其中的细胞外液受挤，而在骨组织中微细结构（如骨小管）内循环，由于细胞外液具有黏性，它在微结构内的循环流动过程是个能量消耗过程。骨因此而被称为兼具黏着和伸缩弹性的组织，骨组织脱水后因黏性消失而变得像弹簧一样，而正常的骨组织则像安装了震荡吸收器的弹簧。震荡吸收器的抗外力能力与测试速度成正比，当测试速度增加 10 倍时，骨的应力则增加 15%。在生理状况下，骨的应变速率为 0.01 ～ 0.08/s，这一参数可在选择测试速度时作为参考。

四、力学试验的动物模型

所有的力学试验都具有明显的侵入性，因而无法对人体骨组织进行测试，只能进行动物实验。根据实验目的和实验室条件，选择力学有效测试指标和合适的实验动物是很重要的。上述所有的力学试验都可以在大动物（狗、猪、羊、猴等）的骨样本上测试。但选用小动物时，力学测试的可选性就局限了。对大鼠模型只能用其长骨做弯曲试验和用其椎骨做压力试验。测量大鼠椎骨的松质骨是不容易的。在进行椎骨压力试验时，中心区取样法因其样本不能满足连续结构的标准而不准确，而全椎骨压力试验的结果则因鼠类椎骨中皮质骨比例过大而不能代表纯松质骨的力学特性。因此，测量松质骨的力学特性应选择大动物模型。值得注意的是，选择动物模型时，皮质骨的种类是不可忽略的，羊、山羊和牛等动物的皮质骨中丛状骨的比例占主导地位。由于许多力学试验都有实验室间差异，设立合适的对照组有助于对结果的客观分析。

第四章　骨质疏松症的鉴别诊断

从骨质疏松症的定义来看，OP 是一种疾病状态，骨微细结构破坏、骨量丢失、骨质量受损是其病理特征，并导致骨强度下降，骨折风险增加。与衰老和女性绝经有关的 OP 是原发性骨质疏松症；还有一些其他因素如疾病、药物和不良生活方式等也可引起或加重的 OP 称为继发性骨质疏松症。在 OP 的诊疗过程中应对继发因素进行鉴别，避免漏诊原发病而造成严重后果。

表 4-1　继发性骨质疏松症的诊断试验

诊断试验	目的
病史和体格检查	发现 OP 风险因素、基础病和用药史
DXA 骨密度检测	骨密度检测
脊椎 X 线检查	发现脊柱骨折，排除溶骨性病或肿瘤
血常规	鉴别诊断：贫血的骨髓瘤 / 乳糜泻、白细胞增多
肝肾功能检查	鉴别诊断：肝衰竭、肾衰竭、长期酗酒
血清钙、磷	鉴别诊断：原发性甲状旁腺功能亢进、多发骨髓瘤
血清 CRP	鉴别诊断：慢性感染 / 炎性疾病
ALP（骨源性）	鉴别诊断：Paget's 病、骨软化症
血清 25-（OH）D	鉴别诊断：维生素 D 缺乏、骨软化症
血清 TSH	鉴别诊断：甲状腺功能亢进
血清游离睾酮（男）	鉴别诊断：男性性功能减退
空腹血糖	鉴别诊断：糖尿病
PTH	鉴别诊断：原发性甲状旁腺功能亢进

诊断试验	目的
血清蛋白电泳	鉴别诊断：多发性骨髓瘤、γ-球蛋白血症
24h 尿钙	鉴别诊断：高尿钙血症
HIV 抗体	鉴别诊断：艾滋病
血清皮质酮（地塞米松抑制试验后）	鉴别诊断：系统性肥大细胞增多症
髂骨骨活检	鉴别诊断：系统性肥大细胞增多症、骨髓瘤、γ-球蛋白血症、骨软化症、淋巴瘤、白血病

继发性骨质疏松症的鉴别，包括详细病史（引起骨丢失的基础疾病的有无或有关药物的使用、骨折的风险因素分析、全面的体格检查）采集和相关实验室检查（表4-1）。有以下几种情况时，应高度怀疑有继发因素：①绝经前女性或年轻男性发生脆性骨折。② BMD 值极低。③在进行抗 OP 治疗时，骨密度进一步降低或仍发生骨折。同时，对以下疾病应给予特别重视。

一、内分泌代谢疾病

内分泌代谢疾病可以引起继发性骨质疏松症，最常见如有甲状旁腺功能亢进、甲状腺功能亢进、1 型糖尿病、性腺功能减退症、库欣综合征及垂体功能减退症等。神经性厌食症由于有营养不良、性腺功能下降、停经等症状，也很容易合并骨质疏松症。

二、结缔组织病

各种弥散性结缔组织病都可能引起骨质疏松，由于结缔组织疾病本身可以引起某些炎症因子异常，增加破骨细胞活性，引起骨质疏松，例如类风湿关节炎、红斑狼疮等；除此之外，治疗结缔组织病的常用药物是糖皮质激素，它呈时间和剂量依赖性地降低骨质密度，增加骨折风险。

三、消化系统疾病

炎症性肠病常常伴有免疫异常，炎性因子可以增加骨吸收活性，从而降低骨密度，导致骨质疏松症；钙、磷、维生素 D 为骨骼健康必需的基本元素，它们需要由肠道吸收获得，胃肠道手术后常常由于吸收障碍导致继发性骨质疏松症，早期骨骼 X 线常不易和骨质疏松区别，但如出现假骨折线（Looser 带）或骨骼变形，则多属骨软化症。生化改变较骨质疏松明显。肝脏对维生素 D 活化十分重要，胰腺是脂溶性维生素 D 吸收的重要脏器之一，因此肝脏和胰腺疾病都可能导致骨质疏松，例如原发性胆汁性肝硬化是最容易合并骨质疏松的肝脏疾病。

四、血液系统疾病

血液系统的恶性肿瘤常常可引起骨质破坏和骨骼疼痛，很容易被误诊为原发性骨质疏松症，血液系统的疾病可以直接侵蚀骨骼，还可以分泌很多相关的细胞因子，导致破骨细胞活性增加，从而引起骨质疏松症，比如多发性骨髓瘤、淋巴瘤、白血病、郎格罕组织细胞增生症等，这些疾病都可以引起不同程度的骨骼受累。

五、神经系统疾病

各种原因所致的运动功能障碍、肌营养不良症、偏瘫、截瘫、肌强直综合征等，由于肌肉收缩能力下降，患者活动明显减少，可能导致严重的骨质疏松症。

六、药物或毒物

药物或毒物因素，其中最常见的是糖皮质激素诱发的骨质疏松症，可见于肾病、结缔组织疾病、哮喘或弥散性肺间质病变等呼吸道疾病、炎性肠病、器官移植等多个系统疾病。由于患者所接受的糖皮质激素，与其用药的时间及剂量呈依赖性，能降低骨密度，增加骨折风险。引起骨质疏松的药物包括免疫抑制剂、糖皮质激素、过量的甲状腺素、促性腺激素释放激素的类似物（GnRHa）、肝素、抗癫痫药、抗癌药、铝制剂、芳香化酶抑制剂和胰岛素增敏剂罗格列酮等。

目前，尚无公认的基于成本效益的检查方案，多数学者对基本检查项目有一定的共识，这些项目包括肝肾功能、血清钙磷、血常规、CRP、ALP、游离血清25-（OH）D、血清TSH、血清游离睾酮水平（男性）等。有研究表明，这些基础检查可以暴露90%及以上的继发因素。其他的则需要选择更有针对性的检查项目，如血清PTH以发现原发性甲状旁腺功能亢进，血清蛋白电泳以发现多发性骨髓瘤，24小时尿钙测定以发现高尿钙症；骨转换生化标志物有助于解释理解代谢性骨病（如甲状旁腺功能亢进、Paget's病和骨质疏松症）的病理生理；当上述实验室检查仍不能确诊或结果无法解释时，可以进行髂骨骨活检以鉴别OP与骨软化症，有利于恶性浸润性疾病的诊断（如多发性骨髓瘤、淋巴瘤、白血病或恶性肿瘤骨转移）。

总之，对OP的诊断和鉴别诊断应遵循以下流程：①问病史或/和体检发现OP危险因素（如骨痛、椎骨变形、脆性骨折和其他基础性疾病）。②针对高危患者进行DXA骨密度检测。③再对低骨密度者进行鉴别诊断，发现继发性骨质疏松症的原发疾病或药物（图 4-1）。

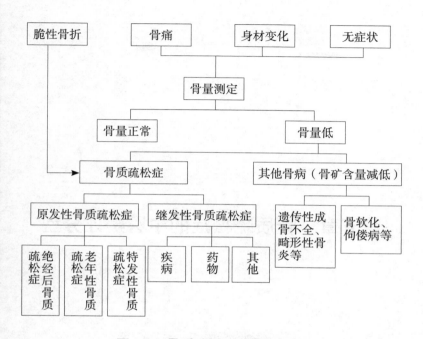

图 4-1　骨质疏松症鉴别流程图

第五章　骨质疏松症的中医辨证分型

原发性骨质疏松症是一种涉及多脏腑、由多种因素长期、共同导致的慢性全身性疾病。基于中医"肾藏精""肾主骨"理论，肾精亏虚是本病发生的基本病机，并与中医肝、脾等脏腑功能密切相关。病性有虚有实，然总归于精亏髓减，骨失所养而致。各种原因若导致肾精不足、肾阳亏虚、肝肾阴虚、脾胃虚弱、脾肾阳虚、肾虚血瘀以及血瘀气滞等，则均可导致该病的发生与发展。

　　肾中精气是骨生长发育的根本。肾中精气分为肾阴和肾阳两个方面，两者相互制约、相互依存、相互为用，使精气充实，维持骨的正常生长发育。人至中老年，天癸渐竭，加之体质虚弱，烦劳过度，耗伤肾精，而致肾精亏虚，精亏髓减，骨失所养；或命门火衰，肾阳虚损，虚寒内生，髓冷骨弱，可见腰膝酸痛或冷痛、骨骼脆弱无力，甚至骨折等症，即导致本病的发生。肾阳虚发展到一定程度时，累及肾阴，即"阳损及阴"，进而造成阴阳俱虚，精气愈亏，则进一步加重病情。

　　肝肾同源，肝藏血、肾藏精，精能生血，血能养精，母子相眷，精血同源；肝主疏泄，肾主封藏，藏泄互用，相反相成；肝肾阴阳，相互资生，互涵互用。若失血过多，久病血虚；或过劳无度，肝血暗耗；或五志过极，化火伤阴，均可导致肝之阴血亏虚。肝血不足则精失所养，肝肾精亏或阴虚失养而导致本病的发生。肝为女子之先天，女性一生经、孕、产、乳，肝血易亏而难盈。肝血不足则生精乏源，较男子更易出现肝肾阴虚证。

　　脾胃为后天之本，气血生化之源。"谷入气满，淖泽注于骨，骨属屈伸。"（《灵枢·决气》）脾胃运化正常，则肾精得其充养。若禀赋素弱，或长期饮食不节，或病后调养失慎，或劳倦失度，或忧思日久，皆可以导致脾胃虚弱证。脾胃失于运化，则津液不布，久之肾精日涸，渐致髓减骨枯；脾胃主肌肉，若脾胃虚弱，气血乏源，则肌肉失养，日久瘦削无力，甚至痿废不用，骨骼失去肌肉的支撑，愈加骨弱难支。

脾、肾二脏先天、后天相互资生、相互影响。脾主运化，须借助肾阳之温煦，肾藏精气，亦有赖于水谷精微的不断补充。肾阳不足则火不生土，累及脾阳，脾阳不振，精微难布，亦终累及肾阳。若年老虚衰，或久病耗气伤阳，或寒邪直中，或久泻不止，皆可损伤脾肾之阳，导致温煦不足，骨肉失养，渐至骨骼痿弱，四肢无力。

肾为先天之本，肾中精气为一身气化之根。若禀赋素弱，或久病及肾，或年老肾气渐衰，或房劳耗精伤气，皆可使肾中精气亏虚。肾气虚则血脉鼓动无力，脉络日久生瘀；五脏六腑之精受藏于肾，瘀血停滞，则经络受阻，肾精更难充养，骨髓不满，骨骼失于濡养。肾虚血瘀互为因果，常相兼为患，日久发为骨质疏松。

气为血之帅，气行则血行，气机不畅则血运受阻，瘀血内生；离经之血亦可影响气的运行，由瘀血导致气滞。该证多由情志不舒，或外伤闪挫，或寒邪侵袭，拘困经脉所致。气血运行不畅，津液输布障碍，骨骼失于濡养而发病。

因此，2015 年《中药新药治疗原发性骨质疏松症临床研究技术指导原则》将原发性骨质疏松症分为 4 个常见证型：肾阳亏虚证、肝肾阴虚证、脾肾两虚证、血瘀气滞证。中国老年医学学会骨质疏松委员会中医药与骨病学科组发布的《中医药防治原发性骨质疏松症专家共识（2015）》将原发性骨质疏松症分为 6 个常见证型：肾阳虚证、肝肾阴虚证、脾肾阳虚证、肾虚血瘀证、脾胃虚弱证及血瘀气滞证。

1. 2015 年《中药新药治疗原发性骨质疏松症临床研究技术

指导原则》中描述的原发性骨质疏松症的4个证型如下：

（1）肾阳亏虚证

腰背冷痛，酸软乏力，甚则驼背弯腰，活动受限，畏寒喜暖，遇冷加重，尤以下肢为甚，小便频多，或大便久泻不止，或浮肿，腰以下为甚，按之凹陷不起，舌淡，苔白，脉沉细或沉弦。

（2）肝肾阴虚证

腰膝酸痛，膝软无力，下肢抽筋，驼背弯腰，患部痿软微热，形体消瘦，眩晕耳鸣，或五心烦热，失眠多梦，男子遗精，女子经少经绝，舌红少津，少苔，脉沉细数。

（3）脾肾两虚证

腰髋冷痛，腰膝酸软，甚则弯腰驼背，畏寒喜暖，面色苍白，或五更泄泻，或下利清谷，或小便不利，面浮肢肿，甚则腹胀如鼓，舌淡胖，苔白滑，脉沉弱或沉迟。

（4）血瘀气滞证

骨节疼痛，痛有定处，痛处拒按，筋肉挛缩，骨折，多有外伤或久病史，舌质紫暗，有瘀点或瘀斑，脉涩或弦。

2.《中医药防治原发性骨质疏松症专家共识（2015）》中描述的原发性骨质疏松症的6个证型如下：

（1）肾阳虚证

主症：腰背冷痛，酸软乏力。

次症：驼背弯腰，活动受限，畏寒喜暖，遇冷加重，尤以下肢为甚，小便频多，舌淡苔白，脉弱等。

（2）肝肾阴虚证

主症：腰膝酸痛，手足心热。

次症：下肢抽筋，驼背弯腰，两目干涩，形体消瘦，眩晕耳鸣，潮热盗汗，失眠多梦，舌红少苔，脉细数等。

（3）脾肾阳虚证

主症：腰膝冷痛，食少便溏。

次症：腰膝酸软，双膝行走无力，弯腰驼背，畏寒喜暖，腹胀，面色白，舌淡胖，苔白滑，脉沉迟无力等。

（4）肾虚血瘀证

主症：腰脊刺痛，腰膝酸软。

次症：下肢痿弱，步履艰难，耳鸣，舌质淡紫，脉细涩等。

（5）脾胃虚弱证

主症：形体瘦弱，肌软无力。

次症：食少纳呆，神疲倦怠，大便溏泄，面色萎黄，舌质淡，苔白，脉细弱等。

（6）血瘀气滞证

主症：骨节刺痛，痛有定处。

次症：痛处拒按，筋肉挛缩，骨折，多有骨折史，舌质紫暗，有瘀点或瘀斑，脉涩或弦等。

第三篇

原发性骨质疏松症的治疗

第六章 原发性骨质疏松症的基础治疗

第一节　营养疗法

骨质疏松症是可防可治的慢性病，其预防比治疗更为重要。自幼年起就应注意平衡膳食和积极运动。营养治疗的目的是在合理能量和蛋白质供给的基础上，通过膳食补充钙、磷、维生素 D 等，预防和治疗骨质疏松症。骨质疏松营养相关因素如下。

一、钙

钙是骨的主要成分，机体总钙量的 99% 存在于骨质和牙齿中。老年人骨质疏松症的发生、发展与一生中钙摄入状况有密切关系。自青少年期开始，人体就应有足够的钙供给，增加骨矿化程度，使成年后骨密度峰值增加。长期保持足量钙摄入，使女性闭经后以及老年后骨密度较高，骨质疏松速度减慢，骨折的危险性也会降低。

食物补钙最为安全，也易被接受。成年人应每天摄入钙 800mg，更年期妇女和老年人每天摄入钙应更高些，以1000 ~ 1500mg 为宜。膳食钙的供给量在接受雌激素治疗的绝经期妇女应为 800mg/d，没有接受雌激素治疗的绝经期妇女和老年人应达到 1000 ~ 1200mg/d。但总钙摄入量不应超过2000mg/d，这是人体钙的可耐受最高摄入量，过量摄入会增加罹患肾结石等危险。

补钙食物首选奶及奶制品。对于伴高脂血症的患者可选用脱脂奶。每250g牛奶约可供给260mg钙，其中乳糖、氨基酸等还可促进钙吸收。酸奶含钙量也较高，适合于体内缺乏乳糖酶，不能耐受鲜奶者食用（表6-1）。

表6-1 常见含钙丰富食物

主食类	燕麦、小麦、黑面包、麦片、米、糯米
海产类	鲍鱼、小鱼干、马头鱼、虾、牡蛎、蟹、干贝
豆类	蚕豆、莲子、黄豆、豆腐乳、豆干、杏仁、豆豉、豆花、豆皮、黑豆、豆腐
蔬菜类	油菜、空心菜、白菜、海藻、发菜、紫菜、雪里蕻、海带、芥蓝、黑木耳、金针菇、枸杞、苋菜、番薯叶、萝卜、芹菜、蒜苗、韭菜
水果类	柿子、橄榄、红枣、黑枣、栗子、木瓜、葡萄、核桃
肉类	猪肉、牛肉
禽蛋类	蛋黄
其他	酵母粉、红糖、冬瓜糖、菱角、腰果、蜂蜜、瓜子、白芝麻、黑芝麻

除此之外，也可采用钙强化食品来补钙，但应严格掌握强化剂量和食用量，防止摄入过量而引起对其他元素不平衡。

钙制剂中因原料不同，其含钙量也不同。碳酸钙、氯化钙、乳酸钙和葡萄糖酸钙中含钙量分别为40%、27%、13%、4%，其吸收率亦被个体生物利用因素或其他饮食成分影响，在10%～20%。在选用钙剂时，对其安全性、不良反应、效果、价格均应加以考虑。建议补充钙剂在进餐时服用，同时喝入液体，可增加吸收，分次服用比一次服用好。胃酸缺乏者宜服枸橼酸钙。对患有心、肾疾病的老年人，补钙品种及用量须慎重。

对于通过饮食仍然达不到钙摄取总量的患者，通过药物钙补充才是合理的选择。24 小时尿钙水平小于 50mg，则表明存在钙吸收不足或钙吸收障碍的可能。对患有钙性肾结石的患者，建议尽量不用补钙方案，以免增加疾病发生风险。在监控尿生化指标的前提下，适量补充钙剂亦应慎重。

钙剂基本可分成 3 类：①无机钙：以无机钙盐形式存在，有碳酸钙、氯化钙、磷酸钙、氧化钙等，来源广，是最常用的钙剂；其中碳酸钙的元素钙比例最高。②有机钙：有乳酸钙、醋酸钙、葡萄糖酸钙、枸橼酸钙等。③生物钙：这是新一代的钙源，包括 L- 苏糖酸钙、L- 天门冬氨酸钙、甘氨酸钙等，它们的结构是钙与酸根形成牢固的络合物，有良好的脂溶性，可以不依赖小肠黏膜细胞钙结合蛋白而直接以分子形式吸收进入血液，吸收率高。

对钙剂的选择可结合以下因素考虑。

①钙含量：指钙剂中钙元素的含量。缺钙时，各种钙剂的吸收率可达到 90% 以上。不缺钙时，在摄入钙量相同时，各种非生物钙剂吸收率无明显差别，大多在 30% ~ 39% 之间，只有摄入足够的钙才能保证吸收。

②安全性：目前钙干预的临床研究尚未见严重的不良反应，常见的不良反应主要以胃肠道反应为主，如便秘、胀气等。以动物鲜骨、贝壳等为原料的一些天然钙制剂，由于环境污染的问题，可能受到某些重金属如砷、汞、铅、镉等有害物质的污染。有机酸钙也存在不同程度的副作用，如醋酸钙有可引起心脏痉挛的急性毒性、乳酸钙易引起人体疲劳。

③性价比：补钙是个长期的问题，因此在选择钙制剂时要考虑价格因素。碳酸钙制剂以其含钙量高，生物利用度尚可，价廉，常作为各种人群补钙首选；需补充较大量的钙剂时，宜

选用碳酸钙、醋酸钙、枸橼酸钙等制剂；葡萄糖酸钙溶解性较好，但含钙较低，适合补钙量小者；L-苏糖酸钙吸收率高，但含钙量较低且价格昂贵；活性钙虽离子化程度高、溶解度大，但生物利用度不高。

④注意钙制剂与其他药物的相互作用：钙能增加强心苷类药物的毒性；与异烟肼、四环素可形成螯合物，影响吸收，从而使其抗菌疗效降低；钙剂与噻嗪类药物合用可发生高钙血症。

⑤钙剂对其他微量元素的影响：钙能促进肠道铝的吸收，对年龄较大者，长时间服用钙剂时，应警惕铝在体内的贮存增多，而对骨及中枢神经系统的影响；钙能减少铁的吸收，同时服用铁剂和钙剂，可使铁的吸收减少50%，从而降低铁剂的疗效。

⑥补钙的最佳时机：人体血钙水平在午夜至清晨最低，临睡前服用可使钙得到充分的吸收和利用，但应避免和高钙牛奶同时服用。服用无机钙制剂要适当多饮水。建议碳酸钙在进餐时服用，枸橼酸钙则可以在空腹时服用。若采用1天3～4次用法，最好在饭后1～1.5小时服用。

二、磷

一般饮食含磷丰富。高磷摄入可引起骨盐丢失，钙磷乘积 < 35 时骨矿化迟缓。$1,25-(OH)_2D_3$ 能促进小肠钙吸收，减少肾钙磷排泄，有利于骨质钙化。血磷偏高会抑制 $1,25-(OH)_2D_3$ 生成，使钙吸收下降。但增加磷摄入又可减少尿钙丢失，因此，综合结果对钙平衡影响不大。一般认为钙磷比值（2:1）～（1:2）范围是合适的。值得注意的是，因肝脏含磷量比钙高 20～50 倍，故应注意食用量。人体磷的可耐受最高摄入量是 3000mg/d。有些食品在加工时使用多种含磷添

加剂，在食用时应考虑此因素。

三、氟和锰

氟在骨钙沉积过程中有助于骨矿化。骨细胞的分化，胶原蛋白的合成均需要含锰金属酶催化。茶叶含氟量高，适量饮茶有助于预防骨质疏松。锰是许多酶的组分或活化中心。在骨代谢中，锰通过影响整合素与配体间的亲和性，影响细胞与细胞外基质蛋白的黏附作用；参与活化硫酸软骨素的合成酶系统，激活葡萄糖基转移酶，而硫酸软骨素是骨与软骨发育中重要的黏多糖，间接影响骨骼的生长发育。

四、锌

锌在骨组织中必不可少，主要参与骨的代谢：在骨组织中与氟组成锌氟复合体，参与骨盐的形成，促进羟基磷灰石形成；调节血钙（降钙素和活性维生素 D）水平。

五、硒

硒可以通过改善钙磷代谢增加血钙含量和骨钙沉积、减少骨盐分解，降低机体对铝的吸收，对高铝引发的骨质疏松有一定的保护作用，因而降低骨质疏松的发生和发展。

六、维生素

维生素 A 参与骨胶原和黏多糖的合成，后两者是骨基质的成分，对骨钙化有利。维生素 C 是参与骨组织中蛋白质、骨胶原、氨基多糖等代谢物合成的重要物质，对酶系统有促进催化作用，有利于钙吸收和骨钙沉积。缺乏维生素 C 将影响骨代谢，导致骨质疏松、脆弱易折。

维生素 D 实际上是一种类固醇激素，其可以通过皮肤的光照作用生成（日光中紫外线与皮肤中的 7- 脱氢胆固醇作用可生成内源性维生素 D）。户外运动少、日照不充足的地区、长期居住在托老机构中的人群以及 90 岁以上的老年人普遍存在维生素 D 缺乏的情况。建议老年人坚持有规律的日照，每天接受半小时左右的温和阳光直射（避免暴晒），会对维生素 D 的生成及钙质吸收起到非常关键的作用。防晒系数为 8 以上的遮光剂会阻碍 97.5% 的维生素 D 生成。不同肤色、年龄、地域、季节、生活方式等都会影响皮肤生成维生素 D，建议应供给含维生素 D 丰富的食物，如沙丁鱼、鲑鱼、青鱼等，也可添加鱼肝油等含维生素 D 制剂。

维生素 D 充足与否，可用血清 25-（OH）D_3 的水平来衡量。目前国际上普遍认为 25-（OH）D_3 的最低限为 20ng/mL（50nmol/L），最佳范围在 29 ～ 32ng/mL（70 ～ 80nmol/L），此时甲状旁腺激素的水平最低。当血清 25-（OH）D_3 的水平超过 32ng/mL（80nmol/L）时，钙的吸收不再增加。需要注意的是，补充外源性维生素 D 后，通常在 3 个月以后才能使血清 25-（OH）D_3 的水平处于稳定状态，因此把握检测时机对于临床判断是有意义的。

维生素 D 推荐摄入量为 10μg/d。维生素 D_2 每天宜补充 10 ～ 20μg（4000 ～ 8000U）；骨化三醇为维生素 D_3 经肝肾羟化酶代谢物，作用更持久，每天口服 0.25 ～ 1.0μg；阿法骨化醇是骨化三醇类似物，只要在肝脏羟化，即成为有活性的 1,25-（OH）$_2D_3$，适用于骨质疏松合并慢性肾衰竭患者，成人每次 0.5 ～ 1.0μg，每天 1 次。

维生素 D 治疗剂量可增加肠道对钙的吸收，升高血钙，有促进成骨的作用。中毒剂量的维生素 D 与甲状旁腺激素一样，可促进破骨细胞分化成熟，促进骨吸收和骨量丢失。维生素D治疗剂量与中毒剂量之间的差别不大，因此初始使用维生素D时，应定期监测血钙和尿钙，有条件者可监测血清25-（OH）D_3。长期大量使用维生素D或活化的1,25-（OH）$_2D_3$可引起：①骨质丢失，加重骨质疏松；②尿钙升高所致肾钙化和肾结石。应注意男性和女性20小时尿钙总量分别不宜超过250mg和300mg。

另外抗凝剂、抗生素均可致维生素K缺乏而使骨和血清中骨钙素水平下降，不能保持骨正常转化，建议应多吃新鲜蔬菜、水果以补充充足的维生素。

七、蛋白质

蛋白质是组成骨基质的原料，长期蛋白质缺乏会造成血浆蛋白降低，骨基质合成不足，以致新骨生成落后，亦可加快骨质疏松。适量蛋白质可增加钙吸收与贮存，有利于骨骼再生和延缓骨质疏松发生。但过量蛋白质又可引起尿钙排出量增多，故蛋白质应适中，并应增加胶原蛋白量。奶中的乳白蛋白、蛋类的白蛋白、骨中的骨白蛋白、核桃的核白蛋白，都含胶原蛋白和弹性蛋白。一般情况下，高蛋白膳食常伴有大量的磷，后者可减少尿钙排出，故对钙平衡影响相互抵消，不会产生明显的尿钙。

八、科学烹调

谷类含有植酸，某些蔬菜富含草酸，它们与钙结合成不溶性钙盐而降低钙的吸收，故在烹调上应采取适当措施去除干扰钙吸收的因素。像菠菜、蕹菜、冬笋、茭白、洋葱头等富含草酸，可先在沸水中焯一下，部分草酸溶于水后，再烹调。植酸酶在55℃环境下活性较高，可以加适量水浸泡大米后再洗，以增加大米中植酸酶的活性。在面粉、豆粉、玉米粉中加入发酵剂发酵一段时间，均可使植酸水解，增加钙游离。

第二节　其他治疗

一、运动

机械负荷能够增加骨密度，降低骨丢失率，降低骨折危险，可以让身体获得及保持最大的骨强度，预防跌倒。老年人90%以上的骨折由跌倒引起，故应坚持适当的有氧运动，而骨质疏松症和骨折患者应在医生的指导下进行锻炼。

适当的有氧运动（散步、慢跑、游泳等）能够起到提高骨强度的作用，同时运动还能增强应变能力，减少骨折意外的发生。运动项目还应加入肌力训练及伸展运动，以综合训练为佳。

有研究表明，妇女在闭经以后5年中，如未接受雌激素替代疗法，运动可帮助维持脊柱和桡骨远端骨密度，但这种运动一定是有重量负荷或用力训练才对骨健康有利。而且运动只加强直接参与活动的骨骼，并且要坚持运动才有用。

二、戒烟

吸烟会增加骨量丢失，数据表明吸烟严重影响腰椎和股骨颈骨密度。据估计，吸烟可以增加妇女骨折风险，其中椎体骨折风险增加13%，髋部骨折风险增加31%。

三、预防跌倒

除椎体骨折外，其他大多数骨折与跌倒相关。跌倒的相关危险因素包括：活动障碍、步态及平衡异常、神经肌肉骨骼疾病、高龄、视力减退、心脑血管疾病、既往摔倒病史、用药史及先天性畸形等。改善居住条件可以预防跌倒，如防滑地板、清理障碍物、改善照明、增加扶手等。

四、慎用药物

避免使用导致骨质疏松症的药物，如苯妥英钠、苯巴比妥、扑米酮、卡巴马嗪、拉莫三嗪、丙戊酸、氯硝西泮、乙琥胺、加巴喷丁等。

第七章 抗骨质疏松药物治疗

骨质疏松症药物治疗应以降低骨折风险为终点指标。在临床药物治疗中，应权衡缓解临床症状如骨痛、改善骨转化标志物水平以及提高骨密度等药物治疗的正向作用和药物安全性之间的获益与风险。目前治疗骨质疏松症的药物可分为两大类：一为骨吸收抑制剂，如降钙素、双膦酸盐类、性激素或雌激素受体拮抗剂（SERM）；二为骨形成刺激剂，如甲状旁腺激素、氟化物等。

第一节　双膦酸盐类药物的应用

双膦酸盐对钙和骨骼矿物质具有很强的亲和性，可抑制羟基磷灰石结晶及其总体物质的形成、生长和溶解，且抑制结晶的吸收比抑制形成和生长的需要量低，故小剂量的双膦酸药物即可抑制骨吸收。本类药物有直接抑制破骨细胞形成和骨吸收作用，是一类强有力的骨吸收抑制剂。双膦酸盐具有快速提升骨密度，显著降低绝经后妇女新发骨折危险的作用，是临床上用于治疗骨质疏松症的一线用药。国内外许多临床试验均表明，双膦酸盐在降低椎体骨折方面有比较明确的临床证据，但是在降低椎体骨折和髋部骨折方面尚缺乏头对头的临床研究（"非安慰剂对照"试验，以临床上已使用的治疗药物或治疗方法为对照的临床试验，仅仅指两种已经确认有效的治疗方法的比较），临床证据尚不够充分。

所有双膦酸盐都是通过与羟基磷灰石中磷的基团结合而发挥作用的。依据双膦酸盐分子结构中侧链 R2 的不同，双膦酸盐类药物分为 3 代。第 1 代 R2 为直链，如羟乙基双膦酸盐等；第 2 代 R2 侧链含有氮原子，以氨基基团形式存在，抗骨吸收活性明显增强，如帕米膦酸、阿仑膦酸、依班膦酸等；第 3 代 R2 侧链引入含氮杂环，抗骨吸收活性增强，安全性也更高，如利塞膦酸、唑来膦酸等。

骨矿结合力是影响双膦酸盐作用持续时间的重要因素。药动学研究发现，1 次给药，75 天后仍然可以检测到利塞膦酸和阿仑膦酸。双膦酸盐为焦膦酸盐代谢类似物，在骨代谢过程中既抑制钙盐沉积，同时又抑制骨矿的溶解和钙磷结晶的聚集。

口服双膦酸盐的生物利用度较差，通常口服给药后吸收的药物剂量只有约 0.5%。其主要不良反应体现在消化道方面，如上消化道功能紊乱（吞咽困难、食管炎、食管或胃溃疡等）。因此，通常要求患者在清晨空腹口服药物，并且大量饮水以便减少药物在食管中停留的时间，同时服药后至少在 30～60 分钟内保持上身直立，以减少药物对食管的刺激。部分患者可能出现类似感冒等症状，通常持续时间不长，症状明显者可用非甾体消炎药或普通解热止痛药对症治疗。国外有双膦酸盐导致下颌骨坏死的报道，绝大多数发生在恶性肿瘤患者大剂量应用以后或存在严重口腔健康问题的患者。从患者安全角度考虑，服用双膦酸盐期间应注意口腔护理并尽量避免拔牙等治疗。有创伤如骨科手术的患者，使用双膦酸盐的时机和剂量也存在争议，使用时应权衡患者的利益与风险。

常用的双膦酸钠有以下几种：

1. 依替膦酸二钠

此为强骨吸收抑制剂，但本品有双向性，即小剂量时（每天 5mg/kg）抑制骨吸收，大剂量（每天 20mg/kg）时抑制骨形成，适用于治疗妇女绝经期后骨质疏松症，并可用于各种原发性或继发性骨质疏松症。口服，每次 200mg，每天 2 次。本药需间歇、周期服药，即服药两周，停药 11 周为 1 周期，然后开始第 2 周期，停药期间需补充钙剂和维生素 D₃。

2. 氯甲膦酸二钠

本品直接作用于骨组织，其作用机制是防止羟基磷灰石结晶溶解并直接抑制破骨细胞活性，从而抑制骨吸收。主要用于避免或延迟由肿瘤引致的溶骨性骨转移，减少骨折；但也可用于重症骨质疏松症。每天口服片剂或胶囊 1.6 ～ 2.4g。

3. 帕米膦酸钠

本品为第二代二膦酸盐类药物，其作用强度为依替膦酸二钠的 100 倍，为破骨细胞活性抑制剂。本品可用于多种原因引起的骨质疏松症及 Paget's 病等，消除疼痛，改善运动能力，减少病理性骨折。口服，每天 150mg。

4. 阿仑膦酸钠

本品为第三代二膦酸盐类骨吸收抑制剂，与骨内羟基磷灰石有极强亲和力，通过抑制破骨细胞活性而发挥抗骨吸收作用。其抗骨吸收作用较依替膦酸钠强 1000 倍，且无骨矿化抑制作用。治疗后，患者 96% 脊柱骨量增加，绝经后有骨质疏松妇女椎体病变、身高缩短、骨折发生率（包括髋骨、脊柱骨、腕骨）等均获得改善。主要用于绝经后骨质疏松症。推荐剂量为每天 1 次，每次 10mg，早餐前 30 分钟用至少 200mL 温开水送服，服药前后不宜饮用牛奶、奶制品及高钙饮料。

长期使用双膦酸盐在理论上存在过度抑制骨转换的可能，从而导致骨脆性增加。目前国际临床试验中使用不同种类的双膦酸盐通常 1 ～ 3 年，也有 5 ～ 7 年的临床研究，观察到的结果是骨转换持续减少，但不良反应并没有明显增加。大量研究显示，阿仑膦酸治疗 2 年后中断治疗，患者中髋部骨折发生率比不中断治疗的患者显著增加，故双膦酸盐的最佳持续治疗时间尚无定论。

第二节　性激素类药物的应用

绝经后妇女、老年男性或性腺功能衰退者，其性激素尤其是雌激素的缺乏，会促使骨吸收增加，骨矿大量丢失，骨密度降低，从而导致骨折发生率升高。因此，以雌激素为主的性激素补充治疗（hormone replacement therapy，HRT）已成为防治绝经后妇女和老年男性骨质疏松症的首选药物。

性激素预防骨质疏松症，最早是 1935 年 Albright 等提出的。此后，各种雌激素产品陆续上市，雌激素补充疗法（estrogen replacement therapy，ERT）被美国及欧洲一些国家的妇女采用。随后，由于雌激素使子宫内膜癌及乳腺癌的发生率增加，ERT 的使用大幅度减少。1971 年在日内瓦召开的国际健康基金会上，对于 ERT 导致子宫内膜癌发生明显升高的问题，强调有子宫的妇女在补充雌激素时应周期性地加用孕激素。20 世纪 80 年代以后，由于周期性地加用孕激素，ERT 更名为 HRT。20 世纪 90 年代，医学界开始考虑如何安全有效地应用雌激素，因此 1991 年第六届绝经大会提出理想的 HRT 应能有效缓解症状，又不增加癌的危险，而满足这一要求的只有选择性作用于靶组织的雌激素，由此，选择性雌激素受体调节剂（selected estrogen receptor modulator，SERM）具有较高的应用前景。近年来的研究发现，雄激素水平低下的男性骨质疏松症患者，经睾酮替代治疗后骨密度增加，提示雄激素在男性骨质疏松中也发挥着一定的作用，但雌激素仍起主要调节作用。

雌激素替代治疗是 HRT 的主要内容。雌激素可以通过与成骨细胞、骨细胞及破骨细胞表面的雌激素受体结合而抑制破骨细胞的活化和骨吸收，降低骨细胞对甲状旁腺激素的敏感性，也可以促进成骨细胞的增殖、分化和骨形成，因此雌激素在骨组织代谢中发挥着重要作用。目前临床应用的雌激素有口服剂型和非口服剂型。口服雌激素，包括天然和合成两类。口服天然制剂有结合雌激素和戊酸雌二醇或微粒化雌二醇。合成雌激素有尼尔雌醇和炔雌醇，后者在体内灭活慢，对肝脏有一定影响。非口服制剂包括：如经皮肤作用的雌二醇贴剂，皮下埋植的雌二醇和经阴道的雌三醇栓剂等。非口服途径避开了肠肝循环，不仅使雌二醇与雌酮水平接近生理绝经前水平，而且减少了肝酶的合成，适用于伴有慢性肝胆、肠道疾患，或凝血功能障碍不能耐受口服给药的绝经妇女。

孕激素与雌激素联合，对骨保护具有协同作用。孕激素具有糖皮质激素受体拮抗作用，抑制糖皮质激素介导的骨质疏松；同时它可与雌激素竞争性结合性激素结合球蛋白，使游离性雌激素升高而发挥抑制骨吸收作用。此外，孕激素亦可直接作用于骨的孕激素受体，促进骨形成，而雌激素主要抑制骨吸收，因此两者联合使用对骨密度的改善有协同作用。临床中，口服孕激素也分为天然和合成两类。天然孕激素有微粒化黄体酮。合成孕激素有甲羟孕酮、普美孕酮、环丙孕酮、醋炔诺酮、左炔诺孕酮、18- 甲基炔诺孕酮、17- 羟孕酮衍生物等。临床中，孕激素多与雌激素联合运用。

雄激素对骨的主要作用是刺激骨形成，维持骨量稳定。雄激素直接作用于成骨细胞和破骨细胞上的雄激素受体而调节成骨细胞和破骨细胞的增殖、分化及功能,维持骨吸收与骨生成的动态平衡;雄激素在局部芳香化酶的作用下转化为雌激素,雌激素通过其特异性受体间接发挥作用。雄激素口服剂,有苯丙酸诺龙、丹那唑、甲氧基雄酮、氧雄酮、甲基雄烯二酮等。由于雄激素有肝脏损害、水钠潴留、血脂代谢紊乱等副作用,临床中治疗骨质疏松多小剂量与雌激素联合应用。

此外,目前选择性雌激素的应用也逐渐普遍。2003 年,美国 FDA 批准利维爱(Livial Tibolone)用于更年期综合征和绝经后骨质疏松症的治疗,它是第一个用于 HRT 的有组织选择性及雌激素活性的人工合成的甾体类激素。其有效成分是7- 甲基异炔诺酮,可以在骨组织、阴道、大脑等系统激活类固醇受体,表现为雌激素样作用,但不刺激子宫内膜增生,对于乳房密度的影响也明显小于其他雌激素。雷洛昔芬(Raloxifene,Evista,易维特)是第二代选择性雌激素受体调节剂,能抑制骨转换,抑制破骨细胞活性,增加骨密度,从而对骨骼有保护作用,同时在子宫内膜和乳腺处抗雌激素,不增加致癌的危险。第三代选择性雌激素受体类药物拉索昔芬可以特异性地与雌激素受体结合,且有较高的亲和力而发挥雌激素样作用。有研究报道,与其他选择性雌激素受体化合物比较,拉索昔芬可明显改善口服的生物利用度,而且治疗骨质疏松症有很好的依从性。虽然目前未发现拉索昔芬对子宫内膜有刺激作用,但仍然需要长期的随访观察。临床常用的性激素和雷洛昔芬介绍如表 7-1 所示。

表 7-1　临床常用性激素和雷洛昔芬

雌/孕激素	
适应证	围绝经期和绝经后女性，特别是有绝经相关症状（如潮热、出汗等）、泌尿生殖道萎缩症状，以及希望预防绝经后骨质疏松症的妇女
疗效	增加骨质疏松症患者腰椎和髋部骨密度，降低发生椎体、髋部及非椎体骨折的风险，明显缓解更年期症状
用法	有口服、经皮和阴道用药多种制剂激素治疗的方案、剂量、制剂选择及治疗期限等，应根据患者个体情况而定
注意事项	严格掌握实施激素治疗的适应证和禁忌证，绝经早期开始用（60岁以前或绝经不到10年）受益更大，使用最有效
禁忌证	雌激素依赖性肿瘤（乳腺癌、子宫内膜癌）、血栓性疾病、不明原因阴道出血及活动性肝病和结缔组织病为绝对禁忌证。子宫肌瘤、子宫内膜异位症、有乳腺癌家族史、胆囊疾病和垂体泌乳素瘤者属酌情慎用
雷洛昔芬	
适应证	CFDA批准的适应证为预防和治疗绝经后骨质疏松症
疗效	降低骨转换至女性绝经前水平，阻止骨丢失，增加骨密度，降低发生椎体骨折的风险
用法	雷洛昔芬片剂，每片60mg，口服每次60mg，每日1次
注意事项	少数患者服药期间会出现潮热和下肢痉挛症状，潮热症状严重的围绝经期妇女暂时不宜用
禁忌证	正在或既往患有静脉血栓栓塞性疾病者，包括深静脉血栓、肺栓塞和视网膜静脉血栓者；肝功能减退包括胆汁淤积，肌酐清除率小于35mL/min者；难以解释的子宫出血者，以及有子宫内膜癌症状和体征者；对雷洛昔芬或任何赋形剂成分过敏者

在 HRT 的应用中，可采用单用雌激素或孕激素、雌激素联合孕激素、雌激素联合雄激素以及雌激素、孕激素和雄激素联合的治疗模式。单用雌激素适用于不需要保护子宫内膜的情况，如子宫已切除的患者。单用孕激素有周期性使用及连续性使用两种。前者适用于绝经过渡期，后者可短期用于症状重而又伴有雌激素禁忌证者。雌、孕激素联合应用于有完整子宫的妇女，主要目的是防止子宫内膜增生及子宫内膜腺癌，应用的方案有：第一种周期序贯法：雌激素应用 25 天，后期加用孕激素 10 ～ 14 天，模拟生理周期。第二种连续序贯法：连续应用雌激素，每月后期加用孕激素 10 ～ 14 天。第三种周期联合法：连续联合应用雌、孕激素 25 天，每月停药 4 ～ 6 天。这三种方案大多有周期性停药后撤退性出血。第四种连续联合法：连续应用雌、孕激素而不间断。此方案因孕激素剂量可减少，避免了周期性出血，且方法简便，患者依从性较好，更适用于绝经年限较长的妇女。雌、雄激素联合适用于不需要保护子宫内膜，需加用雄激素者，如伴有性欲减低、乏力的骨质疏松症妇女。雌、孕、雄三种激素合用适用于有完整子宫，并需加用雄激素者。

雌激素替代治疗（单用雌激素或与孕激素联用）可增加血栓性静脉炎和（或）血栓栓塞性疾病发生的风险。乳腺癌和骨转移患者应用雌激素，可能会导致严重的高钙血症。目前临床建议 HRT 个体化治疗，在无明显禁忌证和副作用的情况下，可持续用药 3 ～ 5 年，随后根据情况继续用 10 ～ 15 年或终身用药。在绝经后 3 年内使用，可补充丢失的骨量，若绝经 6 年后再用，则只能防止骨量进一步丢失。因此，提倡早期用药，注意定期复诊，预防乳腺癌和子宫内膜癌的发生。

由于长期应用性激素可能有增加乳腺癌和子宫内膜癌的

危险，因此如何有效又安全地应用性激素也尤为重要，目前国内诊疗指南建议激素补充治疗遵循以下原则：①明确治疗的利与弊。②绝经早期开始用（＜60岁或绝经10年之内），收益更大，风险更小。③应用最低有效剂量。④治疗方案个体化。⑤局部问题，局部治疗。⑥坚持定期随访和安全性监测（尤其是乳腺和子宫）。⑦是否继续用药，应根据每位妇女的特点，每年进行利弊评估。

第三节　降钙素的应用

降钙素（CT）是1961年加拿大生理学家Coop等在对甲状旁腺功能的研究中发现，当时明确有一种能降低血钙的激素存在，并称其为"降钙素"。1963年，Hirsch等证实降钙素为甲状腺的甲滤泡旁细胞（parafollicular cell）或称之为C细胞所分泌。1969年Guttmann等人用液相片段法合成了鲑鱼降钙素，由于其结构稳定性及生物活性均强于人降钙素而被广泛应用于临床。1985年，美国FDA批准了合成鲑鱼降钙素用于治疗骨质疏松症。目前，能够人工合成的降钙素有4种，即鲑鱼降钙素、鳗鱼降钙素类似物、人降钙素和猪降钙素，前两种比较常用。2003年9月，我国首家鲑鱼降钙素喷鼻剂（金尔力）上市，这也是目前临床应用最为广泛的降钙素。

降钙素是由32个氨基酸残基组成的多肽，分子量为3400。CT可直接与破骨细胞上的降钙素受体特异性结合抑制破骨细胞的活性，减少骨溶解，使骨组织释放的钙盐减少；同时降钙素可以增强成骨细胞的活性，促进骨形成，使钙盐沉积增加，从而降低血钙；CT 还可以通过抑制肾小管对钙的重吸收，促进钙的排出，使血钙降低。因此，降钙素是调节骨代谢的重要激素之一。此外，降钙素还有较强的止痛作用。降钙素不仅可以通过抑制骨吸收阻止溶骨破坏，还可以抑制炎性介质前列腺素的合成、升高内源性镇痛物质血浆 β 内啡肽的含量等多重作用而发挥其镇痛效果，并且其与吗啡联用具有协同效应。研究显示，降钙素对伴有骨痛的重度骨质疏松症患者及骨质疏松性骨折患者有良好镇痛效果。椎体压缩性骨折患者术后使用鲑鱼降钙素鼻喷剂 200U/d，可以在 1 周内迅速缓解患者的疼痛，改善患者活动能力。

正常人血清中降钙素浓度为 10 ～ 20ng/L，血浆半衰期小于 1 小时，主要在肾降解并排出。降钙素的主要作用是降低血钙和血磷，其主要靶器官是骨，对肾也有一定的作用。降钙素可抑制破骨细胞活动，减弱溶骨过程，这一反应发生很快，大剂量的降钙素在 15 分钟内可使破骨细胞活动减弱 70%。在给予降钙素 1 小时左右即出现成骨细胞活动增强，并可持续几天。降钙素减弱溶骨过程，增强成骨过程，使骨组织释放的钙磷减少，钙磷沉积增加，因而可使钙磷含量下降。

成人降钙素对血钙的调节作用较小，因为降钙素引起的血钙浓度下降，可强烈地刺激 PTH 的分泌，而 PTH 的作用完全可以超过降钙素的效应。成人的破骨细胞每天只能向细胞外液提供 0.8g 钙，因此，抑制破骨细胞的活动对血钙的影响是很小的。然而儿童骨的更新速度很快，破骨细胞活动每天可向细胞外液提供 5g 以上的钙，相当于细胞外液总钙量的 5 ～ 10 倍，因此降钙素对儿童血钙的调节十分明显。

降钙素通常不用于骨质疏松症的预防，对非椎体骨折和髋部骨折的作用也不明显。目前临床研究尚不支持降钙素能够减少骨折风险，现常用于治疗骨质疏松性椎骨压缩性骨折所导致的骨痛。

降钙素常见不良反应有头晕、局部炎症、面部或手的潮红等，严重时偶见休克；鼻喷剂常见对鼻部的局部刺激。使用降钙素时应注意以下几点：①对易过敏体质、哮喘或有其他过敏史的患者使用时须慎重，通常需要在注射后观察 40 分钟。②妊娠、哺乳妇女，小儿用药的安全性尚不知，故使用时应充分权衡收益与风险。③肌内注射时应避开神经走向，左右两侧交替变换注射部位。注射时若有剧烈疼痛或血液回流时，应迅速拔针更换注射部位。④长期使用会产生脱逸现象，使疗效下降。

目前国内常见降钙素为人工合成降钙素的衍生物，如鲑鱼降钙素、鳗鱼降钙素，剂型主要有注射剂和鼻喷剂（表 7-2）。蛋白过敏患者在使用降钙素前应做过敏试验。

表 7-2　常见降钙素

依降钙素	
适应证	CFDA 批准治疗骨质疏松症和骨质疏松引起的疼痛等
疗效	增加骨质疏松症患者腰椎和髋部骨密度，降低椎体骨折的风险
用法	依降钙素注射剂，每支 20U，每次 20U 肌内注射，每周 1 次；依降钙素注射剂，每支 10U，每次 10U 肌内注射，每周 2 次
注意事项	少数患者注射药物后出现面部潮红、恶心等不良反应，偶有过敏现象，可按照药品说明书的要求确定是否做过敏试验
禁忌证	对本品过敏者

续表

鲑鱼降钙素	
适应证	CFDA 批准预防因突然制动引起的急性骨丢失和由于骨质溶解、骨质减少引起的骨痛，其他药物治疗无效的骨质疏松症
疗效	增加骨质疏松症患者腰椎和髋部骨密度，降低椎体及非椎体（不包括髋部）骨折的风险
用法	鲑鱼降钙素鼻喷剂，每瓶 2mL（4400IU），每次 200IU 鼻喷，每日或隔日 1 次；鲑鱼降钙素注射剂，每支 50IU，每次 50IU 或 100IU 皮下或肌内注射，每日 1 次
注意事项	少数患者注射药物后出现面部潮红、恶心等不良反应，偶有过敏现象，可按照药品说明书的要求确定是否做过敏试验
禁忌证	对鲑鱼降钙素或本品中任何赋形剂过敏者

临床研究发现，降钙素使用 12～18 个月后，40%～70% 患者可产生降钙素抗体和中和抗体，从而使药效降低，应用 24 个月后骨丢失与对照组相同；许多研究也发现，持续应用降钙素治疗，其效果是先好而后逐渐下降，提示降钙素抑制骨吸收的作用并不持久，易出现脱逸现象。目前对于这一脱逸现象，考虑可能是与破骨细胞膜上的降钙素受体下调相关。因此，短期应用降钙素疗效好，而长期效果和预防价值尚不明确。如果间断性地应用降钙素治疗，其效果明显优于持续性。由于单独使用降钙素可引起低血钙及继发性甲状旁腺功能亢进，因此通常将降钙素与钙剂联合应用。降钙素在正常人血循环中浓度较低，而在胎儿、生长期儿童、青春发育期青少年、怀孕和哺乳期妇女以及骨吸收增加者水平较高。成年人随年龄的增长，降钙素的储备和合成能力下降，降钙素水平逐渐降低。女性的 CT 值较男性低，给予雌激素可使血中降钙素增加。因此，绝经后骨质疏松症妇女可联合应用雌激素和降钙素。

2012 年欧洲药品管理局经 Meta 分析发现，6 个月或更长时间使用鲑鱼降钙素口服或鼻喷剂型与恶性肿瘤风险轻微增加相关。虽无法肯定该药物与恶性肿瘤之间的确切关系，但鉴于其有潜在增加肿瘤风险的可能，建议鲑鱼降钙素连续使用时间一般不超过 3 个月。

第四节　维生素 D 及其衍生物的应用

近年来，维生素 D 因参与了心血管系统疾病、免疫系统疾病、肿瘤、代谢性疾病、神经系统疾病的发生、发展过程而受到越来越多的关注。而作为一种钙调节激素，维生素 D 可以通过促进钙磷吸收，刺激成骨细胞促进骨形成，抑制骨细胞凋亡等调节骨组织代谢。因此，它仍是预防和改善骨质疏松症的重要基础药物之一。

1919 年，Edward Mellanhy 等发现鱼肝油可以改善佝偻病狗的症状甚至达到治愈，但尚不明白是鱼肝油中的何种成分发挥了作用。1922 年，McCollum 首次证实维生素 D 与骨形成以及预防低血钙搐搦等相关，并将其命名为"维生素 D"。随后有学者发现，阳光中紫外线可以激活皮肤中的一些非活性成分，从而产生 VD_3。通过长时间紫外线照射酵母和皮肤，人们分别获得了 VD_2 和 VD_3 这两种物质。1932 年，人们鉴定出了 VD_2 的化学结构，将其命名为麦角骨化醇。1936 年，研究者发现通过长时间紫外线照射 7- 脱氢胆固醇可生成 VD_3，并将其命名为胆骨化醇。1960 年，人们分离出 VD 的代谢产物

25-（OH）D_3。1970 年，人们发现了在肾脏生成的 VD 的活性产物 1,25-（OH）$_2D_3$——维生素 D 生物活性的最高形式，从而阐明了 VD 的代谢途径，即：存在于植物中的麦角固醇和存在于动物皮肤组织中的 7- 脱氢胆固醇，经紫外线照射后分别转变为麦角骨化醇（VD_2）和胆骨化醇（VD_3）。这两种维生素经过肝脏转化作用变为 25-（OH）D，它是维生素 D 最稳定的代谢产物，也是评估体内维生素 D 水平的最好指标，最后再经过肾脏转化成 1,25-（OH）$_2D_3$，即为骨化三醇。1,25-（OH）$_2D_3$ 经血液循环运输至肠、肾、骨等靶器官，与这些组织细胞内的 VDR 结合后，上调或下调靶基因的转录，从而发挥其抗骨质疏松的作用，即促进肠道钙磷的吸收，促使骨钙沉积；增加肾小管对钙磷重吸收，提高血钙磷浓度，有利于骨的矿化作用；促进成骨细胞增殖和破骨细胞分化，进而影响骨形成和骨吸收。

维生素 D 是唯一能在人体内合成的维生素。因 80% ～ 90% 的维生素 D 是在阳光紫外线 p（波长 290 ～ 315mm）的照射下，由皮下的 7- 脱氢胆固醇合成维生素 D_3 后生成，故又称"阳光维生素"；占 10% ～ 20% 的维生素 D 来源于食物，其中天然食物（如海鱼、蛋黄、奶制品及动物内脏均含有丰富的 VD_3）经过肠道消化后形成 VD。此外，国外许多国家强化使用某些富含 VD 的食品（如牛奶、乳制品和婴儿食品等）来预防佝偻病，这些食品间接丰富了 VD 的来源。

尽管人体可以自身合成维生素 D，但维生素 D 缺乏在人群中仍普遍存在，全球有超过 10 亿人群的血清 25-（OH）D 水平达不到维持骨骼肌肉健康所推荐的 30μg/L（75nmol/L）水平，因此维生素 D 一直以来作为基本健康补充剂用于骨质疏松症的防治。尽管也有研究发现，老年人每天补充 400U 维生素

D 对于椎体和非椎体骨折发生率均无明显益处，即对于补充维生素 D 能否预防骨质疏松症骨折曾存在争议，但在国内外骨质疏松症治疗领域应用维生素 D 及其活性产物的意义已基本达成一致。

骨质疏松症的发生，取决于青少年时期获得的峰值骨量和中老年阶段的骨丢失速率。青少年阶段，合成及摄取足量的维生素 D，能够促进骨形成与矿化，有助于获得较高的峰值骨量。中老年阶段，充足的维生素 D 有利于维持正钙平衡，减少骨转换失衡和骨丢失。基于血清 25-（OH）D 水平的检测已被公认为反映维生素 D 状态的最合理指标，具体如表 7-3。

表 7-3　国际标准评估维生素 D 的营养水平

名称	数量	营养水平
血清 25-（OH）D	< 20μg/L（50nmol/L）	缺乏
	20 ~ 30μg/L（50 ~ 75nmol/L）	不足
	> 30μg/L（75nmol/L）	充足
	< 10μg/L（25nmol/L）	严重缺乏

近年来，有许多与维生素 D 结构相似且具有活性维生素 D 样作用的化学物质，即维生素 D 衍生物被不断开发并应用于临床。活性维生素 D 及其衍生物是经过羟基化的维生素 D 类似物，属于骨质疏松症的治疗药物。目前在国内上市的活性维生素 D 及其衍生物有 1α 羟维生素 D_3（1α - 骨化醇）和 1,25- 双羟维生素 D_3（骨化三醇）两种，其应用方法如表 7-4 所示。

表 7-4 活性维生素 D 及其衍生物的应用方法

α – 骨化醇	
适应证	CFDA 批准的适应证为绝经后及老年性骨质疏松症等
疗效	适当剂量的活性维生素 D 能促进骨形成和矿化，并抑制骨吸收活性维生素 D，对增加骨密度有益，能增加老年人肌肉力量和平衡能力，减少跌倒的发生率，进而降低骨折风险
用法	α – 骨化醇胶囊，每粒 0.25μg、0.5μg、1.0μg，口服每次 0.25～1.0μg，每日 1 次
注意事项	治疗期间应注意监测血钙和尿钙，特别是同时补充钙剂者；肾结石患者慎用
禁忌证	高钙血症者
骨化三醇	
适应证	CFDA 批准的适应证为绝经后及老年性骨质疏松症等
疗效	适当剂量的活性维生素 D 能促进骨形成和矿化，并抑制骨吸收；有研究表明，活性维生素 D 对增加骨密度有益，能增加老年人肌肉力量和平衡能力，降低跌倒风险，进而降低骨折风险
用法	骨化三醇胶囊，每粒 0.25μg、0.5μg。口服每次 0.25μg，每日 1 次或 2 次；或每次 0.5μg，每日 1 次
注意事项	治疗期间应注意监测血钙和尿钙，特别是同时补充钙剂者；肾结石患者慎用
禁忌证	高钙血症者

此外，已在国外上市的艾地骨化醇（eldecalcitol，ED-71）是新型维生素 D 衍生物，在骨质疏松症的防治中，与 $1,25-(OH)_2D_3$ 相比，其血清半衰期更长，抑制破骨细胞的活性更强，使骨密度增加的幅度更明显。

第五节　甲状旁腺激素的应用

目前，国内外防治骨质疏松症的药物主要包括改善骨组织、抑制骨吸收和促进骨形成三个方面。其中以抑制骨吸收的药物为主，如雌激素、降钙素和双膦酸盐类，改善骨组织的药物有维生素 D 和钙剂，而促进骨形成的药物目前主要是甲状旁腺激素。甲状旁腺激素（parathyroid hormone，PTH）是维持机体钙、磷代谢平衡的重要激素之一，主要靶器官包括骨骼、小肠和肾脏等，大量的基础和临床研究证实了 PTH 是提高骨量、改善骨质量、治疗骨质疏松症的新途径。

PTH 对骨组织具有双重作用：一方面 PTH 能增强破骨细胞的活性，促进骨吸收；另一方面能与 PTH 成骨细胞上的特异性受体结合，通过环磷腺苷系统刺激成骨细胞分化和骨矿化，抑制成骨细胞的凋亡，延长成骨细胞的生命周期，同时下调骨细胞中 sclerotin 蛋白（一种抑制骨形成的蛋白）的表达来允许合成代谢信号通路传递，从而促进骨形成，增加骨强度，改善骨骼生物力学性能。研究发现，PTH 对骨转换具有双向调节作用：大剂量、持续给药有促进骨吸收的作用；间歇性、低剂量的甲状旁腺激素则导致成骨效应。间断使用 PTH 通过增加成骨细胞的数量和活性并减少其凋亡来促进松质骨重建的合成代谢。此外，PTH 还可通过调节肾小管重吸收钙磷和肠道对钙的吸收，间接调节骨代谢。因此，PTH 已经成为骨质疏松症的抗骨再吸收疗法的有效替代药。

　　PTH 由甲状旁腺分泌，是含 84 个氨基酸残基的直链多肽。正常人血浆中 PTH 的浓度为 10 ～ 50ng/L，呈清晨高、午后低的昼夜波动规律，其在血液循环中的半衰期约为 20 分钟，主要在肾脏内灭活。1925 年，Collip 成功提取出了具有生物活性的牛 PTH 成分。随后其分子结构逐渐被认识，19 世纪七八十年代，美国哈佛大学麻省总院研究表明，甲状旁腺激素 N 端的 34 个氨基酸残基——PTH1-34 与由 84 个氨基酸组成的天然 PTH 具有相同的受体结合和激活功能，且研究证实 PTH1-34 片段在体内外均具有完整 PTH 分子所具有的全部生物学活性。2002 年，美国政府食品与药品管理局批准 PTH1-34 特立帕肽作为骨形成促进剂用于治疗骨质疏松症。

　　目前临床应用的甲状旁腺激素药物主要包括重组人甲状旁腺激素片段（parathyroid hormone，PTH1-84）和人工合成的 PTH1-34（hPTH1-34），即特立帕肽（表 7-5）。在研的有 PTH 类似物——甲状旁腺激素相关肽（parathyroid hormone related peptide，PTHrP）。PTH1-84 与人自身分泌的内源性 PTH 结构相同，在欧洲一些国家批准用于治疗绝经后妇女的骨质疏松症，推荐剂量为 100μg/d，治疗时间为 18 ～ 24 个月，其生物利用度为 55%，半衰期为 90 分钟，对肝肾功能有轻微影响。PTH1-34（特立帕肽）是用生物合成技术生产的甲状旁腺激素片段，保留了 PTH 完整肽段的活性，并且与 PTH1-84 一样，对 PTH 受体（PTHR1）有良好的亲和力，美国 FDA 认可其用于治疗绝经后妇女骨质疏松症，也同时应用于有高骨折风险的男性骨质疏松症患者，推荐剂量为 20μg/d，总疗程不超过 18 个月，欧洲部分国家可用至 24 个月，其生物利用度为 95%，半衰期 75 分钟，同样具有轻微的肝肾毒性。

表 7-5　特立帕肽的临床应用

适应证	CFDA 批准用于有骨折高风险的绝经后骨质疏松症的治疗；国外还批准用于男性骨质疏松症和糖皮质激素性骨质疏松症的治疗
疗效	能有效地治疗绝经后严重骨质疏松症，提高骨密度，降低椎体和非椎体骨折发生的危险
用法	特立帕肽注射制剂，每次 $20\mu g$，皮下注射，每日 1 次
注意事项	少数患者注射特立帕肽后血钙浓度有一过性轻度升高，并在 $16\sim24$ 小时内回到基线水平，用药期间应监测血钙水平，防止高钙血症的发生；治疗时间不超过 2 年
禁忌证	并发畸形性骨炎、骨骼疾病放射治疗史、肿瘤骨转移及并发高钙血症者；肌酐清除率小于 35mL/min 者；小于 18 岁的青少年和骨髓未闭合的青少年；对本品过敏者

　　国外临床研究显示，特立帕肽的常见不良反应为体温升高、血压升高、口干、头晕、恶心呕吐等，偶见尿酸、尿酮体升高，极少数病例出现一过性血红蛋白升高。由于 PTH 对骨代谢的双重作用，因此应用特立帕肽后，松质骨骨量的增加伴随着皮质骨的丢失，如果皮质骨丢失，那么富含皮质骨的部位就有骨折的危险。除此之外，特立帕肽还可以增加尿钙和血尿酸水平，所以有肾结石和痛风病史的患者也应尽量避免使用特立帕肽。目前认为，短期低剂量使用 rhPTH 是安全的。此外，尽管有报道指出长期大剂量应用 PTH 会增加大鼠患骨肉瘤的风险，但对于人体是否有相似作用目前未见相关报道。

　　目前临床应用的 PTH1–34 大多为粉剂，须每日注射给药，尽管已报道有 PTH1–34 的新剂型，如贴皮剂，但尚未在临床推广。由于 PTH 对骨转换具有双向调节作用，故临床中采用小剂量 PTH1–34 间歇性地给药，可以治疗骨质疏松症。在临床应用中，甲状旁腺激素应当与钙、维生素 D 同时使用，并可以联合激素替代治疗。由于双膦酸盐会减弱甲状旁腺激素刺激骨形成、增加骨密度的能力，且临床研究也显示，阿仑膦酸钠与甲状旁腺激素同时应用治疗骨质疏松症的疗效并不强于单独应用，故两者一般不联用。

第六节　锶盐的应用

骨质疏松发生的基础是由于骨重建负平衡，即骨吸收大于骨形成。因此，抑制骨吸收和促进骨形成是治疗骨质疏松症的关键。目前临床治疗骨质疏松症的药物也主要集中于这两个方面，如二膦酸盐、雌激素、降钙素等具有抗骨吸收的作用，但这类药物在抑制骨吸收的同时，还继发性地抑制骨形成，从而降低了骨的转换，长期使用会影响某些区域正常骨的修复功能；而具有促进骨形成作用的甲状旁腺激素等，虽然在治疗早期促进骨形成，使骨量和骨强度增加，但因长时间使用也可使骨吸收增强，随着时间延长，其抗骨质疏松作用则逐渐减弱，并且停药后会使骨密度快速下降。因此，具有降低骨吸收和促进骨形成双重作用的锶盐可谓是抗骨质疏松症的理想药物。

锶（strontium，Sr）是 1790 年在苏格兰的矿山上被发现的，并于 1808 年被成功分离，它是人体内的一种必需元素，在体内含量甚微，约为 320mg，其中约 90% 分布在骨骼和牙齿，促进骨骼的发育和类骨质的形成，并有调节钙代谢的作用。锶有高度的亲骨性，其剂量依赖性地渗入骨组织，在旧骨中慢性渗入，锶通过与钙交换渗入骨矿结晶中；在新骨中快速渗入，依赖于成骨细胞的活性，达到饱和后锶与骨钙进行离子交换而与骨样蛋白结合。研究显示，锶对于骨代谢具有双向调节作用，既可以促进成骨细胞数量的增加，促进骨形成；又可以减少破骨细胞的生长，抑制骨吸收。锶可沉积到骨皮质及骨小梁内膜表面，通过与骨组织中的羟基磷灰石结合而沉积在结晶体的表面发挥作用，吸收更多的钙入骨，进一步形成矿化骨组织，增加骨量。且锶盐对骨骼有剂量依赖效应，在一定剂量时，锶盐对骨骼重建有益，而高剂量的锶可能减少肠对钙的吸收，从而影响骨重建过程。

雷尼酸锶（strontiumranelate）是第一个开发上市的锶盐类药物，由法国施维雅公司研制并于 2004 年在欧盟 27 国上市，目前已在我国上市。雷尼酸锶由两个稳定的锶原子和一个有机酸组成，在肠道可离解成雷尼酸和锶，前者不被吸收，故锶发挥主要作用。因与钙有着相似的化学结构及物理性质，故锶也可以激活钙敏感受体，后者在成骨细胞和破骨细胞上均有表达。研究表明，钙敏感受体可能是雷尼酸锶调控骨量的关键：一方面，雷尼酸锶通过钙敏感受体，促进前成骨细胞增殖及分化，促进 I 型胶原的合成和加速骨基质矿化；另一方面，通过钙敏感受体抑制破骨前体细胞分化和成熟，促进破骨细胞凋亡，从而降低骨吸收活性，抑制骨吸收。与常见的药物相比，雷尼酸锶可诱导骨重建的解偶联，具有独特的抑制骨吸收、刺激骨形成的双重作用，克服了药物单一作用的弊端，能增加骨强度和骨密度，同时不影响骨基质矿化，不改变骨晶体结构，从而更有效地降低骨折风险。两个大型的多中心、随机对照临床研究——脊柱骨质疏松干预治疗试验（SO-TI）和周围性骨质疏松治疗试验（TROPOS）显示，雷尼酸锶对绝经后骨质疏松骨折防治具有长期有效性，且可以改善骨质疏松症患者的生活质量（表7-6）。

雷尼酸锶常见的不良反应包括恶心、腹泻、头痛、皮炎和湿疹，一般在治疗初始时发生，程度较轻，多为暂时性，可耐受。罕见的不良反应为药物疹伴嗜酸性粒细胞增多和系统症状（drug rash with eosinophilia and systemic symptoms，DRESS）。

表 7-6　雷尼酸锶的临床应用

适应证	CFDA 批准用于治疗绝经后骨质疏松症
疗效	能显著提高骨密度，改善骨微结构，降低发生椎体和非椎体骨折的风险
用法	雷尼酸锶干混悬剂，每袋2g，每次2g，睡前服用，最好在进食2小时之后服用
注意事项	不宜与钙和食物同时服用，以免影响药物吸收
禁忌证	伴有已确诊的缺血性心脏病、外周血管病和/或脑血管疾病者，或伴有未控制的高血压者；肌酐清除率 < 30mL/min 的重度肾功能损害者

第七节　氟化物的应用

氟是参与人体生命活动的一种重要微量元素，对人体牙齿、骨骼及多个系统，如血液系统、神经系统等具有重要作用。人体内的氟主要来源于消化系统吸收，绝大多数以氟化物的形式存在于牙齿、骨骼等组织中。有研究发现，在美国饮用水含氟量较高地区的人群中，骨质疏松症的发病率明显偏低，遂提出了氟疗法，并吸引了众多学者研究。

骨质疏松症的治疗主要分为两种：当骨密度高于骨折阈值时，应选用抗骨吸收的药物，减少骨量流失；当骨密度低于骨折阈值时，应使用促骨形成的药物，增加骨量，防止骨折。

一、作用机制

氟化物作为促骨形成的药物，其作用机制主要分为以下两个方面。

1. 刺激骨的形成

氟通过促进成骨细胞有丝分裂，提高成骨细胞的阶段性生长速度，从而增加成骨细胞的数量并使其活性增强，最终促进骨形成，为氟化物治疗骨质疏松，尤其是增加骨骼中轴骨的体积和骨密度，提供了理论基础。值得注意的是，氟的这一作用必须控制在一定剂量范围内。目前氟化物促进成骨细胞增殖的机制尚无确切定论，有学者认为：氟作用于成骨细胞后可合成生长因子，这些因子可与细胞表面的受体结合，通过二聚作用和自主磷酸化作用，激活酪氨酸受体活性及磷酸化作用的偶联反应，促进骨细胞的增殖。此外，氟化物也能增加成骨细胞的灰化重量，从而增加骨密度。

2. 抑制骨吸收

氟是亲骨性元素，有助于钙和磷形成羟基磷灰石，而氟离子又可取代羟基磷灰石晶体中的羟基，形成不溶于酸的氟磷灰石结晶，从而有效拮抗破骨细胞的溶骨，最终抑制骨吸收。

二、临床疗效

多项研究已证实氟化物可增加中轴骨的骨密度，甚至纠正已丢失的骨量，并指出氟化物的这一作用与患者的年龄、病情及病因无关。近年来，欧美地区有学者又进一步证实氟化物不仅能增加中轴骨的骨密度，而且还能降低脊柱骨折的发生率，但这一说法仍存在争议。虽然氟化物对中轴骨的作用已得到肯定，但其对周围骨的影响仍众说纷纭，不过大多数学者认为氟化物对周围骨的骨量无明显不良影响，并指出在应用氟化物治疗骨质疏松症的同时加用钙剂及活性维生素 D_3 可增加周围骨的骨密度。

三、临床应用

临床上骨质疏松症多以原发性骨质疏松症为主，包括绝经后骨质疏松症（Ⅰ型）和老年性骨质疏松症（Ⅱ型）。Ⅰ型骨质疏松症的骨丢失主要发生在小梁骨，Ⅱ型骨质疏松症主要是小梁骨和皮质骨受累，而氟化物可增加椎骨和小梁骨的骨密度，对皮质骨并无明显改善，因此氟化物主要适用于Ⅰ型骨质疏松症的治疗。绝经后骨质疏松的发生主要是因为雌激素水平的下降，其对破骨细胞的抑制作用减弱，使骨吸收功能增强。与此同时，成骨细胞介导的骨形成难以代偿过度的骨吸收，最终呈现骨丢失的病理表现，故临床上曾提出氟化物与雌激素联合，并加用足量的钙剂及维生素 D_3 治疗绝经后妇女骨质疏松症。

人体对氟的含量较为敏感，加上氟的安全阈值较窄，临床应用时应严格控制氟的摄入量。此外，考虑到氟化物的药代动力学及生物学利用度，一般情况下患者治疗的时间需持续 3 年。因此，建议患者在用药期间，监测血氟浓度和碱性磷酸酶的水平，确保用药安全。临床上常用的代表药有磷酸氟二钠、氟化钠等。

四、氟化物治疗的不良反应

氟化物一直被质疑的原因除安全阈值较窄外，还与其产生的不良反应有关。首先最常见的就是胃肠道反应，早期由于剂型的限制，很多患者服药后往往难以耐受，因而出现一系列恶心、呕吐、腹泻等消化道症状，后随着剂型的改善，加上缓释剂型的应用，胃肠道的不良反应已大大减少。

氟化物治疗时还可能出现下肢关节疼痛，如足、踝关节等，这一现象被称为下肢疼痛综合征，又称外周疼痛综合征。前文已提到氟离子可取代羟基磷灰石晶体中的羟基形成氟磷灰石结晶，在抑制骨吸收的同时改变了原有的骨晶体结构，一方面使骨的硬度改变，脆性增加；另一方面，氟化物对成骨细胞的持续刺激会产生过量的骨钙素，这些过量的骨钙素最终会导致骨钙化不良。

应激性骨折也是氟化物治疗的不良反应之一。其原因可能是在治疗的过程中出现了钙缺乏，引起继发性甲状旁腺功能亢进，这也是特别强调应用氟化物治疗时补充足量钙剂和适量活性维生素 D_3 的缘由；另外，由于骨矿化不良，导致骨软化，从而发生应激性骨折；部分学者还考虑可能与治疗后患者中轴骨的密度提高，自身骨痛减轻，患者活动增加导致骨骼负荷加大所致。

此外，氟化物摄入过量还会引起氟斑牙和氟骨症。

临床应用时，还需考虑患者个体间的差异。有学者经过 2 年的临床观察发现，对患有肝脏或肾脏疾病的患者应用氟化物，不仅无法取得治疗作用，反而产生不良影响，这主要与氟离子的代谢有关。被机体吸收的氟离子约 40% 经尿液排出，若患者肾功能不全，会严重影响氟的清除。因此，在临床用药时，需要医生进行多方面综合评估。

五、总结

总的来说，从氟化物用于治疗骨质疏松症开始，其疗效一直备受争议。有学者提出，考虑其安全性及长期使用引起的非脊柱骨折的风险，不推荐氟化物作为防治骨质疏松症的一线用药。在 2017 年的诊疗指南中，并未将氟化物纳入治疗原发性骨质疏松症的治疗药物。随着现代科学及医疗技术的进一步发展，未来氟化物的发展仍是未知，但可以肯定的是，若其继续留在历史舞台，可能需要我们进行深入综合性动态研究，只有把握其治疗的量效关系，才能使之更好地适应临床。

第八章 中医药治疗

第一节　中医药治疗骨质疏松症的发展史

骨质疏松症在古医籍中并无明确的病名记载，但本病的临床症状与中医学中"虚劳""骨痹""骨痿""腰痛""骨缩""骨枯""骨折"等的症状描述相似，相关论述散在于上述多种病证范畴内。由于病名是一个诊断学概念，应反映出该疾病的病因、病程、病性等本质特性，而上述这些病名只是骨质疏松症在各个阶段的不同表现，并不反映骨质疏松症的本质特性，故不能用其中某个阶段的病证概括骨质疏松症。不同的医家对骨质疏松症相关中医病名认识各不相同，因此对骨质疏松症的病因病机、治疗原则及辨证论治的认识也各有差异。下面主要从不同时期谈谈各代医家对骨质疏松症的中医药治疗的认识。

一、秦汉时期——奠定补肾壮骨大法

秦汉时期，是中国医学史上承前启后、继往开来的发展时期。该时期确立了辨证论治思想，初步奠定了药物方剂学体系。秦汉时期相关医籍中提出了"骨痹""骨痿""骨枯"的病名，奠定了补肾壮骨治疗大法。

《素问·长刺节论》中提出了"骨痹"病名，曰："病在骨，骨重不可举，骨髓酸痛，寒气至，名曰骨痹。"骨痹的骨髓酸痛症状与骨质疏松症患者腰背酸痛的症状相似。

《素问·痹论》曰："骨痹不已，复感于邪，内舍于肾……所谓痹者，各以其时重感于风寒湿之气也。"指出肾虚外感，寒邪舍骨，发为酸痛者即为骨痹，骨痹的发生必有肾虚。

《素问·痿论》云："有所远行劳倦，逢大热而渴，渴则阳气内伐，内伐则热舍于肾。肾者水脏也，今水不胜火，则骨枯而髓虚，故足不任身，发为骨痿。""肾气热，则腰脊不举，骨枯而髓减，发为骨痿。"阐述了骨痿的病因病机，肾水不足不能制火，火热内盛，更耗肾中精气，导致肾无所充，其髓自虚而不养骨，从而导致骨痿。

《难经·二十四难》曰："足少阴气绝，即骨枯。少阴者，冬脉也，伏行而温于骨髓。故骨髓不温，即肉不着骨，骨肉不相亲，即肉濡而却，肉濡而却，故齿长而枯，发无润泽；无润泽者，骨先死。"该古籍中不仅记载了骨枯的病名，还提出肾虚是导致骨枯先死的原因。

马王堆的汉墓帛书记载："凡彼治身，务在积精。精盈必舍，精缺必补，补舍之时，精缺为之……虚实有常，慎用勿忘，勿困勿穷，筋骨隆强。"强调了筋骨的强劲与否与精气的盛衰密切相关，精盛才能骨强。

《素问·宣明五气》云："五脏所主……肾主骨。"《素问·上古天真论》曰："女子七岁，肾气盛，齿更发长。二七而天癸至，任脉通，太冲脉盛，月事以时下，故有子。三七，肾气平均，故真牙生而长极。四七，筋骨坚，发长极，身体盛壮。五七，阳明脉衰，面始焦，发始堕。六七，三阳脉衰于上，面皆焦，发始白。七七，任脉虚，太冲脉衰少，天癸竭，地道不通，故形坏而无子也。丈夫八岁，肾气实，发长齿更。二八，肾气盛，天癸至，精气溢泻，阴阳和，故能有子。三八，肾气平均，筋骨劲强，故真牙生而长极。四八，筋骨隆盛，肌肉满壮。五八，肾气衰，发堕齿槁。六八，阳气衰竭于上，面焦，发鬓颁白。七八，肝气衰，筋不能动。八八，天癸竭，精少，肾脏衰，形体皆极，则齿发去。肾者主水，受五脏六腑之精而藏之，故五脏盛，乃能泻。今五脏皆衰，筋骨解堕，天癸尽矣，故发鬓白，身体重，行步不正，而无子耳。"上文从机体生长发育的角度阐述了肾精盛衰与骨骼强劲脆弱的密切关系。肾精充盛，骨髓生化有源，则骨骼得到骨髓的滋养而坚固有力。但随着年龄增长，肾中精气亏虚使骨髓化生不足、筋骨失养导致骨质脆弱。这与原发性骨质疏松症的发病规律颇为相似。

《素问·脉要精微论》曰："腰者，肾之府，转摇不能，肾将惫矣……骨者，髓之府，不能久立，行则振掉，骨将惫矣。得强则生，失强则死。"《素问·痹论》曰："肾痹者，善胀，尻以代踵，脊以代头。"《灵枢·邪气脏腑病形》曰："肾脉微滑为骨痿，坐不能起，起则目无所见。"古医籍中记载的因肾虚出现的腰部活动受限、转摇不能、不能久立、视物昏花模糊、筋骨疼痛、行则震颤、脊背畸形等症状，几乎包括了骨质疏松症患者的大多数症状，从这一角度也证实了骨质疏松症与肾虚的密切关系。

《素问·逆调论》提道："帝曰：人有身寒，汤火不能热，厚衣不能温，然不冻栗，是为何病？岐伯曰：是人者，素肾气盛，以水为事，太阳气衰，肾脂枯不长，一水不能胜两火，肾者水也，而生于骨，肾不生则髓不能满，故寒甚至骨也……肾孤脏也，一水不能胜二火，故不能冻栗，病名曰骨痹，是人当挛节也。"文中提出骨痹的发生多与邪气等原因耗伤精髓有关，肾虚髓亏，导致筋骨失于濡养，从而引起骨病的发生。

《黄帝内经》中虽未提及骨质疏松症的具体治法，但在《素问·阴阳应象大论》中提出了"形不足者，温之以气。精不足者，补之以味"这一重要的治疗准则。《金匮要略·血痹虚劳病脉证并治第六》云："人年五六十，其病脉大者，痹侠背行。"

张仲景提出慢性虚损性疾病好发于中老年人，且病变部位好发于脊柱，患者脊背常感到酸麻不适，这与西医学对骨质疏松症的认识很相似。并在《金匮要略》里提出了"虚劳腰痛，少腹拘急，小便不利者，八味肾气丸主之"。

从以上古医籍条文中可以看出，秦汉时期的医家对于骨质疏松症有了初步的认识，揭示了肾虚是导致人体骨质疏松症的病机关键，从而奠定了补肾壮骨的治疗大法。

二、隋唐时期——开拓肝肾精血并补

隋唐时期，是中国封建社会的鼎盛时期，该时期医学上也有很大的发展，涌现了一大批优秀的医学家和重要的医学著作。如隋代名医巢元方撰写了《诸病源候论》，开创了病因病机学说，书中记载了对每一类疾病和每一种疾病的病因、病机和证候的探讨、分析及描述。药王孙思邈撰写了《备急千金要方》及《千金翼方》，他不仅有非常丰富的中草药知识，还将儒家、道家以及外来古印度佛家的养生思想与中医学的养生理论相结合，提出了许多切实可行的养生方法……隋唐时期的医家还全面综合整理以前的医学成就，在总结新经验和吸收新成就的基础上，继往开来，为中医学在更高层次上继续发展奠定了新的基础。该时期，针对骨质疏松症的治疗，各医家在总结前人经验的基础上，开拓了肝肾精血并补的方法。

肝肾关系密切，素有"肝肾同源"之说。两者在生理特性及病理上相互影响，肝主疏泄，肾主封藏，肝气疏泄可促使肾气封藏有度，肾气闭藏可防止肝气疏泄太过，两者相反相成，共同调节女子的月经来潮、排卵和男子的排精。肝藏血，肾藏精，血液滋养则肾气充盛，肾气充盛则血有化生，肾精亏损则肝阴不足，出现水不涵木，反之亦然。肝在体合筋，肾在体合骨，筋骨相连，肝虚则阴血不足，筋骨失养，肢体屈伸不利，肾精亏损则髓燥筋枯，废痿不起，肝虚致骨痿，出现痿弱无力、腰酸背痛，甚或关节疼痛等骨质疏松症的症状。

在骨质疏松症的中医病因病机方面，隋代巢元方坚持秦汉时期的"肾主骨"观点，即肾虚是导致骨质疏松症发生的主要病因，在此基础上，他对肾虚受邪致病学说有进一步的认识，《诸病源候论·卷五·腰背病诸候》中曰："肾主腰脚。肾经虚损，风冷乘之，故腰痛也。""凡腰痛有五：一曰少阴，少阴肾也，七月万物阳气伤，是以腰痛。二曰风痹，风寒著腰，是以痛。三曰肾虚，役用伤肾，是以痛……五曰寝卧湿地，是以痛。"指出肾虚为腰痛的内在原因，在此基础上感受风邪或风寒或风湿之邪等，虚与邪兼有，正虚邪凑，内外相合而发病。他还认为，肝阴血亏虚时亦会影响肾藏精主骨的功能，骨骼的生长发育亦依赖于肝血、肝阴的滋养。《诸病源候论》曰："肝主筋而藏血，肾主骨而生髓。虚劳损血耗髓，故伤筋骨也。""凡人血气虚，为风邪所伤，初始客在皮肤，后重遇气血劳损，骨髓空虚，遂流注停滞，令人气血减耗，肌肉消尽。"他从肝肾同源的角度阐述了肝肾精血亏虚与骨质疏松症的关系，并且提出了外邪侵袭、久病亦会引起骨髓空虚、精血耗尽，导致骨质疏松症的发生。

唐代孙思邈在《备急千金要方》中对"骨极"和"骨枯"的病因病机及症状进行了描述，曰："骨极者，主肾也，肾应骨，骨与肾合……若肾病则骨极，牙齿苦痛，手足疼，不能久立，屈伸不利，身痹脑髓酸……故曰骨极。""肾虚者，酸疼不安，好倦……骨应足少阴，少阴气绝则骨枯。发无泽，骨先死矣。"其中的症状描述与骨质疏松症的表现相似，如足跟疼痛、不能久站、腰背酸痛不适等。他还创制了治疗"骨虚，酸疼不安……腰脊酸削，齿痛，手足烦疼，不欲行动"的虎骨酒，治疗肾气虚寒之腰脊痛的干地黄散等。

《外台秘要》中记载了猪膏酒补虚润燥、调和血脉以治疗"肝劳筋极，挛痹乏力，骨痹挛节，转筋"。还记载了肾沥汤治疗"骨极虚寒，腰脊痛不能久立"，肾沥汤中的药物组成有羊肾、芍药、麦冬、干地黄、当归、干姜、五味子、人参、茯苓、甘草、远志、黄芩、桂心、大枣。方中芍药、当归等养血柔肝润燥，与羊肾、地黄等补肾益精药同用，精血并补。

由此可见，隋唐时期的医家在强调肾虚是导致骨质疏松症发病根本的同时，又提出养肝以强筋壮骨，补血以助益精，体现了中医学肝肾精血同源理论的具体应用，拓展了骨质疏松症的治疗思路。

三、宋元时期——主张补脾益精髓

宋元时期，是中国医学史上开辟新途径的时代。在这个时期，以刘完素、张从正、李东垣、朱震亨为代表的四大家，在继承《黄帝内经》《伤寒论》的理论基础上，结合各自的临证经验和研究心得，提出了不同的学术见解，进一步发展了病机理论和辨证施治的原则，丰富了中医学的内容，促进了中医学的向前发展。以李东垣为代表的"补土派"医家认为，脾胃为元气之本，内伤虚损病证应多从脾胃入手，强调以调治脾土为中心。

《扁鹊心书》中提道："骨缩病此由肾气虚惫，肾主骨，肾水既涸则诸骨皆枯，渐至短缩。治迟则死……非寻常草木药所能治也。凡人年老，逐渐锉矮，其犹骨缩之病乎。"此段对"骨缩病"进行描述，提出肾气虚衰、肾水渐涸是导致骨缩病的病因，骨骼逐渐出现短缩与骨质疏松症中身高变矮的症状一致。

其中"渐至短缩""非寻常草木药所能治",强调了该病是一类慢性难治性疾病。

《养老奉亲书》载有:"缘老人气弱,骨疏,怯风冷,易伤肌体……高年阳气发泄,骨肉疏薄,易于伤动,多感外疾,惟早眠晚起,以避霜威。"其中"骨疏""骨肉疏薄"与现代骨质疏松症的病名和定义十分相近,且强调了老年人由于气血真阳逐渐衰弱,稍有不慎则易于闪挫的特点,与老年性骨质疏松症常伴发骨折的认识相一致,并提出了"惟早眠晚起,以避霜威"的预防方法。

《医学发明·活法机要》曰:"虚损之疾,寒热因虚而感也……自下而损者,一损损于骨,故骨痿不能起于床;二损损于肝,故筋缓不能自收持;三损损于脾,故饮食不能消克也。故心肺损则色弊,肝肾损则形痿,脾胃损则谷不化也……渐溃之深,皆虚劳之疾也。"李东垣认为骨质疏松症的发生与肾、肝、脾均相关,各种原因导致肝肾虚损、脾胃虚弱,终成虚劳,导致筋骨活动不利。

李东垣在《脾胃论》中有"骨蚀"一病的记载,曰:"大抵脾胃虚弱,阳气不能生长,是春夏之令不行,五脏之气不生。脾病则下流乘肾,土克水,则骨乏无力,是为骨蚀,令人骨髓空虚,足不能履地。"他在文中指出"骨蚀"的病因病机为脾胃虚弱,脾胃阳气不能升发,失去对五脏的濡养致五脏虚损。虽然"骨蚀"的发病机制与五脏相关,但与先天的肾和后天的脾关系更密切,脾虚导致肾虚,使肾不能主骨生髓,而导致骨髓空虚,从而出现骨蚀。其主要临床表现为骨乏无力、足不能履地,此与骨质疏松症出现的乏力、疼痛、运动受限相一致。李东垣还在《脾胃论》中指出"骨蚀"的证候为"阴气重叠、阴盛阳虚之证",而治疗大法为"汗之",虽然用辛味的发汗药,但其目的不是发汗，而是通过扶助脾阳上升以逐阴气。并提出与甘味补气药同时使用，补充和升发脾之阳气，使脾胃之气旺盛，从而治愈骨蚀。

"夫脾胃虚弱……损伤元气，四肢不收，精神不足，两脚痿软……当先助元气"。肾藏精，为先天之本，脾主运化，为后天之本，是气血化生之源。骨的生长发育不仅源于肾中精气的化生，也赖于后天之精的滋养。当精气匮乏，骨骼则由强健变脆弱，由脆弱变痿软。因此，在治疗上应当甘温补益，健运脾胃，使得精髓生化有源。

该时期医家们创立了很多行之有效的方剂，刘完素在《保命集》中创制了益精缓中消谷之煨肾丸，治疗肝肾损及脾损，谷不化，腰痛不起之证。药物组成有牛膝、草薢、杜仲、肉苁蓉、菟丝子、防风、白蒺藜、胡芦巴、补骨脂、肉桂，方中菟丝子、肉苁蓉等补益肝肾、温精助阳，补骨脂脾肾双补、暖脾助运，对肝肾损及脾损之证尤效。钱乙创制的六味地黄丸被奉为经典方剂，为后世所常用，方中山药、茯苓健脾助运，使得精血化生有源，精生髓，髓充骨，达到脾肾双补的目的。还有四斤丸、加味四斤丸、鹿茸四斤丸等，均可以通过补肾益髓，精血相生而达到防治骨质疏松的目的。

四、明清时期——重视活血祛瘀通络

明清时期随着中医理论的发展与创新，对骨质疏松症病因病机的认识也更加完善成熟，认为肝肾气伤、肾气虚、血气两虚、筋伤、肾阴虚、久病不起导致骨质疏松症，同时提出了血瘀导致骨质疏松症的观点。代表学者有唐容川、陈士铎、王清任、薛己、王肯堂等。

明代医家王肯堂在《证治准绳》中描述了肝肾与筋的关系，

曰："肾虚不能生肝，肝虚无以养筋，故机关不利。"唐容川在《中西汇通医经精义》中云："节者，骨节也。骨属肾水，筋属肝木，水生木，故骨节之间亦生筋，而筋又为骨之使也……西医详骨与髓，而于筋甚略，因彼但以运动属之脑气，不以为筋所主。然使无筋，则骨不联属，又乌能运动哉。"他认为，机体的运动功能不仅和骨与髓密切相关，筋也起着重要作用，筋伤会导致运动不利。薛己《正体类要》中曰："筋骨作痛，肝肾之气伤也。"龚廷贤《寿世保元》中论述："痿者，手足不能举动是也，又名软风……此症属血虚。血虚属阴虚，阴虚能生热，热则筋弛。步履艰难，而手足软弱，此乃血气两虚。"《临证指南医案》曰："盖肝主筋，肝伤则四肢不为人用，而筋骨拘挛。肾藏精，精血相生，精虚则不能灌溉四末，血虚则不能营养筋骨。"强调了肝伤精血亏虚导致四肢不用、筋骨不和，促使骨质疏松的发生。陈士铎在《石室秘录·痿病证治》中云："痿废之证，乃阳明火证肾水不足以滋之，则骨空不能立……久卧床席，不能辄起……骨中空虚……无怪经年累月愈治而愈急也。"指出骨质疏松症发病过程缓慢且难治。上述医家在总结前人经验的基础上，进一步丰富和完善了骨质疏松症的病因病机，如肝肾气伤、肾气虚、血气两虚、筋伤、肾阴虚、久病体虚等。

同时，还有医家提出了血瘀的观点。气虚血瘀，指的是气虚推动血液运行无力，从而使得血液运行缓慢甚至凝滞的状态。阴虚血瘀，指阴不制阳，阳气蒸腾津液，气行不畅，瘀血始成。阳虚血瘀，当肾阳不足，虚寒内生，血液运行受阻而迟滞，瘀血生成，加重对气运行的遏制，使得筋脉骨骼失养终成骨痿。寒凝血瘀，外邪侵犯机体，隐而不散，当机体虚弱或者外邪积累到一定程度时，疾患乃发。清代唐容川《血证论·吐血篇》曰："旧血不去，则新血断然不生。"虚者日久必成瘀，瘀者始成必重虚。清代王清任《医林改错》中曰："元气既虚，必不能达于血管，血管无气，必停留而瘀。"气血旺盛，则筋骨强健有力；元气亏虚，无力推动气血运行则血行迟缓，气血运行循环失常，瘀血阻滞血脉，日久不去，导致脏腑功能失调，最终影响骨的营养和代谢。老年性骨质疏松症患者元气虚惫，血行无力，停而为瘀，叶天士针对"老者之气血衰，其肌肉枯，气道涩""病在筋骨，实难见效"的特点，提出"古方颇多，如古方治之不效，用身痛逐瘀汤"，治疗当补益和活血祛瘀通络兼顾。

因此，在治疗上要从气血论治，尤其是对于原发性骨质疏松症，在辨证论治的基础上还需重视运用行气、活血、化瘀类的药物，如三七、骨碎补等，以期取得更好的疗效。清代大师王清任在《气血合脉说》中明确指出："无论外感内伤，要知初病伤人何物，不能伤脏腑，不能伤筋骨，不能伤皮肉，所伤者无非气血。"所以"治病之要诀，在明白气血"。现代医家以调理脏腑气血为本，兼顾活血化瘀治疗骨质疏松症。临床上具体治疗大法有补虚、理气、活血、化瘀，使气血充沛、运行条达而达到治疗骨质疏松症的效果。

可见，明清时期的医家，在总结前人经验的基础上，对骨质疏松症的认识已基本趋于完善。该病总属本虚标实之病，虚者以肾虚为核心，治疗仍以"肾主骨生髓"为指导，从肾论治为主，同时兼以补肝、健脾、养胃、散邪、活血化瘀通络等治法。

综上所述，历代医家对于骨质疏松症的认识在逐步成熟、完善，在治疗方法上也在逐步演变，从秦汉时期的补肾壮骨大法、隋唐时期的肝肾精血并补，到宋元时期的补脾益精髓、明清时期的活血祛瘀通络。虽然不同时期的医家治疗的侧重点不同，但总体的治疗思想仍保持一致，即以补肾为主，兼顾肝、脾同调，同时重视祛除致病因素，如活血通络、祛风除湿等。医家们还创制了一系列行之有效的方剂，如肾气丸、六味地黄丸、补阴丸、左归丸、右归丸、阳和汤、青娥丸、身痛逐瘀汤等，为后世临床防治骨质疏松症奠定了重要的理论基础。

其中，肾气丸出自《金匮要略》，由干地黄、山药、山茱萸、泽泻、茯苓、牡丹皮、桂枝、附子组成。六味地黄丸出自《小儿药证直诀》，由熟地黄、酒萸肉、牡丹皮、山药、茯苓、泽泻组成。补阴丸出自《丹溪心法》，由熟地黄、盐知母、盐黄柏、醋龟甲、猪脊髓组成。左归丸出自《景岳全书》，由熟地黄、山药、枸杞子、山茱萸、川牛膝、菟丝子、鹿胶、龟胶组成。右归丸出自《景岳全书》，由熟地黄、附子（炮附片）、肉桂、山药、山茱萸、菟丝子、鹿角胶、枸杞子、当归、盐杜仲组成。阳和汤出自《外科证治全生集》，由熟地黄、肉桂、白芥子、姜炭、生甘草、麻黄、鹿角胶组成。青娥丸出自《太平惠民和剂局方》，由胡桃肉、补骨脂、杜仲皮组成。身痛逐瘀汤出自《医林改错》卷下，由秦艽、川芎、桃仁、红花、甘草、羌活、没药、当归、五灵脂、香附、牛膝、地龙组成。

第二节　常用中药的现代药理学研究

单味中药治疗骨质疏松症疗效确切，药理机制得到证实，近年来不断开展的药物研究为此提供了更为有力的证据。临床常用防治骨质疏松症的中药有补骨脂、淫羊藿、杜仲、骨碎补、菟丝子、肉苁蓉、续断、鹿茸、仙茅、千年健、枸杞子、牛膝、巴戟天、狗脊、葛根、黄芪、人参等。

补骨脂

补骨脂又名破故纸，是豆科一年生草本植物补骨脂的种子。味苦、辛，性温。归肾、脾经。具有助阳补肾、纳气平喘、温脾止泻的功效。

【化学成分】

从该植物中分离并确定结构的化学成分达 90 余种，其中补骨脂的主要化学成分包括三类：黄酮类、香豆素类和萜酚类化合物。黄酮类包括黄芩苷、补骨脂二氢黄酮、异补骨脂二氢黄酮、补骨脂查尔酮、补骨脂宁等；香豆素类包括补骨脂素、异补骨脂素、补骨脂定、异补骨脂定等；萜酚类包括补骨脂酚、2，3- 环氧补骨脂酚等。

【药理作用】

现代药理学研究发现：补骨脂具有抗骨质疏松、止泻、抗肿瘤、抗氧化、抗菌活性、性激素样作用、平喘、抗抑郁、治疗血管性痴呆、增强免疫功能、降糖、降血脂、扩冠作用等，还可以治疗白癜风、银屑病等皮肤病。

补骨脂抗骨质疏松的作用可能与以下几方面有关：①促进成骨细胞的增殖、分化。②促进骨髓间充质干细胞向成骨细胞分化。③调控骨形成和骨吸收，增加骨形成和骨吸收的比例。④雌激素样作用。补骨脂提取物能够有效促进成骨细胞的增殖、分化，增强骨更新。成骨细胞与破骨细胞之间信息交流的基础是 OPG/RANKL/RANK 系统。研究表明，补骨脂中的香豆素类化合物补骨脂素能够上调小鼠成骨细胞 OPG、RANKLmRNA的表达和 OPG/RANKL 的比例，促进成骨细胞 OPG 的表达，增加与 RANKL 的结合，抑制破骨细胞的功能；补骨脂素还可以通过 ERβ 直接作用于成骨细胞，促进成骨细胞的骨形成，发挥治疗骨质疏松症的作用。补骨脂中的黄酮类物质被称为"植物雌激素"，能够同时作用于成骨细胞与破骨细胞，具有改善骨代谢，促进成骨细胞生成，抑制破骨细胞分化的作用。

淫羊藿

淫羊藿又名仙灵脾，是小檗科草本植物淫羊藿的地上部分。味辛、甘，性温。归肝、肾经。具有温肾壮阳、祛除寒湿、平喘等功效。

【化学成分】

淫羊藿属植物的化学成分有 74 种，主要包括黄酮类、多糖、木脂素类、生物碱、绿原酸、萜类化合物及微量元素等多种活性物质。其中黄酮类有淫羊藿苷、淫羊藿次苷 I、淫羊藿次苷 II、去甲淫羊藿素、淫羊藿素、淫羊藿苷元 3-O-α-鼠李糖苷等。

【药理作用】

现代药理学研究发现：淫羊藿具有促进骨质生长的作用，雄性激素样作用，增加冠脉流量、耐缺氧、保护心肌缺血、降压等作用，增强人体免疫系统功能的作用，还有抑菌、抗病毒、抗炎、保护肝细胞、抗衰老、抗肿瘤、降血糖、中枢抑制、抗疲劳等作用。

现代研究表明：淫羊藿总黄酮或黄酮各单体都具有抗骨质疏松的作用，其中以淫羊藿苷作用最强，其作用机制主要包括以下几个方面：①调控成骨细胞与破骨细胞活性的平衡，减弱骨吸收。②提高骨保护素的基因表达，刺激成骨细胞的增殖和分化，促进骨形成。③降低破骨细胞内 Ca^{2+} 浓度，减少肌动蛋白环回缩和细胞内超氧阴离子自由基，使成骨细胞吸收陷窝面积减小，骨吸收量减少。④减少肿瘤坏死因子 – α 的表达，增加转化生成因子的生成，阻止骨髓基质中破骨细胞的生成，防止骨质丢失，达到预防骨质疏松症发生的目的。

杜仲

杜仲是杜仲科乔木植物杜仲的树皮。味甘，性温。归肝、肾经。具有补肝肾、强筋骨、安胎等功效。

【化学成分】

杜仲中提取的化学成分，按其结构可分为木脂素类、环烯醚萜类、黄酮类、苯丙素类、萜类、多糖类等。此外，还含有丰富的 Ca、Fe 等无机元素和 Be、Se 等微量元素。

【药理作用】

现代药理学研究发现：杜仲具有抗骨质疏松、降血压、降血脂、降血糖、抗肿瘤、抗菌、抗病毒、抗炎、抗氧化、抗疲劳、增强免疫作用、保肝护肾等药理作用。

杜仲防治骨质疏松的主要活性成分为木脂素类、环烯醚萜类、黄酮类及苯丙素类。其作用机制包含以下几个方面：

1. **对成骨细胞的影响**　成骨细胞是体内介导骨重建的主要细胞，成骨细胞数量减少或其功能活性降低，都可能影响骨质代谢。研究发现，杜仲叶、杜仲皮都可以促进 I 型胶原蛋白（Col α I）的合成，调节骨质代谢；杜仲总提取物可提高乳鼠颅骨前成骨细胞 ALP 的活性，促进细胞的增殖分化，同时促进 Col α I 的表达。

2. **对破骨细胞的影响**　破骨细胞是骨吸收的主要功能细胞。抗酒石酸酸性磷酸酶（tartrate-resistant acid phosphatase，TRAP）是反映骨吸收和破骨细胞活性的标志物。研究表明，杜仲叶总提取物可减少乳鼠破骨细胞 TRAP 染色阳性细胞的数目和吸收陷窝的数目，杜仲正丁醇部位可显著降低 TRAP 的活性，杜仲中的单体浓度依赖 TRAP 的活性。所以，杜仲可通过抑制破骨细胞增殖分化及其功能发挥抗骨质疏松的作用。

3. 对骨髓间充质干细胞的影响　骨髓间充质干细胞（bone marrow mysenchymal stem cells，BMSCs）是多潜能干细胞，可分化为成骨细胞、脂肪细胞、软骨细胞等。杜仲可促进 BMSCs 成骨相关基因 ALP、Col α I、Ocn mRNA 的表达，同时抑制成脂相关基因 PPAR γ、FABBP4、C/EBP α mRNA 的表达。杜仲叶提取物可呈浓度依赖性地促进 BMSCs 的增殖，杜仲皮的水提物和醇提物可上调成骨分化标志物 ALP 的活性，并可促进钙化结节的形成，从而起到抗骨质疏松的作用。

4. 对脂肪基质干细胞的影响　脂肪基质干细胞（adipose-derived stem cells，ADSCs）存在于脂肪组织中，具有多向分化潜能的成体干细胞。研究发现，杜仲对体外培养的兔脂肪基质干细胞的增殖虽无明显影响，但可明显促进 ALP 活性上调，可促进脂肪基质干细胞向成骨细胞分化。

骨碎补

骨碎补是水龙骨科植物槲蕨的干燥根茎。味苦，性温。归肝、肾经。具有补肾强骨、续伤止痛等功效。

【化学成分】

骨碎补中的主要化学成分有黄酮类、三萜类、苯丙素类及挥发油成分等。黄酮类化合物主要有黄酮醇、二氢黄酮、黄烷 -3- 醇（又称儿茶素类）、色原酮、橙酮类及其衍生物等。三萜类有羊齿 -9（11）- 烯、环劳顿醇、里白烯、里白醇和环劳顿醛等。苯丙素类有反式咖啡酸、二氢异阿魏酸、二氢咖啡酸等。挥发油成分的类型主要有直链烷烃、烯烃、酸醛酮等。

【药理作用】

现代药理及临床研究表明，骨碎补具有促进骨质愈合、抗骨质疏松、护牙健齿、调节免疫功能、抗炎、抑制重型颅脑损伤细胞凋亡、降血脂、抗肿瘤等作用，还可以防治中毒性耳聋、急性肾衰竭、阿尔茨海默病、斑秃和白癜风。

骨碎补中抗骨质疏松的主要成分是总黄酮、柚皮苷。其作用机制如下：

1. 骨碎补总黄酮可促进骨髓间充质干细胞（BMSCs）增殖，促进 BMSCs 的成骨性分化。骨碎补总黄酮在 BMSCs 成骨分化过程中，提高碱性磷酸酶活性，促进矿化结节形成的同时，转化生长因子 – β1（TGF-β1）和 BMP-2 的分泌也有所增强，从而促进成骨分化。

2. 骨碎补总黄酮通过增强血管内皮生长因子和成纤维细胞生长因子等细胞因子的表达，从而增加局部血管形成，进而促进成骨细胞的活性和增殖与分化，促进骨组织的钙化，提高骨密度。

3. 骨碎补总黄酮可促进雄激素受体 mRNA 表达，从而促进骨生成，并抑制破骨细胞的骨吸收。骨碎补总黄酮还可以抑制去卵巢大鼠血清中组织蛋白酶 K 的浓度、降低胫骨干骺端组织蛋白酶 K mRNA 的表达，从而抑制破骨细胞所介导的骨吸收。

4. 骨碎补柚皮苷通过 PI3K-Akt-c-Fos/c-JunAP-1 信号通路调节 BMP-2 的表达，促进 hBMSCs 的增殖，提高碱性磷酸酶活性，增强钙化结节的形成，并促进骨钙素、骨桥素和 BMP-2 的合成及分泌。柚皮苷通过抑制 NF-KB 受体活化因子配体诱导的 NF-KB 和细胞外信号调节蛋白激酶的活性抑制破骨细胞骨吸收。柚皮苷亦可能通过雌激素信号通路发挥其促骨形成活性。

菟丝子

菟丝子是旋花科植物的干燥成熟种子。味甘,性温。归肝、肾、脾经。具有滋补肝肾、固精缩尿、安胎、明目、止泻的功效。

【化学成分】

菟丝子的化学成分主要包括黄酮类、甾醇类、香豆精、多糖、淀粉、淀粉酶、蛋白质、胡萝卜素类、氨基酸、有机酸、脂肪酸等,还含有 Zn、Fe、Cu、Mn 等微量元素。

【药理作用】

现代药理学研究发现:菟丝子具有性激素样作用、抗脑缺血、降血糖、降血脂、抗骨质疏松、提高免疫、延缓衰老、护肝等作用,还可以治疗白内障、遗尿。

菟丝子中起到药用作用的主要成分是黄酮类化合物,如山奈酚、槲皮素、金丝桃苷、紫云英苷等。研究发现:菟丝子总黄酮可以促进体外成骨细胞的增殖,提高成骨细胞内碱性磷酸酶的活性,同时降低破骨细胞的生存率,诱导其凋亡,从而发挥抗骨质疏松的作用。

肉苁蓉

肉苁蓉又名淡大芸,是列当科肉苁蓉属植物肉苁蓉干燥带鳞叶的肉质茎。味甘、咸,性温。归肾、大肠经。具有补肾阳、益精血、润肠通便之功效。

【化学成分】

肉苁蓉的化学成分主要包含苯乙醇苷类、环烯醚萜类、黄酮类、木脂素类、多糖、低聚糖、半乳糖醇、生物碱、氨基酸、微量元素及挥发性成分等。

【药理作用】

现代药理学研究发现：肉苁蓉具有润肠通便、保肝、抗骨质疏松、抗衰老、抗疲劳、抗辐射、调节免疫功能、神经保护等作用。在治疗骨质疏松症方面的主要有效成分有苯乙醇苷类、黄酮类、多糖、糖蛋白，肉苁蓉通过调节钙磷代谢平衡、提高性激素水平、抗氧化作用、影响细胞因子等，影响成骨细胞、破骨细胞活性，从而起到预防和治疗骨质疏松症的作用。实验研究表明：肉苁蓉提取液可以增加骨小梁形态和数目，降低肿瘤坏死因子 $-\alpha$、白细胞介素 -1β 的表达。肉苁蓉水提液能够促进大鼠成骨细胞骨形态发生蛋白2基因（骨形态发生蛋白2是骨形成过程中最主要的调控因子，且成骨活性也是最高的）的表达。肉苁蓉含药血清能够诱导骨髓间充质干细胞分化成成骨细胞。

川续断

川续断是川续断科草本植物川续断的根。味苦、甘、辛，性微温。归肝、肾经。具有补肝益肾、通利血脉、接骨疗伤、安胎止血等功效。

【化学成分】

川续断主要含有的化学成分有环烯醚萜类、三萜皂苷类、生物碱类、挥发油类。

【药理作用】

现代药理学研究表明：川续断具有抗炎抗菌、神经保护、抗衰老、安胎、增强免疫功能、抗骨质疏松的作用，还可以治疗维生素 E 缺乏症、杀灭阴道毛滴虫。

川续断中抗骨质疏松的主要成分是续断皂苷，体外研究表明：续断皂苷可诱导大鼠骨髓间充质干细胞向成骨细胞方向分化，能促进成骨细胞分化和矿化，使碱性磷酸酶活性和骨钙素升高，从而具有抗骨质疏松的作用。体内研究表明：续断皂苷可以增加大鼠骨密度，保护骨小梁微结构，降低骨转换率，提高股骨强度，同时可以调节骨形成和骨吸收的生化指标，重新建立成骨与破骨活动的平衡。此外，续断水煎液、续断含药血清均能有效促进成骨细胞的分化、增殖，防止成骨细胞凋亡。

鹿茸

鹿茸是鹿科动物梅花鹿或马鹿雄鹿未骨化密生茸毛的幼角。味甘、咸，性温。入肝、肾经。具有补肾阳、益精血、强筋骨的功效。

【化学成分】

鹿茸的化学成分主要有蛋白质、多肽、氨基酸、脂质类、多胺类化合物、甾体类化合物、多糖类化合物、核酸、碱基成分、无机元素等。

【药理作用】

现代药理学研究发现：鹿茸具有性激素样作用、增强免疫功能、保护心肌细胞、扩张冠脉血管、降血压、降血脂、抗氧化、抗衰老、抗疲劳、抗肿瘤、促进组织伤口愈合、抗骨质疏松、促进受损神经功能的恢复、改善记忆障碍、抗应激、护肝等作用。

鹿茸抗骨质疏松的机制主要包括性激素样作用（雌酚酮、雌二醇、磷脂类物质）、增加骨基质（脯氨酸）、促进骨生长（鹿茸多肽）等多个方面。鹿茸总多肽可以促进骨质疏松大鼠的成骨细胞快速增殖，使骨形成大于骨吸收；还可抑制白介素 –1（IL-1）和白介素 –6（IL-6）的活性。IL-1 可以诱导破骨细胞有丝分裂，增加破骨细胞数量；IL-6 会加速骨骼的分解。鹿茸生长素能提高骨质疏松大鼠骨组织的相对骨体积和平均骨小梁宽度，能使骨密度、骨重及骨长有不同程度的升高，抗弯强度和骨钙含量升高；还能增加成骨细胞的数量和活性，促进骨质的沉积，从而达到治疗骨质疏松症的作用。

仙茅

仙茅是石蒜科植物仙茅的根茎。味辛，性温，有毒。归肾、肝、脾经。具有温肾壮阳、祛除寒湿的功效。

【化学成分】

仙茅的化学成分主要包括酚及酚苷类，含氯酚、四环三萜皂苷类、木脂素类、生物碱、黄酮、挥发油及微量元素等。

【药理作用】

现代药理学研究发现：仙茅具有提高机体免疫力、抗肿瘤、调节内分泌、清除氧自由基、延缓生殖系统萎缩老化、保肝、保护心血管系统、补肾壮阳、抗骨质疏松等多种药理作用。

仙茅抗骨质疏松的机制主要包括性激素样作用、抑制骨吸收、促进骨形成等。研究表明，仙茅提取物以及仙茅酚苷作用于成骨细胞，两者均能明显地促进成骨细胞的增殖与分化，并且认为仙茅酚苷是仙茅促骨形成的主要成分；仙茅酚苷可以明显提高去卵巢雌性大鼠的骨密度，抗骨质疏松作用明显。有文献记载：仙茅提取物可以显著增加大鼠胫骨骨小梁的骨矿含量以及骨密度。此研究表示，这可能是因为仙茅提取物抑制了大鼠血清中的抗酒石酸酸性磷酸酶（TRAP）活性，抑制脱氧吡啶啉（DPD）的产生，提高护骨素（OPG）水平，继而升高血清中钙、磷水平，骨矿含量及骨密度自然就提高了。另一种可能就是仙茅提取物通过调控肾上腺皮质激素和皮质酮的分泌，由此协调下丘脑－肾上腺轴的功能，间接促进钙磷吸收，增加

OPG 的分泌，抑制 DPD 的分泌以及血清 TRAP 活性，从而发挥仙茅的抗骨质疏松作用。仙茅乙醇提取物还能够显著增加幼年去卵巢大鼠阴道细胞角质化百分率、子宫湿重和子宫糖原的含量，促进子宫内膜的增生，显示出雌激素样活性。

千年健

千年健是天南星科千年健属植物千年健的干燥根茎。味苦、辛，性温。归肝、肾经。具有舒筋活络、止痛消肿、祛风湿、健筋骨的功效，主要用于风寒湿痹、腰膝冷疼、下肢拘挛麻木等的治疗。

【化学成分】

千年健的化学成分主要有倍半萜类、酚酸类、挥发油等，其中挥发油中主要组分为 α-蒎烯、β-蒎烯、香芹酚、伞花烃、樟脑、赤鲜醇、葡萄糖和芳樟醇等。

【药理作用】

现代药理学研究发现：千年健具有抗炎镇痛、抗老年痴呆、抗骨质疏松、抗氧化、抗衰老、抗肿瘤、抗病原微生物、杀虫等作用。

千年健抗骨质疏松机制：千年健既能抑制骨吸收，同时又能抑制骨形成，使骨形成大于骨吸收而达到对骨质疏松症的治疗作用。张颖等建立骨吸收大于骨形成的高转换型骨质疏松症模型，研究千年健对去卵巢大鼠骨质疏松症的治疗作用。实验表明，千年健不仅可以增加 OB 和 MSC OPG 蛋白及其 mRNA 表达，还能抑制 RANKL 蛋白及其 mRNA 的表达从而达到治疗骨质疏松症的目的。胡永美等从千年健中分离得到 7 种倍半萜类和 1 种酯类化学成分，并进行体外实验，研究氯仿萃取部位和倍半萜类化学成分对成骨细胞增殖、分化和矿化节形成的影响。实验结果表明，倍半萜 Oplodiol、Oplopanone、HomalomenolC 和 Bullatantriol 明显有促进成骨细胞增殖和分化作用，而氯仿部位和 Oplodiol 则表现出明显促进成骨细胞的矿化节形成活性。

枸杞子

枸杞子为茄科植物枸杞的成熟果实。味甘，性平。具有滋补肝肾、益精明目、润肺的功效。

【化学成分】

枸杞子的化学成分主要有枸杞多糖、东莨菪碱、甜菜碱、核黄素、硫胺素、甾醇、肉桂酰组胺、芸香苷、枸杞叶蛋白、多种氨基酸和微量元素等。

【药理作用】

现代药理学研究发现：枸杞子具有免疫调节、抗衰老、抗肿瘤、抗疲劳、抗辐射损伤、抗骨质疏松、降血脂、降血糖、降血压、保护生殖系统、提高视力、美容养颜、护肝、增强造血功能等作用。

枸杞子抗骨质疏松的主要化学成分是枸杞多糖，研究发现：枸杞多糖可增加糖皮质激素性骨质疏松模型大鼠骨密度，提高血清中 Ca 的含量、ALP 活性，增加钙的吸收率、减少钙排泄，从而达到防治糖皮质激素性骨质疏松症的目的。枸杞多糖对成年去势雌性大鼠的骨质疏松也有明显的改善骨质作用。此外，枸杞子中粗筛出枸杞子乙酸乙酯提取物，具有较高的黄酮类物质，能缓解切除卵巢大鼠的骨结构的退化，对防治骨质疏松症有一定作用。

牛膝

牛膝是苋科植物牛膝的干燥根。味苦、酸，性平。归肝、肾经。具有补肝肾、强筋骨、活血通经、利尿通淋的功效。

【化学成分】

牛膝中的化学成分主要有三萜皂苷类、甾酮类、多糖类以及多肽类物质，还含有有机酸、生物碱、黄酮、甾醇、氨基酸和挥发油等。

【药理作用】

现代药理学研究发现：牛膝具有抗骨质疏松、抗凝血、抗动脉粥样硬化、降血压、调节血糖、调节免疫、抗肿瘤、神经保护、增强记忆、抗炎、镇痛、利胆、抗衰老等作用。

牛膝中的三萜皂苷类成分可以抑制破骨细胞形成从而发挥抗骨质疏松的作用。研究表明：三萜皂苷类中的竹节参苷Ⅳa、竹节参苷Ⅳa丁酯、竹节参苷Ⅳa甲酯、竹节参苷Ⅴ、木鳖子皂苷Ⅰb对破骨细胞均有较强的抑制活性作用。

巴戟天

巴戟天是茜草科藤本植物巴戟天的根。味辛、甘，性微温。归肾经。具有补肾壮阳、祛除风湿等功效。

【化学成分】

巴戟天的化学成分主要有蒽醌类、环烯醚萜类、糖类、氨基酸、微量元素和挥发油类等。

【药理作用】

现代药理学研究表明，巴戟天具有调节免疫、抗抑郁、抗肿瘤、抗氧化、抗炎镇痛、抗骨质疏松、保肝等作用。

巴戟天抗骨质疏松的作用机制如下：①巴戟天对骨髓基质

细胞（BMSCs）的影响：核心结合因子 α1 是骨形成的关键基因，它可以上调非成骨细胞或成骨前体细胞的成骨分化相关基因的表达，使其向成骨细胞分化。核心结合因子 α1 表达始发于胚胎骨发育期，骨髓基质细胞凝集阶段。研究表明：巴戟天水提物和巴戟天醇提物均能使核心结合因子 α1 表达增强，从而促进骨髓基质细胞成骨分化，达到骨形成作用。②巴戟天对成骨细胞的影响：研究发现，巴戟天醇提物可以增加去卵巢大鼠胫骨的骨总量和骨密度，提高 P、Ca、OPG 在大鼠血清中的水平，对去卵巢大鼠骨量丢失有一定的保护作用，通过抑制骨吸收，起到抗骨质疏松的作用。也有研究表明，巴戟天多糖、巴戟天水提物对成骨细胞增殖有明显促进作用，因为它们均能促进成骨细胞转化生长因子 β mRNA 和核心结合因子 α1 的表达。③巴戟天对破骨细胞的影响：抗酒石酸酸性磷酸酶（TRACP）可以反映破骨细胞的功能活性。研究发现，巴戟天中蒽醌类化合物可抑制破骨细胞 TRACP 的活性和骨吸收，达到抗骨质疏松的作用。

狗脊

狗脊是蚌壳蕨科树状蕨类植物金毛狗脊的根茎。味苦、甘，性温。归肝、肾经。具有补肝肾、强筋骨、祛风除湿等功效。

【化学成分】

狗脊中主要含有蕨素类、芳香族类、酚酸类、挥发油类、黄酮类、皂苷类、糖苷类及氨基酸类等化学成分。

【药理作用】

现代药理学研究表明：狗脊具有抗骨质疏松、抑制血小板聚集、活血、镇痛、抑菌、抗炎、抗风湿、保肝、抗氧化及抗癌等作用。

狗脊抗骨质疏松作用可能是通过促进骨细胞增殖，增加骨量，促进骨细胞分化，增加骨密度，抑制破骨细胞生成等实现的。研究表明：狗脊生、制品的正丁醇及乙酸乙酯提取物均可提高卵巢去势大鼠的子宫指数、提高骨皮质和骨松质的密度、提高骨生物力学指标、降低血清碱性磷酸酯酶水平，可以使骨小梁的排列更整齐、连续性更好，达到防治骨质疏松的目的。狗脊中含有的黄酮、异黄酮等成分具有雌激素样作用，能够影响骨的生长，具有抗骨质疏松的作用。狗脊各炮制品对破骨细胞均有一定程度的抑制作用，可以减少骨量丢失，促进骨形成。

葛根

葛根是豆科植物野葛的干燥根。味甘、辛，性凉。具有解表退热、生津、透疹、升阳止泻之功效。

【化学成分】

葛根的主要化学成分有黄酮类（葛根素、葛根素木糖苷、大豆黄酮、大豆黄酮苷）、三萜类、香豆素类、氨基酸类、微量元素、有机酸类等。

【药理作用】

现代药理学研究表明：葛根有改善心脑血管循环，降糖、降脂、降压，抗骨质疏松，抗氧化，抗肿瘤，解痉等作用；还可以治疗周围血管病、神经性耳鸣等。

葛根抗骨质疏松的主要成分是黄酮类化合物。其作用机制包括以下几个方面：①通过影响碱磷酸酶活性，促进成骨细胞分化。②通过雌激素受体介导促进成骨细胞的骨形成效应。③通过转化生长因子 β1 及 Smad2/3 信号传导途径促进骨形成。④通过提高磷酸化 p38 丝裂原活化蛋白激酶（MAPK）水平和 β-catenin 蛋白的表达，以 p38MAPK 和 Wnt/β-catenin

通路刺激成骨细胞分化和骨形成。⑤通过诱导骨形态发生蛋白2和一氧化氮合成，调节成骨特异转录因子、骨保护素和核因子κB受体活化因子配体基因的表达，发挥促进成骨的作用。

黄芪

黄芪是豆科草本植物黄芪的根。味甘，性微温。归脾、肺经。具有固表止汗、补中益气、托疮生肌、利尿消肿的功效。

【化学成分】

黄芪的化学成分主要有黄酮类、多糖类、氨基酸类、皂苷类，还含有多种微量元素（如 Sc、Se、Cr、Mn、Co、C）、甾醇类物质、叶酸、甜菜碱、亚麻酸、香豆素、核黄素、维生素P 等。

【药理作用】

黄芪具有促进机体新陈代谢，增强和调节免疫功能，增强心肌收缩功能，促进血清和肝脏蛋白质的更新，降血糖，降压，抗骨质疏松，抗氧化，抗衰老，抗疲劳，抗菌，抗病毒，抗肿瘤，利尿等作用。

黄芪抗骨质疏松的主要成分是多糖类，其作用机制如下：①黄芪通过促进蛋白质合成，使胶原蛋白合成增加，从而促进成骨细胞分泌类骨质。②通过促进肝脏胆固醇的合成，为类固醇激素的合成提供原料，间接促进性激素的生成。③黄芪通过VD/VDR 对 FGF23–Klotho 轴的调控作用，改善衰老 BMSCs 活力和骨形成。④黄芪可促进成骨细胞分泌 Ⅰ 型胶原蛋白，上调核心结合因子 α1mRNA 的表达，从而促进成骨细胞的增殖。

人参

人参是五加科草本植物人参的根。味甘、微苦，性微温。

归脾、肺、心经。具有大补元气、补益脾肺、生津止渴、安神定志的功效。

【化学成分】

人参的主要化学成分有皂苷类、糖类、挥发性成分、有机酸及其酯、甾醇及其苷、黄酮类、木质素、氨基酸、无机元素及维生素类等。

【药理作用】

人参对中枢神经系统有镇静和兴奋的双向作用，还具有双向调节血压、强心、保护心肌，增加机体的免疫力，增强消化吸收功能，促性腺激素样作用，降血糖，降脂，抗应激，抗炎，抗利尿，抗肿瘤，抗氧化，抗衰老，抗骨质疏松，护肝，抗菌，抗病毒等作用。

人参中发挥抗骨质疏松作用的主要成分是人参皂苷，其作用机制如下：①人参皂苷通过上调 RUNX2 蛋白的表达，调节 Wnt/β-catenin 信号通路、护骨素（OPG）、核因子 κB 受体活化因子配体（RANKL）以及基因 p2 和 p27 的 mRNA 的表达来促进成骨细胞的分化和增殖。②通过抑制 RANKL 诱导的 TNF-α 的表达、NF-κB 活性、破骨细胞特异性转录因子（c-Fo、NEATc1）活性、MAPKS 通路来抑制骨吸收。③低浓度人参皂苷 Rb1 对大鼠骨髓间充质干细胞具有促进生长的作用，高浓度的人参皂苷 Rb1 对大鼠骨髓间充质干细胞生长起抑制作用而对其分化起促进作用。

第三节　辨证论治

1. 2015 年《中药新药治疗原发性骨质疏松症临床研究技术指导原则》中关于原发性骨质疏松症的辨证论治如下。

（1）肾阳亏虚证

症状：腰背冷痛，酸软乏力，甚则驼背弯腰，活动受限，畏寒喜暖，遇冷加重，尤以下肢为甚，小便频多，或大便久泻不止，或浮肿，腰以下为甚，按之凹陷不起，舌淡，苔白，脉沉细或沉弦。

治法：补肾壮阳，强壮腰肾。

方药：多用地黄饮子加减。方用熟地黄、山茱萸补益肾精，以阴中求阳，填精补髓；巴戟天、肉苁蓉温补肾阳，强壮腰膝；肉桂、附子辛辣温热，补肾中元阳，又有摄纳浮阳、补火回阳、引火归原之功；淫羊藿益精气，强筋骨，补命门火气；麦冬、石斛清上潜之浮阳，滋养肺肾，壮水以济火；加用杜仲补肝肾，益髓强腰。

加减：若伴有气虚喘咳、少气懒言、面色萎白，加用人参等补益肺气之品；若有纳食不佳、呕恶吞酸，加用干姜暖胃稳中；若有便溏或泄泻不止者，加用补骨脂、五味子、肉豆蔻等补肾固精、涩肠止泻的药物；若伴有心跳不宁者，加用远志、柏子仁养心安神。

（2）肝肾阴虚证

症状：腰膝酸痛，膝软无力，下肢抽筋，驼背弯腰，患部痿软微热，形体消瘦，眩晕耳鸣，或五心烦热，失眠多梦，男子遗精，女子经少经绝，舌红少津，少苔，脉沉细数。

治法：滋补肝肾，填精壮骨。

方药：六味地黄汤加减。方由熟地黄、山药、山茱萸、茯苓、牡丹皮、泽泻、骨碎补、续断、淫羊藿等组成。

加减：阴虚火旺明显者，可加知母、黄柏；疼痛明显者，可加桑寄生补肾壮骨。

（3）脾肾两虚证

症状：腰髋冷痛，腰膝酸软，甚则弯腰驼背，畏寒喜暖，面色苍白，或五更泄泻，或下利清谷，或小便不利，面浮肢肿，甚则腹胀如鼓，舌淡胖，苔白滑，脉沉弱或沉迟。

治法：补益脾肾，强筋壮骨。

方药：补中益气汤（《脾胃论》）合金匮肾气丸（《金匮要略》）加减。

（4）血瘀气滞证

症状：骨节疼痛，痛有定处，痛处拒按，筋肉挛缩，骨折，多有外伤或久病史，舌质紫暗，有瘀点或瘀斑，脉涩或弦。

治法：活血祛瘀通络，通痹止痛。

方药：身痛逐瘀汤加减。方中秦艽、羌活为君药，取通络祛风除湿之功；桃仁、红花、川芎活血祛瘀，当归可活血又可补血，没药、五灵脂、香附行血气、止疼痛；全蝎、穿山甲破血通络止痛；牛膝、地龙疏通经络以利关节；甘草调和诸药。

加减：若易上肢疼痛为甚者，加入姜黄、桑枝等药物通络；若下肢拘急较甚者，加用防己、独活、鸡血藤等药物通络活血；若伴有胸胀痛憋闷者，加桔梗、枳壳等行气宽胸药物；伴有胁肋下有痞块者，加用水蛭等活血破瘀、消癥化滞的药物。

2.《中医药防治原发性骨质疏松症专家共识（2015）》中关

于原发性骨质疏松症的辨证论治如下。

（1）肾阳虚证

主症：腰背冷痛，酸软乏力。

次症：驼背弯腰，活动受限，畏寒喜暖，遇冷加重，尤以下肢为甚，小便频多，舌淡苔白，脉弱等。

治法：补肾壮阳，强筋健骨。

推荐方剂：右归丸（《景岳全书》）加减。虚寒证候明显者，可加用仙茅、肉苁蓉、淫羊藿、骨碎补等以温阳散寒。

常用中成药：淫羊藿总黄酮胶囊、右归丸。

（2）肝肾阴虚证

主症：腰膝酸痛，手足心热。

次症：下肢抽筋，驼背弯腰，两目干涩，形体消瘦，眩晕耳鸣，潮热盗汗，失眠多梦，舌红少苔，脉细数等。

治法：滋补肝肾，填精壮骨。

推荐方剂：六味地黄汤（《小儿药证直诀》）加减。阴虚火旺明显者，可加知母、黄柏；酸痛明显者，可加桑寄生、牛膝等。

常用中成药：芪骨胶囊、六味地黄丸。

（3）脾肾阳虚证

主症：腰膝冷痛，食少便溏。

次症：腰膝酸软，双膝行走无力，弯腰驼背，畏寒喜暖，腹胀，面色白，舌淡胖，苔白滑，脉沉迟无力等。

治法：补益脾肾，强筋壮骨。

推荐方剂：补中益气汤（《脾胃论》）合金匮肾气丸（《金匮要略》）加减。

常用中成药：补中益气丸合右归丸或济生肾气丸。

（4）肾虚血瘀证

主症：腰脊刺痛，腰膝酸软。

次症：下肢痿弱，步履艰难，耳鸣，舌质淡紫，脉细涩等。

治法：补肾活血化瘀。

推荐方剂：补肾活血方（《伤科大成》）加减。

常用中成药：仙灵骨葆胶囊、骨疏康胶囊（颗粒）。

（5）脾胃虚弱证

主症：形体瘦弱，肌软无力。

次症：食少纳呆，神疲倦怠，大便溏泄，面色萎黄，舌质淡，苔白，脉细弱等。

治法：益气健脾，补益脾胃。

推荐方剂：参苓白术散（《太平惠民和剂局方》）加减。

常用中成药：参苓白术散。

（6）血瘀气滞证

主症：骨节刺痛，痛有定处。

次症：痛处拒按，筋肉挛缩，骨折，多有骨折史，舌质紫暗，有瘀点或瘀斑，脉涩或弦等。

治法：理气活血，化瘀止痛。

推荐方剂：身痛逐瘀汤（《医林改错》）加减。骨痛以上肢为主者，加桑枝、姜黄，下肢为甚者，加独活、汉防己、鸡血藤以通络止痛；久病关节变形、痛剧者，加全蝎、蜈蚣以通络活血。

常用中成药：活血止痛散。

此外，在临床上亦可见症状较轻，或感受风寒湿邪，或兼夹证者，辨证施治时需灵活应用。

第四节　中医外治法治疗骨质疏松症

外治法治疗骨质疏松症既符合现代医疗理念，亦为传统中医的精髓，是中医治疗骨伤的一大特色。中医骨科外治法源远流长，具有简、便、廉、验之特点，从古至今我们的祖先就擅于利用自然界的动、植、矿物类药来外敷、处理创伤，从而达到止血、止痛的效果。早在《素问·至真要大论》便有"内者内治，外者外治"的记载。千百年来，都有医家强调骨科疾病内外同治的重要性。

远在秦汉时期就有使用敷贴治伤的记载。《神农本草经》《五十二病方》中也早有记述。20世纪30年代，在汉代烽燧遗址出土的《居延汉简》中就记述了汉代军医以膏药为主治疗各种损伤的方药。唐代蔺道人在其著作《仙授理伤续断秘方》较全面地记述了洗、贴、掺、揩等治疗骨关节损伤的外用方药、方法。《太平圣惠方》《圣济总录》较系统全面地介绍了敷贴的方药，《医宗金鉴》《伤科补要》等都收藏了不少外用方药。清代吴师机勤求古训，在前人经验的启示下，经过大量的临床实践验证，充分肯定了外治法的可靠疗效。他除了系统总结了敷、熨、浸、刮痧、火罐、洗、熏、擦、坐、嚏、推拿、按摩等以外，还扩大了膏药敷贴的治疗范围。吴师机在《理瀹骈文》中论述："凡病多从外入，故医有外治法。经文内取、外取并列，未尝教人专用内治也。"又提到"外治之理即内治之理，外治之药亦即内治之药，所异者法耳"的观点，颇为后世学者所推崇。

　　骨质疏松症属于中医骨科的范畴，其外治法与其他骨伤科外治法大致相同。摘其主要者归纳为以下四大类，分别予以介绍。

一、药物敷贴法

　　药物敷贴法是将药物直接涂敷或贴在损伤或病变局部，使药力直接作用于损伤或病变局部的治疗方法。吴师机将其分为"拔"法和"截"法。所谓"拔"法，即病结聚者，拔之而出，使其无深入内陷之虑。所谓"截"法，即病邪所经者，截之而断，使无妄行传变之患。常用的有药膏、膏药和散药3大类。

1. 药膏

又称敷药。

（1）配制方法

　　先将药物打成细粉，然后选用饴糖、蜂蜜、凡士林等赋形剂调匀成膏剂备用。其中使用饴糖调配者，因其在气温高时易发酵变质，故一次不宜调制太多，调制后尽量冷藏保存。饴糖与药物调配之比，一般为3∶1。也有使用酒、醋，或者用鲜药汁、鸡蛋清调配的，因易挥发，易变质，难以保存，需临用时配制。用饴糖和鸡蛋清调配者，敷药局部干燥后还有固定和保护伤处的作用。适用于疮面的药膏，多用药物与油类熬炼或拌匀制成油膏，除药效作用外，还有滋润保护创面肉芽组织的作用。

（2）用法与注意事项

　　药膏一般为用时，将其均匀地摊在棉垫或牛皮纸上，四周留边以免污染衣物，或是将药膏直接涂敷患处，外以棉垫或纱布衬包。药膏的更换：多为2～4天更换，气温偏高时易勤，古人有"春三、夏二、秋三、冬四"之说。新伤宜勤换，陈伤可酌情延长。生肌拔毒类药物的应用，应根据创面脓液多少决定，脓多应勤换，保持局部清洁。用酒、醋、鲜草药汁等易干燥类赋形剂调配者，应勤换，一般干涸即应更换。

若患者敷药或使用药膏后过敏，出现丘疹、瘙痒、水疱者，应立即停用，以淡盐水洗去药膏，局部敷以三妙散或青黛膏，必要时可给予脱敏药。用蜂蜜、鸡蛋清配制的药膏，干涸后有一定的固定作用，摊涂时应尽量均匀、适体，以免干燥后压迫不适和擦伤皮肤。

（3）药膏的种类

药膏种类很多，依其性能有祛瘀消肿止痛类、清热凉血解毒类、活血接骨续筋类、祛风除湿类、温经通络散寒类、拔毒生肌类等。临证可根据病情辨证选用。

2. 膏药

又称薄贴，是中医药学外用药物中的一种特有类型。早在晋朝葛洪的《肘后备急方》中就有关于膏药治法的记载，唐代以后就广泛应用于临床各科，在骨伤科的应用尤为广泛。《理瀹骈文》中说："膏纲也，药目也……有但用膏而不必药者，有膏与药兼用者，合之两全，分之而各妙。"由上看来，膏与药实为两种，现统称为"膏药"。

（1）配置方法

将药物浸于植物油中（多用芝麻油），加热熬制，待药黑枯后取出，过滤掉药渣，后将油继续熬炼至滴水成珠。随后再加入炒制好的黄丹，继续搅拌均匀，使丹变黑，即可收膏入水浸泡，揉和成团。最后放置于阴凉或地窖处，去火毒以备用。膏药其软硬度以富有黏性，烊化后能固定于患处，贴之即黏，揭之则落者较佳。膏药的摊制，是将已熬成的膏药置于小锅中，用文火加热烊化后，若有易挥发或不耐高热的药物（如乳香、没药、丁香、肉桂、樟脑、冰片等），应先研为细粉，加入搅

第三篇　原发性骨质疏松症的治疗·第八章　中医药治疗

219

匀，最好摊于牛皮纸上，制成膏药备用，摊制应留边，以免污染衣物。对一些名贵、芳香开窍类药物（麝香、牛黄等，或其他需特殊增加的药物），可在临用前撒在膏药上。

（2）用法和注意事项

用时将摊好的膏药烘烤变软后揭开，贴于患处。若患部体毛较多，最好提前刮除，以免揭取时粘着疼痛；若贴膏药处出现皮疹发痒时应揭下，擦以酒精或撒以二妙散，待疹消后再贴或停用贴敷；凡是含有麝香、乳香、没药、红花等活血成分的膏药，孕妇均应禁用；对新鲜创伤有皮肤破损者不能用；因膏药内含有铅丹，拍X线片时需要揭去，并用松节油擦净后再拍，以免干扰拍片而影响诊断。

（3）膏药的种类

膏药的种类很多，按其治疗性能分：有以治疗创伤为主的接骨止痛膏、活血止痛膏；有用于陈伤气血凝滞、筋膜粘连的化坚膏；有以治疗伤科杂症为主的狗皮膏、伤湿止痛膏等；用于治疗溃疡为主的太乙膏、密陀僧膏等。但一般膏药多为复方组成，故其治疗多非单一用途，如活血止痛膏既可用于创伤，也可用于伤科杂症。

3. **散药**

又称掺药，是将原药碾成极细的粉末类药物。使用时，可直接撒于作用部位。

（1）散药的制法

散药根据其用途有着不同要求。若仅用作吹鼻取嚏和伤部水疱等的散药，只要制成细粉即可；若需用于肉芽创面或点眼用的散药，需研成极细粉，甚至需水飞制作方可。

（2）用法和注意事项

散药根据需要可直接撒于疮面，或撒于膏药上烘热后贴于患处。散药用于肉芽创面者，有"上药如撒尘"之说，只需弹撒少许；对于白降丹等主腐蚀类药物，只可用于腐肉坏死组织，禁止用于正常肉芽组织；对止血类散药，应先擦去瘀血，随即撒上药粉，并以敷料加压包扎为宜；凡有脓液的疮面，应先清洁脓液后再撒散药。

（3）散药的种类

散药按其性能分，有止血收口类、拔毒祛腐类、生肌长肉类、渗湿解毒类等。临证可根据病情辨证选用。

二、中药涂擦法

涂擦药始见于《黄帝内经》。《素问·血气形志》曰："经络不通，病生于不仁，治之于按摩醪药。"醪药即为用来配合按摩而涂擦的药酒。涂擦药可直接涂擦于患处，亦可在施行理筋手法时配合应用。常用的涂擦类药有酒剂、水剂和油剂。

1. 酒剂

即外用的药酒。

（1）制法

将药物与高浓度的白酒和优质醋泡制而成，也可单用白酒浸泡。浸泡头1个月，每日需搅拌或摇晃振荡一次，有利于药物有效成分析出。浸泡3～4周后，即可滤渣收贮备用，亦可酌情延长浸泡时间。

（2）用法与注意事项

使用时，多为直接涂擦于患部，或涂擦后加以手法按摩活筋。如果皮肤有破损者，不宜应用。外用药酒种类很多，根据其性能，可分为活血止痛类、祛风散寒类、活血接骨类、舒筋活络类等，临证可根据病情辨证选用。

2. 水剂

（1）制法

先将药加水煎熬两遍滤渣，然后加入适量防腐剂，收贮备用。因水剂药物成分的易变性，不宜久置。

（2）用法与注意事项

一般是直接涂擦患处，局部皮肤有破损者不宜应用。外用水剂种类很多，根据其性能可分为清热解毒类、温经散寒类、消肿止痛类、舒筋活络类等，临床可根据病情辨证应用。

3. 油膏与油剂

（1）制法

油膏和油剂是两种不同的外用药物剂型。油膏是将药物用芝麻油熬炼黑枯，捞出过滤后加入黄蜡收膏备用。油剂是用芝麻油将药物熬炼黑枯后，去渣过滤收贮备用，或将药物依法提取、精炼，收油备用。

（2）用法与注意事项

可直接涂擦于患处，也可配合手法按摩运用。油剂既可发挥药物效用，又有润滑作用。也可由患者自己在患处涂擦作自我按摩用，但有皮肤破损者不宜应用。伤科油膏、油剂类药物种类很多，按其性能可分为活血散瘀类、拔毒生肌类、温通活络类、舒筋活络类等，临证可根据病情选用。

三、熏洗湿敷法

1. 热敷熏洗法

这是将药物置锅或盆中加火煮沸后，直接熏洗患处的方法。唐代《仙授理伤续断秘方》中就有记述，古称淋拓、淋洗。清代《医宗金鉴·正骨心法要旨》对本法非常推崇，创制了不少有效剂，至今还在临床上广泛运用。

用法与注意事项：在水较热时，先用热气熏蒸患处，待水温稍降后，再用药水浸洗患处。每日熏洗两次，每次约半小时。多用于四肢损伤后期关节僵硬，或并发风寒湿邪侵袭。皮肤有破损者，不宜应用。按其性能有活血舒筋类、通经活络疏利关节类、温经活血祛风散寒类等，临证可根据病情辨证选用。

2. 湿敷冲洗法

古称溻渍、洗伤。《外科精义》中有"其在四肢者，溻渍之；其在腰背者，淋射之；其在下部者，浴渍之"的记载，至今不但仍广泛用于伤科临床，且广泛流传而成为民间的自疗方法。

用法与注意事项：此法是用纱布蘸药水湿敷患处。现多把药物制成水溶液用于新鲜伤口的冲洗，或某种有效药物溶液，用作慢性疮面的冲洗和慢性窦道的灌洗或用作连续滴注冲洗。湿敷冲洗类药，依其性能有活血通经类、舒筋活络类、清热解毒类等，临床可根据病情辨证选用。

四、艾灸针刺法

1. 艾灸法

（1）配置方法

适量艾绒置于平底瓷盘内，用食、中、拇指捏成圆柱状，即为艾炷；艾绒用双手捏压成长条状，然后将其置于纸上，再搓卷成圆柱形，两端纸头压实，即制成艾条。

（2）用法及注意事项

施灸时，将艾条的一端点燃，对准应灸的腧穴部位或患处，距皮肤 1.5 ～ 3cm 进行熏烤。熏烤使患者局部有温热感而无灼痛为宜，一般每处灸 5 ～ 7 分钟，至皮肤红晕为度。对于昏厥、局部知觉迟钝的患者，医者可将中、食二指分开，置于施灸部位的两侧，这样可以通过医者手指的感觉来测知患者局部的受热程度，以便随时调节施灸的距离和防止烫伤。艾灸具有温经散寒、行气通络、扶阳固脱的功效。

2. 针刺法

针刺疗法是以中医理论为指导，运用针刺防治疾病的一种方法。针刺疗法具有适应证广、疗效明显、操作方便、经济安全等优点。

操作方法及注意事项：在进行针刺操作时，一般应双手协同操作，紧密配合。左手爪切按压所刺部位或辅助针身，故称左手为"押手"；右手持针操作，主要以拇、食、中三指夹持针柄，其状如持毛笔，故右手称为"刺手"。如此，进针时，可运指力于针尖，而使针刺入皮肤；行针时，便于左右捻转、上下提插或弹震刮搓以及出针时的手法操针。

中医外治法在骨质疏松领域的研究尚属起步阶段，可参考文献数据较少，尤其是临床观察，缺乏系统的骨代谢指标、高精度骨密度仪的检测手段作为诊断及疗效判定的客观依据。虽然大多数临床研究结果均示以上传统外治手段对骨质疏松症有确切疗效，但仔细分析其研究过程及判定指标，还是存在不足之处。

首先，在指导临床治疗的实用性上，目前此类研究大部分尚停留在临床试验阶段，并未能成为临床上的一种诊疗常规。临床研究的目的是为指导临床实践，在临床研究中若仅采取单一传统疗法治疗，或单一药物治疗作为对照，虽然实验结果存在其可信度，但在临床实际操作中因人的复杂性，需要系统治疗全身，不可避免需要配合其他药物治疗，因此，此类研究也只能停留在临床试验阶段，运用于临床实践的可行性不强。其次，目前在运用中医传统疗法治疗骨质疏松症这一领域中，中医外治疗法的研究尚处于探索阶段，而在针灸治疗中又以体针疗法最为多数学者所研究，但用于骨质疏松症治疗上仅见于少量文献，且研究尚不深入。骨质疏松症作为一种老年性疾病，其中医病机为脾肾两虚，外治疗法的作用原理是对全身气血运行进行调控以达治疗目的。可见，在治疗骨质疏松症患者上，外治疗法既可以调理脾肾以治其本，又可以调理经络气血以治其标，体现了中医学治病之精髓，具有极大的研究价值。目前采用中医外治法治疗骨质疏松症虽处起步阶段，但前景广阔。随着研究的不断深入，中医外治法将作为安全、简便、疗效确定的方法，在骨质疏松症的防治工作中发挥更大的作用。

第五节　药膳治疗

　　骨质疏松症是多因素导致的慢性疾病，以骨量下降和骨的微细结构破坏、骨组织中的矿物质和骨基质减少为特征，表现为骨的脆性增加、易于骨折、骨骼疼痛、骨骼畸形等。其好发于绝经后妇女及中老年男性，随着我国老龄化人口比例的增加，骨质疏松症发病率处于上升趋势。但老年性骨质疏松症治疗比较困难，有时单纯补钙及服用维生素 D 效果并不明显。在中医古籍里，骨质疏松症可归类于中医的"骨弱症、骨痿、肾痹"，《黄帝内经》中亦有"肝主筋，肾主骨"的说法。总的来说，防治骨质疏松症重要的就是补肾、调肝、健脾，但以补肾为核心，可分为肾精不足、肾阴虚损、肾阳不足等证型。宜分别治以补肾填精，生髓壮骨；补肾益阴，强筋壮骨；温补肾阳，强壮筋骨等。俗话说"药补不如食补"，实践证明，传统的食补在防治骨质疏松症方面有一定的积极作用。饮食疗法的原则是"补其所虚，增其不足"，通过饮食调节骨质代谢，维持骨量的平衡，预防和辅助治疗骨质疏松症。

中医学认为"药食同源"，《太素经》中记载有"五谷、五畜、五果、五菜，用之充饥则谓之食，以其疗病则谓之药"。骨质疏松症总属人体功能下降，正气不足，为衰老过程中的一种慢性疾病，较适宜药食相辅而治，《素问·脏气法时论》言"毒药攻邪，五谷为养，五果为助，五畜为益，五菜为充，气味合而服之，以补精益气"，都是以食物保养五脏，缓缓而治的理念。根据"以形补形"的原则，常选用猪骨、牛骨、羊骨、猪腰、羊肾、甲鱼等以补肾填精、强筋健骨。平素可多进食动物肝脏、牛羊肉、虾皮、蛋白、大豆制品、芝麻、核桃仁、乳类等富含钙、蛋白质、维生素 D 的食品，应避免辛辣、刺激、甜腻的食物。平素适当运动锻炼，控制饮食结构，防止酸性物质摄入过多。我们人体内环境的酸碱性密切影响着钙的吸收，钙是一种碱性物质，酸性体质能把人的血钙中和、沉淀而不发挥作用。骨头里的钙会出来补充血钙，结果又被酸性物质中和，形成恶性循环。所以酸性体质要想补钙，首先要控制饮食结构，防止酸性物质摄入过多，改善酸性体质。大多数的蔬菜、水果都属于碱性物质，而大多数的肉类、酒类、糖等食物都属于酸性食物，健康人每日酸性食物与碱性食物摄入比例可大致遵守1∶4的比例，也就是要搭配好蔬菜、水果和肉类的比例，不应全荤或全素。此外，还应戒烟、限酒、少喝浓茶，因为长期吸烟会影响骨峰的形成，过量饮酒不利于骨骼的新陈代谢，喝浓茶、浓咖啡会增加尿钙排泄，影响身体对钙的吸收。合理食用奶制品及植物蛋白，奶类及奶制品是膳食钙的最佳来源，每人每天饮奶 300g，可减少骨质丢失，有利于骨健康；植物蛋白、豆制品均为我国居民膳食的优质蛋白来源。

不同骨质疏松症患者可以根据自己实际情况使用一些食材及中药来制作膳食，调理身体功能，对骨质疏松的改善更有帮助。现精选几款原料来源方便，烹制方法简单，长期食用无副作用，且效果颇佳的药膳，供读者参考。

一、肉苁蓉焖羊肉汤

原料：肉苁蓉 50g，羊肉 250g，生姜 10g，料酒、食盐、调味料若干。

烹制方法：先将肉苁蓉洗净，生姜洗净，切成薄片，羊肉洗净，切成小块。锅烧热下油、姜炒香，再下羊肉炒香，最后下肉苁蓉及清水一碗，料酒若干，文火慢炖至羊肉烂熟，加盐及调味料调味即可。

评价：肉苁蓉补肾填精，《药性论》云可"益髓，悦颜色，延年"。羊肉肉质与牛肉相似，较猪肉的肉质要细嫩，较猪肉和牛肉的脂肪、胆固醇含量少。《本草纲目》中说："羊肉能暖中补虚，补中益气，开胃健身，益肾气。治虚劳寒冷，五劳七伤。"本药膳适用于肾阳虚型骨质疏松症患者，常表现为腰膝酸软、畏寒怕冷，阴虚有热者不适用。

二、杞菊地黄羊肾汤

原料：羊肾 90g，枸杞子 15g，白菊花 10g，熟地黄 20g，怀山药 20g，食盐及调味料若干。

烹制方法：羊肾清水洗净后，用清水浸渍 1 小时，除去异味，切片。枸杞子、白菊花、熟地黄、怀山药洗净，将全部用料一齐放入锅内，加清水适量，武火煮沸后，文火煮 2 小时，加盐及调味料调味即可。

评价：羊肾味甘，性温，能补肾气，益精髓。枸杞子、熟地黄、怀山药平补脾肾，益髓生骨，入肝肾而功专养血滋阴、填精益髓，凡真阴不足、精髓亏虚者皆可用之。白菊花体轻，质柔润，春暖可祛湿，夏暑可解渴，秋日亦解燥，冬季能清火，在食疗方里可佐制羊肾之性热。本药膳整体搭配较平和，适用于各种类型骨质疏松症患者。

三、虾皮豆腐白菜汤

原料：虾皮 20g，嫩豆腐 200g，白菜叶 200g，姜块 5g，葱花、食盐、调味料若干。

烹制方法：虾皮洗净，豆腐切小块，白菜叶洗净撕碎。锅中加清水或骨头汤适量，放入虾皮、姜块，水烧开后放入豆腐，后下白菜叶，白菜煮软后放入葱花、盐、调味料等即可。

评价：本方主治原发性骨质疏松症。虾皮含钙极高，每100g 高达 900mg，但虾皮性温偏燥，阴虚者不宜长期服用，但是搭配石膏豆腐可防止上火。方中豆腐约含钙300mg，虾皮约含钙200mg，白菜约含钙200mg。这一份菜就补钙700mg，加上当天所吃的其他食物，完全能满足骨质疏松症患者一日所需的钙量。

四、杜仲狗脊汤

原料：杜仲、狗脊、枸杞子、黄芪、当归、山药、白术、三七各 15g，海带、猪骨、黄豆各适量。

烹制方法：前八味中药用纱布包裹加清水洗净后浸泡 30 分钟，与海带、猪骨、黄豆同煮 60 分钟，取出中药渣，加入食盐及调味品。

评价：杜仲有补益肝肾、强筋壮骨的功效，在《神农本草经》中被列为上品。狗脊祛风湿，补肝肾，强腰膝，《神农本草经》中评价："主腰背强，机关缓急，周痹寒湿，膝痛，颇利老人。"枸杞子、黄芪、山药、白术健脾益气，补肾生髓。当归、三七活血补血，散瘀定痛。海带是一种营养价值很高的蔬菜，含有丰富的碘等矿物质元素，含热量低，蛋白质含量中等，矿物质含量丰富。猪骨根据"以形补形"的原则，有强筋健骨、促进骨骼生长之效。

五、栗子芡实鲫鱼汤

原料：芡实 30g，栗子 250g，活鲫鱼 1 条（约 500g），葱、姜、盐、料酒、鸡精等各适量。

烹制方法：栗子去壳及内衣，取其肉。芡实洗净，提前用水浸透。鲫鱼去鳞及内脏，同入锅内，加适量水，猛火煲至水滚，改小火再煮 1 小时左右，放入以上调料，煮几沸即成，温热佐餐服食。

评价：栗子素有"肾之果"之称，此汤有补肾壮腰、强筋健骨、益精养血、滋补强身的功效。鲫鱼性甘平，入脾、胃、大肠经。《医林纂要》谓："鲫鱼性和缓，能行水而不燥，能补脾而不濡，所以可贵耳。"本药膳适用于肾虚所致的腰酸背痛，足膝软弱无力，筋骨疼痛，中老年骨质疏松症。

六、桑椹牛骨汤

原料：桑椹子 25g，牛骨 250～500g，食盐、葱、姜等调味料若干。

烹制方法：将桑椹子洗净，加酒、糖少许蒸制；另将牛骨置砂锅中，水煮开锅后撇去面上的浮沫，加姜、葱再煮，见牛骨发白时，表明牛骨中钙、磷、骨胶等已溶解到汤中，随即捞出牛骨，加入已蒸制的桑椹子，开锅后调味即可饮用。

评价：桑椹子为桑树的成熟果实，具有补肝益肾、生津润燥、乌发明目等功效。牛骨以无机成分为主，其中磷酸钙约86%，磷酸镁约1%，其他钙盐约7%。其有机成分为多种蛋白质，其中内胶原构成网络分布于骨中骨胶原。根据"以形补形"的原则，亦有强筋健骨、促进骨骼生长之效。

七、木瓜汤

原料：羊肉200g切块，粳米500g，苹果5g，豌豆300g，木瓜1000g取汁，食盐、味精、白糖、胡椒粉等调味料若干。

烹制方法：羊肉、苹果、豌豆、粳米、木瓜汁、清水适量入锅，武火烧沸后转文火慢炖，至豌豆熟烂，肉熟，入白糖、盐、味精、胡椒粉各适量，温服。

评价：木瓜素有"百益果王"之称，其中含有大量碳水化合物、蛋白质、脂肪、多种维生素及多种人体必需的氨基酸，可有效补充人体的养分，增强机体的抗病能力。配合羊肉、豌豆等一起服用，可健脾开胃、补肾强骨。

八、甲鱼补肾汤

原料：甲鱼1只，枸杞子30g，熟地黄、生地黄各15g。

烹制方法：甲鱼1只切小块，入枸杞子30g及熟地黄、生地黄各15g，加适量水，用锅小火炖熟，食肉喝汤，隔日1剂。

评价：甲鱼富含蛋白质、维生素D等营养素，能够增强身体的免疫能力及调节人体的内分泌功能，对骨科外伤的愈合有很好的疗效。龟板胶是大分子胶原蛋白，含有骨骼所需要的各种氨基酸。《随息居饮食谱》曰：鳖甘平，滋肝肾之阴，清虚劳之热，宜蒸煮食之。配合生地黄、熟地黄、枸杞子一起食用，可滋补肝肾，滋阴凉血。适用于肾阴虚型骨质疏松症患者，常表现为腰膝酸疼、失眠多梦、形体消瘦、潮热盗汗、五心烦热。

　　上面给大家推荐了一些骨质疏松症食疗方，日常生活中饮食还有哪些禁忌，以下大致列出 5 点，供大家参考：①避免含草酸多的食物和高钙食物一起食用，因为草酸和钙结合后会形成草酸钙，从而影响钙的吸收，所以像菠菜、苋菜、莴笋等食物要避免和鱼汤、豆腐汤等高钙食物同食。②尽量少食油腻煎炸食物，还有一些辛辣、过咸、过甜类食物，都是骨质疏松症患者不宜食用的。③浓茶、咖啡等物需禁忌，这些食物也会增加钙的流失，从而加重骨质疏松症状。忌烟酒，其中吸烟可影响骨峰的形成，而饮酒过量的话，则会影响骨骼的新陈代谢。④被污染的食物要忌食，如被污染的水，还有农作物、家禽鱼蛋等，多吃一些绿色有机食物。⑤忌过咸或过甜的食物，吃盐过多，是会增加钙流失的，从而会使骨质疏松症的症状加重。而吃过甜的食物，也能影响钙质的吸收，从而间接地导致骨质疏松症。

　　除了饮食之外，坚持户外锻炼，多晒太阳，戒烟限酒等对防治骨质疏松症都很重要。必要时还是建议去医院在专科医生的指导下进行规范化治疗。

第九章　骨质疏松性骨折的治疗

骨质疏松性骨折是在骨强度下降基础上遭受轻微创伤或其他各种风险因素而导致的骨折，常发生于股骨转子间、股骨颈、胸腰椎和桡骨远端等部位。骨质疏松是一个缓慢的渐进过程，早期表现为松质骨骨小梁变细、断裂、消失，使剩余骨小梁负荷加大而发生微骨折。骨皮质内表面 1/3 逐渐转变成类似于松质骨结构，骨强度下降，在受到轻微的外力或因自身的重力，即发生骨质疏松性骨折。骨质疏松性骨折是基于全身骨质疏松存在的基础上发生的骨组织病变，是骨强度下降的表现，也是骨质疏松症的最终结果，与创伤性骨折有着显著的区别。

随着时间的推移，我国已逐渐步入老龄化社会。据 2010 年人口普查，我国 60 岁以上人口占 13.26%，约有 1.81 亿人。骨质疏松性骨折与年龄有着密切的相关性，人口老龄化程度越高，骨质疏松症的发病率越高，预测到 2050 年我国骨质疏松症患者将达到 2.5 亿。在国外统计的数据中，在大于 50 岁的白人中，约有一半的女性和五分之一的男性在其余生中会发生一次骨质疏松性骨折。

复位、固定、功能锻炼和抗骨质疏松治疗是治疗骨质疏松性骨折的基本原则。骨质疏松性骨折的治疗因人而异，根据情况选用手术或保守治疗。应根据骨折部位、骨折类型、骨质疏松程度和患者情况，权衡手术与非手术利弊，做出最佳选择。骨质疏松性骨折多见于老年患者，整复和固定应以方法简便、安全有效为原则，以尽早恢复伤前生活质量为目的，不应强求骨折的解剖复位，而应尽量选择创伤小、对关节功能影响小的方法，强调功能恢复。若选择手术，应考虑骨质疏松性骨折骨的质量差、愈合缓慢等特点，酌情采取以下措施：使用特殊固定器材，如具有特殊涂层材料的固定器材或假体，锁定加压钢板、粗螺纹钉等；使用植骨材料或骨水泥充填等局部强化技术。

在治疗过程中，除了防治骨折引起的并发症外，还应积极防治下肢深静脉血栓、坠积性肺炎、褥疮等并发症。骨质疏松性骨折具有高发病率、高致残率、高死亡率、高费用和低生活质量的"四高一低"的特点。骨质疏松性骨折发生后需制动，这样反而加重骨质疏松，骨折愈合难，而且再次骨折概率高；多发于老年人，治疗过程中并发症较多，增加了治疗的难度。

一、中医治疗

骨质疏松性骨折属中医骨痹、骨痿、骨枯等疾病的范畴。《黄帝内经》指出："肾气热则腰脊不举，水不胜火，骨枯而髓虚，足不任身，脾气虚则四肢不用。"《医学精义》提出："骨者肾之所合也，髓者肾精所生…… 髓在骨内，髓足则骨强。"综上，骨质疏松性骨折与肝、脾、肾不足相关。现在主要认为本病是以肾虚为本，与肝、脾多脏相关，风、寒、湿、虚、瘀等多病因所致。因此，治疗上也多从这几个方面入手。中医治疗主要以手法整复、中药、针灸等为主。

1. 手法整复

术中复位及固定比较困难，固定物植入后易松动，高龄患者术后预后较差。而手法复位，使用夹板固定和牵引等方式对骨质疏松性骨折的治疗具有一定疗效，经济，有效，且副作用少。但非手术治疗可能会延长卧床时间，导致骨量丢失加剧。

2. 中药治疗

在骨折端局部手法整复或复位等治疗的基础上，配合中药内服外治治疗能发挥不错的作用。

（1）单味中药

随着 GC、MS、HPLC、UHPLC 等技术应用到中药研究上，单味中药的研究向前迈出了很大一步。如今发现对骨质疏松症治疗有效的单味中药数量较多，按其研究作用机制可以归类为调节体内激素类、增强成骨细胞功能类、调节细胞因子类。

①调节体内激素类中药：其代表药有淫羊藿、杜仲、人参、葛根等。女性绝经后，体内分泌激素水平降低，其中雌激素分泌降低，而雌激素自身可作用于骨质代谢，所以绝经后的女性发生骨质疏松症风险会相应升高。淫羊藿味辛甘、性温，归肝肾经，其功效主要为补肾壮阳、益精气、强筋骨等。现代药理研究发现，淫羊藿提取物具有类激素样作用，对绝经后妇女的骨质流失具有保护作用，从而可以有效降低绝经后妇女骨质疏松症的发生率。虽然传统中医书籍中记载的有些中药并无补肝肾、强筋骨的作用，但是随着临床研究的深入，发现葛根含有葛根素异黄酮类植物雌激素，也具有类激素样作用。葛根不仅可以调节体内激素水平，预防骨质疏松症，而且对心血管也有一定的保护作用。杜仲叶提取物能提高雌激素水平，减少尿钙、磷的排泄，并且还能降低骨钙素含量，从而防治骨质疏松症。中药毒副作用小，部分中药可以调节体内激素水平从而治疗骨质疏松症，患者易于接受，今后将是临床研究的重点。

②增强成骨细胞功能类中药：其代表药有黄芪、续断、巴戟天等。骨质疏松症的发病机制与成骨能力和骨吸收能力的动态平衡有很大的关系。若体内的成骨能力下降而且骨吸收速度加快，骨代谢无法维持平衡就会发生骨质疏松症。临床研究发现，部分补益类中药可以刺激成骨细胞，提高成骨细胞活力，从而对骨骼起到保护作用，预防骨质疏松症。巴戟天具有温肾阳、强筋骨的功效。大鼠动物实验表明，巴戟天醇、正丁醇提取物能刺激成骨细胞增殖，而正丁醇部位低剂量组能够促进成骨细胞分泌碱性磷酸酶，促进骨的生长，正丁醇提取部位是最有可能含有直接刺激成骨细胞增殖的成分。黄芪性微温，味甘，

归脾、肺经，具有补气升阳、益卫固表、托疮生肌、利水退肿之功，现代药理研究显示黄芪具有提高免疫力、降血糖等作用。黄芪甲苷可以提高成骨细胞的活性与24-羟基化酶、1α-羟化酶、mRNA等的表达。而成骨细胞由于黄芪甲苷提供的营养物质，从而提高成骨细胞增殖分化，有利于骨的形成，起到防治骨质疏松症的作用。

③调节细胞因子类中药：其代表药为补骨脂、牛膝。牛膝提取物能提高骨钙素抑制因子的表达，从而抑制骨钙素的分化，有利于骨的形成。补骨脂中的补骨脂素通过 CD4$^+$ T 细胞也能抑制骨吸收功能，而且还具有下调 TNF 的功能，从而对骨的形成起到保护作用。目前，调节细胞因子类中药相对较少，还待进一步临床研究。

（2）复方中药

由于单味中药的治疗效果还是比较有限的，临床多采取中药复方对骨质疏松症患者进行整体调理。这些中药复方大多根据骨质疏松症患者的个体差异进行辨证论治而来，大多以补益肝肾、益气健脾、活血化瘀等为主。

①补益肝肾：肝肾同源，肾生骨髓，髓生肝。中医通过补益肝肾的方法，使肝血充盈和肾精充足，四肢筋脉得到濡养，骨骼强健，减轻患者疼痛，提高骨质疏松症患者的生活质量。临床采取补肝肾的治疗方法可以益精血、强筋骨，从而修复骨组织。目前已有一些补肝肾中成药在临床中得到应用，其疗效显著，如强骨胶囊、复方制剂的骨疏康、仙灵骨葆等，这说明通过补益肝肾治疗骨质疏松症，在一定程度上来讲是值得学习借鉴的。

②益气健脾：中医学认为，脾主肌肉，为气血生化之源，后天之本。脾若强健，则运化能力强，四肢有力，气血充足而

化精润养骨骼肌肤等；反之则四肢无力，骨质脆弱，疲倦等。临床有些骨质疏松症患者属于脾胃虚弱型，通过益气健脾后取得很好的效果，其体质也得到很大改善，生活质量也得到一定程度的提高。

③活血化瘀：由于骨质疏松症的病因病机较为复杂，临床上有时经过补肝肾、健脾益气的治疗，其效果并不理想时，可在补益的基础上，适当加入活血化瘀的中药。唐容川《血证论》中指出"瘀血在经络脏腑之间，则周身作痛，以其堵塞气之往来，故滞障而痛，所谓痛则不通也"。临床上骨质疏松症患者的疼痛有些是不荣则痛，但有些是瘀血造成的不通则痛，要注意区分。临床研究发现，单纯钙剂是很难抑制骨质流失的，而通过结合活血化瘀的方法，能降低血液黏稠度，改善微循环，增加局部血流量，促进药物吸收。

二、西医治疗

（一）手术治疗

通过改进手术方式和固定材料，以及积累丰富的手术治疗经验，对于可耐受手术的患者目前也主张手术治疗，已达到可以减少骨折愈合及卧床时间、提高患者生活能力的目的。

1. 股骨近端骨质疏松性骨折

该类骨折大多发生在股骨转子间和股骨颈，治疗手段虽多，但都有一定难度。这类骨折是骨质疏松症的并发症，具有致畸率高、致残率高、病死率高、恢复延缓的特点，骨折后第 1 年内的死亡率高达 20% ～ 25%，且超过 50% 的患者可能会有不同程度的残疾情况，根据临床表现和影像学可明确诊断。由于此类骨折的严重危害性，治疗骨质疏松性髋部骨折需要我们尽快采取有效的措施，促使患者的负重功能恢复，进而使卧床时间缩短。

（1）股骨颈骨折

临床中常采用 Garden 分型评估骨折的稳定性和移位程度。老年骨质疏松性股骨颈骨折推荐尽早实施手术治疗，如采取闭合或切开复位内固定术、人工关节置换术等。对于不明显的骨折移位或者稳定型骨折，合并内科疾病如糖尿病等无法耐受手术者，可根据患者情况采取外固定架或非手术治疗的方法。根据患者的年龄、周身状况、预期寿命长短等因素来考虑选择人工股骨头置换还是人工全髋关节置换。对年老、全身情况不良、预期生存时间短，可考虑行人工股骨头置换，从而能减少术中并发症如大出血等，减少手术时间，保证患者的日常基本生活能力；否则采用人工全髋关节置换术。

（2）股骨转子间骨折

目前将此类骨折分为 Evans 和 AO 两类。现主要治疗措施是牵引复位及切开或内固定，包括髓内和髓外固定。对于老年人股骨转子间骨折，从生物力学角度，手术切开髓内固定效果更佳，可以减少并发症的发生。人工髋关节置换仅作为转子间骨折的一种补充手段，不推荐为常规治疗。

2. 脊柱骨折

脊柱是骨质疏松性骨折中最为常见的部位之一，以胸腰椎发生率高，包括椎体压缩性骨折和椎体爆裂性骨折。患者可有明显的外伤情况，查体可见脊柱畸形，或皮下淤血。局部伤痛或腰椎、下肢放射痛，不同脊髓段骨折症状不一，也可合并脊神经功能受损表现。伤及棘突可有触痛感，背部肌肉痉挛，骨折部有压痛和叩击痛。颈椎骨折时，屈伸运动或颈部回旋运动受限。胸椎骨折躯干活动受限，合并肋骨骨折时可出现呼吸受限。腰椎骨折时，腰部有明显压痛，屈伸下肢感腰痛。根据骨折局部压痛、叩击痛，结合影像学结果综合判断。

对于轻微的压缩性骨折、对手术不耐受者，可以保守治疗，绝对卧床休息1个月，软枕垫背，疼痛难忍者可给予镇痛药。但同时也因卧床限制活动引起骨量进一步流失，加之护理不当，更易发生静脉血栓、坠积性肺炎、褥疮等。

对于保守治疗无效；椎体骨折不愈合或椎体内部囊性变、椎体坏死；不稳定椎体压缩性骨折等，根据后突畸形程度，若大于25°建议尽早手术，可有效缩短卧床时间，减少骨折并发症的发生。绝对禁忌证：无痛、陈旧的骨质疏松性椎体压缩性骨折；凝血功能异常者；对椎体成形器材过敏。对此常常采用微创及椎体强化手术方法，包括椎体成形术（PVP）和椎体后凸成形术（PKP）。把握相对禁忌证：椎体严重压缩性骨折，椎管内有骨块；有出血倾向者；身体其他部位存在活动性感染者；与非受累的椎体压缩骨折压迫引起的神经根性疼痛。手术中应避免骨水泥发生渗漏，必要时可选用网袋技术或遥控骨水泥注射技术加以预防。若是怀疑脊柱肿瘤引起的压缩性骨折，术中还可以取活检，以便于进行鉴别。另外，开放手术治疗适用于严重后突畸形、压迫神经症状和体征、矫正骨形以及不适合行微创手术的不稳定椎体骨折患者。术中可采用螺钉在椎弓根周围局部注射骨水泥、椎弓根钉或适当延长固定节段来增强内固定的稳定性。

3. 桡骨远端骨质疏松性骨折

根据病史、查体及影像学等检查，基本可做出明确诊断。桡骨远端骨质疏松性骨折多为粉碎性骨折，易累及关节面，骨折愈合后常残留畸形和疼痛，造成腕关节和手部功能障碍，屈伸和旋转受限。对于可恢复关节面平整及正常掌倾角和尺偏角、能够恢复桡骨茎突高度者，可采用手法复位、石膏或小夹板外固定等非手术治疗。对累及关节面的桡骨远端粉碎性骨折、不稳定的桡骨远端骨折、手法复位后桡骨短缩超过 3mm、侧位 X 线片示背侧成角超过 10°、关节面台阶超过 2mm、手法复位不满意者可采用手术治疗。其目的是恢复关节面的平整及相邻关节面的吻合关系，重建关节的稳定性以及恢复无痛且功能良好的腕关节。手术方法可根据骨折的具体情况选择，包括经皮撬拨复位克氏针内固定、外固定支架固定、切开复位钢板内固定、桡骨远端髓内钉固定等。另外，也可将骨水泥注入松质骨缺损处，利用自固化磷酸钙骨水泥在松质骨中良好的粘接性能，起到粘接固定骨折块的作用，可使患者早期进行功能锻炼，有效地防止关节僵硬和畸形。

4. 肱骨近端骨质疏松性骨折

因骨质条件欠佳而常导致复位和固定困难，尤其是粉碎性骨折，可出现肱骨头坏死、肩关节脱位或半脱位，严重影响关节功能。临床可根据 X 线检查判断骨折类型，通过 CT 扫描明确主要骨块移位及压缩程度，而 MRI 则有助于判断肩袖损伤。

无移位的肱骨近端骨折可采用非手术治疗，方法为颈腕吊带悬吊、贴胸位绷带固定或肩部支具固定等。有明显移位的肱骨近端骨折建议手术治疗，可根据患者具体情况采用闭合或切开复位内固定。内固定可选择肱骨近端解剖型钢板、锁定钢板、肱骨近端髓内钉等。克氏针、螺钉、张力带固定操作简便，对组织损伤小。对肱骨近端 Neer 分型三或四部分的严重粉碎性高龄骨折患者，可考虑行人工肱骨头置换术。术后肩关节应进行早期功能锻炼。

（二）西药治疗

骨质疏松是骨质疏松性骨折的病理基础，主要治疗目的是缓解疼痛，抑制急性骨丢失，改善骨质量，提高骨量，降低骨折再发率，不管是保守治疗或是手术治疗，骨折后均需积极规范地应用抗骨质疏松药物。常用药物主要分为两类，即抑制骨吸收和促进骨形成药物。根据骨质疏松严重程度，遵循个体化原则，考虑药物临床疗效、不良反应、经济性和依从性等诸多因素，合理应用药物干预。钙剂和维生素 D 是干预骨质疏松症的基础药物。骨折后早期，破骨细胞增多，骨吸收增加，再之因制动或卧床导致骨量的快速丢失，宜选用较强的抗骨质吸收药物，使快速骨流失受到抑制；骨折术后功能恢复，可应用促进成骨和骨形成的药物。

1. 抑制骨吸收类药物

此类药物主要有雌激素、二膦酸盐、降钙素、选择性雌激素受体调节剂。雌激素能抑制骨转换、阻止骨量流失，可提高骨量。尤其是对减少绝经期后的骨质疏松，对改善更年期症状均有肯定的效果。但同时也会增加发生血栓形成及妇科肿瘤的风险，更应注意长时间应用该类药物者。二膦酸盐能抑制破骨细胞导致的骨吸收作用，对成骨细胞起间接作用。目前常用药物有：替鲁膦酸钠、帕米膦酸钠、依替膦酸钠、氯膦酸钠、阿仑膦酸钠和利塞膦酸钠等。目前有关阿仑膦酸钠应用于骨质疏松性骨折的报道较多。降钙素能在短期内有效地保持和提高骨骼中的钙含量，对缓解骨质疏松性骨折骨痛有益，可减少骨折后急性骨丧失，建议在骨质疏松性骨折的卧床患者中短期使用。陈杰等报道应用鲑降钙素能有效提高骨质疏松性骨折患者股骨颈的骨密度，明显改善骨骼疼痛。选择性雌激素受体调节剂主要通过抑制破骨细胞形成，从而抑制骨吸收来减缓骨钙的丢失。它是一种人工合成的非激素制剂，可以与雌激素受体结合，选择性地作用于不同组织的雌激素受体，能够显著降低绝经后妇女骨质疏松性骨折风险。比如雷洛昔芬，可以同时保留雌激素作用，而减轻不良反应，尤其是拮抗雌激素对女性生殖器及乳房的刺激。据报道，雷洛昔芬可大大降低绝经后骨量减少妇女首发椎体骨质疏松性骨折的风险，增加骨密度。

2. 促进骨形成药物

目前常用的主要有重组人甲状旁腺激素、活性维生素 D 及氟化钠。甲状旁腺激素是参与调节钙、磷代谢及骨转换的最为重要的肽类激素之一。矫杰等人通过实验表明，低剂量皮下注射人甲状旁腺激素，可以显著提高去卵巢的大鼠松质骨密度，提高骨量，同时对皮质骨的骨量和生物力学特性无不良效应。活性维生素 D 主要包括骨化三醇及其类似物如阿法骨化醇，适用于绝经后骨质疏松，但不建议常规使用。建议中老年人、肾功能不全和 α - 羟化酶缺乏者补充活性维生素 D。氟化物通过对成骨细胞有丝分裂的作用，促使成骨细胞在组织沉积，形成阶段性的生长速度增加，从而使成骨细胞数量增多且功能增强。另外，氟有助于钙和磷形成羟基磷灰石。氟化物刺激成骨细胞在增加骨基质合成的同时，对钙的需求量也会增加，及时补充大剂量的钙剂对确保氟的治疗作用十分重要。有文献研究发现，氟化钠损害骨结构影响骨强度，应将其从合成代谢药物中排除。正是由于氟属中等毒性元素，大量摄入对细胞有毒害作用，因此氟被认为是一种具有细胞膜和原生质毒的元素，不宜长期大剂量使用，目前尚无明确疗程。

3. 其他药物

目前发现他汀类是唯一既促进骨形成，又抑制骨吸收的药物，临床上常见的有阿托伐他汀、洛伐他汀、辛伐他汀、普伐他汀、氟伐他汀等。它是通过多种途径、多个连环反应起到抗骨质疏松的作用，可以应用于骨质疏松性骨折的治疗。维生素 K 与骨质疏松关系密切，可通过酶的机制影响谷氨酸羧基化骨钙素的合成和分泌，促进骨形成，抑制骨吸收，提高骨量。Thomas 的实验表明，瘦素可以促进骨髓基质向成骨细胞分化，同时抑制该细胞向破骨细胞、脂肪细胞分化，其作用机制还有待进一步研究。赵作勤等的研究表明，重组人生长激素能减缓雌激素低下所引起的下颌骨骨量丢失，对于绝经后减少骨质疏松症状发生、减缓骨吸收速度的作用较好。

综上所述，对骨质疏松性骨折的治疗应重视中西医结合，根据个体不同情况，选择合适的治疗方法。对轻微移位、稳定型骨折，首选夹板或石膏等外固定保守治疗，再运用中药、西药联合治疗，同时进行早期功能康复训练；对骨折移位明显、不稳定、可耐受手术的患者采取手术治疗，且尽量选择微创、尽可能减少组织损伤、不强求解剖复位，使得骨折愈合及卧床时间缩短，以提高患者的生活质量。今后多采用中医诊疗治疗骨质疏松性骨折，研究其病因病机，通过辨证施治，深入研究防治措施等方面，如中医药对骨质疏松性骨折缺乏严格的量化标准，对骨组织的微观结构影响也鲜有报道；骨折内固定方法和材料虽都有改进，但此类患者术后再次骨折等问题仍没有得到很好的解决，内固定手术的失败率仍然较高。或许随着医学的发展，研究自体干细胞快速分离、复合植入术和组织工程、基因治疗也是促进骨质疏松性骨折愈合的研究方向之一。

第十章　特发性骨质疏松症的治疗

特发性骨质疏松症（idiopathic juvenile osteoporosis，IJO）是指非目前所知的任何原因引起的骨质疏松症。它是原发性骨质疏松症的一个类型，不是继发性骨质疏松症。目前，特发性骨质疏松症原因不明，主要发病人群以青少年为主，故又称为青少年骨质疏松症。其主要表现为骨量转换低下，即骨吸收基本正常，骨形成低下，导致骨质疏松症。

从广义上说，它包括特发性青少年骨质疏松症和特发性成年骨质疏松症，妊娠期骨质疏松症作为女性的一种临床类型，包括在特发性成年骨质疏松症内。但它们的病因和发病机制有很大不同。特发性青少年骨质疏松症是一种比较罕见的疾病，而特发性成年骨质疏松症较常见。

特发性青少年骨质疏松症是指在发育（8～14岁）中发病的，且没有明确发病原因的全身性骨代谢疾病。自从1938年德国的Schippers首次报道青少年特发性骨质疏松症以来，已有60多例病案报道。其典型表现是儿童在青春期发病，以背部下端、髋部和脚的隐痛开始，渐渐出现行走困难，常发生膝关节和踝关节痛以及下肢骨折。特发性青少年骨质疏松症的发生率无性别差异，与家族史和饮食结构无关。全身的体格检查可以是完全正常的，也可表现为胸腰段的脊椎后凸、脊柱后侧凸、鸡胸，头到耻骨、足跟的比例小于1.0，身高变矮，长骨畸形，跛行。特发性骨质疏松症的孩子在X线片下主要表现为普遍的骨量减少、承重骨骨折、脊柱萎陷畸形，由于椎体呈楔形，故椎间隙不对称地增宽，有时可见骨硬化表现。其长骨的长度和皮质的宽度一般正常。

特发性成年骨质疏松症是一种发生在成年女性闭经前、男性60岁前且没有明确的发病原因的全身骨代谢疾病，包括妊娠期骨质疏松症。与在成长时期的青少年特发性骨质疏松症不同，它以骨体积下降、骨小梁厚度下降、骨表面活性降低、骨矿化降低和骨形成率降低的组织形态学为特点。许多患者表现为高钙血症，一般认为这是抑制了骨代谢状态所致。本病的主要临床症状与老年性骨质疏松症相似，即以脊椎骨质疏松的有关症状为特征。脊椎可表现为压缩性骨折、楔形椎、鱼椎样变形，由此可引起腰背疼痛。轻者，变形只累及 1 ~ 2 个椎体；重者，可累及整个脊椎椎体。当然，本病除脊椎体骨折外，肋骨、耻骨、坐骨骨折者也不少。

一、发病机制和临床表现

特发性骨质疏松症的临床表现具有很强的异质性，这就提示其发病原因也是多种多样的。

1. 发病机制

关于 IJO 的病因和发病机制，目前仍不十分明确。X 射线显微分析除外了骨中毒的可能。现有的研究提示，可能有下列几方面的原因。

（1）骨形成和骨吸收平衡被打破

IJO 的发生，可能与骨髓环境相接触的骨表面骨形成异常有关。此外，宇航员在宇宙中长期处于失重状态导致的显著骨丢失与 IJO 的发病有着相似之处，出现承重骨快速地骨吸收而且骨形成受到抑制。失重和 IJO 导致的骨丢失都具有可逆性。因此，一些科学家推测 IJO 和失重状态类似，它们都包含有基本的机械力学混乱状态，这会刺激成长期和青年期骨骼的新骨形成。

（2）青春期生长突增和骨量增加

IJO 好发于青春期，因而 Dent 认为激素因素尤其是皮质醇在该病的发病机制上起到一定的作用。然而，在这一点上并没有直接的证据。有研究表明，快速生长是 IJO 症状显现的激发点。在这一阶段与青春期生长有关的一些激素水平的不平衡可能是 IJO 的病因。通常认为 IJO 患者出现骨痛，反映了微骨折的累积，而这是在发病初期和疾病的急性阶段肌肉和骨不平衡导致的结果。在疾病的自然缓解期，肌肉和骨骼之间的关系正常化是与骨密度的改善、骨痛和骨折的消失密切相关的。这说明发生于青春期前和青春早期骨量的自然增长率可能是 IJO 发病机制的触发因素。

（3）骨代谢调节因素失常

早期关于钙平衡的报道提示 IJO 在起病初期存在负钙平衡，随后在疾病的康复阶段逐渐发展为正钙平衡，并且对维生素 D 的治疗有效果。有研究提示，$1,25-(OH)_2D_3$ 的缺乏在 IJO 发病机制中起主要作用。有试验显示，IJO 患者 $1,25-(OH)_2D_3$ 基础值降低，给予低钙饮食［钙摄入量 $< 2mg/(kg \cdot d)$］3 天后血游离钙降低，血甲状旁腺激素水平增加，而 $1,25-(OH)_2D_3$ 水平未见相应升高，但也有 IJO 患者血 $25-(OH)D$ 和 $1,25-(OH)_2D_3$ 水平均是正常的报道。有一些报道证实，在一部分 IJO 患者中降钙素的缺乏在发病中起一定的作用。

（4）胶原合成异常

IJO 与成骨不全（osteoporosis imperfecta，OI）的重要鉴别点之一是 IJO 患者多聚胶原、Ⅰ型胶原 α1 和Ⅲ型胶原 α1 的比值正常，皮肤成纤维细胞合成的Ⅰ型胶原无明显异常。

2. 病因

特发性青少年骨质疏松症的病因：本病无明显的家族史和饮食史，男性和女性均可发生。其病因及发病机制不明。有研究认为，可能是一种青少年时期在骨构建和骨再建时，发生了骨形成和骨吸收的偶联不平衡，出现骨基质形成减少和骨吸收增加所致。其典型表现是在青春期发病的儿童，以背部下端、髋部和脚的隐痛开始，渐渐出现行走困难。常发生膝关节和踝关节痛以及下肢骨折。全身的体格检查可以是完全正常的，也可表现为胸腰段的脊椎后凸、脊柱后侧凸、鸡胸、长骨畸形、跛行。

特发性成年骨质疏松症的病因：特发性成年骨质疏松症是一种发生在成年女性闭经前、男性 60 岁前且没有明显诱因的全身骨代谢疾病。特发性骨质疏松症原因尚未明确，可能的原因是骨量的峰值下降造成骨量与同龄人比相对减少。骨量减少可能在早年就已经开始，并持续至成年。特发性成年骨质疏松症患者表现为较早地出现腰背痛，疼痛的程度与骨质疏松的进展程度有关。有的患者可因轻微的外力而发生脊柱骨折，而且发生骨折后愈合较慢，症状出现得也较慢，身高变短也不明显。

3. 临床检查表现

（1）放射学检查

特发性骨质疏松症患者 X 线片可见全身多关节（双肩、腕、手小关节、膝、踝及脊柱）普遍性骨质疏松，松质骨及皮质骨均可出现斑点状透光区，骨皮质变薄，骨小梁网眼加大，承重骨易发生自发性骨折；而中轴关节椎体内纵行骨小梁可见栅栏状或者梳齿状外观，股骨上部小梁可呈弓形交叉网状排列，椎体呈楔形改变或双凹变形。核磁共振和 CT 可显示骨质疏松早期、细微的改变。

①特发性骨质疏松症的患儿在 X 线片下主要表现为普遍的骨量减少、承重骨骨折、脊柱椎体压缩畸形，由于椎体呈楔形，故椎间隙不对称地增宽，有时可见骨硬化表现。其长骨的长度和皮质的宽度一般正常。

②特发性成年骨质疏松症患者可见全身普遍性骨质疏松，

以脊柱和肋骨等处明显，椎体可出现双凹形改变或压缩成楔形。

（2）实验室检查

特发性青少年骨质疏松症患者的血液生化检查多为正常，部分患者可出现血钙、尿钙水平升高。许多特发性成年骨质疏松症患者表现为高钙血症。

二、治疗

特发性骨质疏松症属于非退行性骨质疏松症，临床主要表现为腰背疼痛，发病机制尚未明确，可能与骨量减少、生活方式及遗传基因等有关。目前尚无特异性治疗药物。钙剂、降钙素、二膦酸盐类等为特发性骨质疏松症常用治疗药物。

1. 特发性青少年骨质疏松症

目前没有明确的治疗方法。临床上常凭经验给予钙剂和维生素 D 治疗，但这些药物对特发性青少年骨质疏松症的自然病程的疗效不明。

2. 特发性成年骨质疏松症

可应用降钙素治疗，可抑制破骨细胞活性、减少破骨细胞数量，从而抑制骨吸收，减缓骨量丢失，同时也有中枢镇痛作用。对于妊娠期骨质疏松症患者，可以通过停止哺乳，改变生活方式，补充足量钙剂和维生素 D，以及合理的抗骨吸收治疗，往往可以取得较好的治疗效果。

对于特发性青少年骨质疏松症，一部分患者的病情在青春发育期后自然缓解。妊娠期骨质疏松症经过积极的治疗一般预后良好。

第四篇

继发性骨质疏松症的治疗

第十一章　营养障碍性骨质疏松症

随着社会老龄化的趋势日益显著，骨质疏松症的发病率也随之升高，目前人们对这一疾病的认识也越加深入，再加上人民生活水平的提高，如何从营养层面来防治这一综合征也成为许多人关注的重点。

一、发病因素

　　骨质疏松与营养关系密切，因先天或者后天营养因素（主要是一些矿物质和有机质）缺乏，引起骨代谢障碍，造成骨的结构改变，并出现功能变化，患者因此出现骨骼疼痛、形体变化等症状，并容易发生骨折的病变，称为营养性骨质疏松症，属于继发性骨质疏松症，本病不论年龄及性别，在排除疾病因素后，仅仅是由于营养因素引起的骨基质和矿物质的缺乏。

　　骨骼系统的营养因素，包括钙、磷、蛋白质、维生素以及一些微量元素等，对骨代谢起着至关重要的作用。若这些因素缺乏或者过剩，不能维持动态平衡，则会对骨骼产生一定的影响，导致营养性骨质疏松症。

1. 钙

　　钙是构成骨矿物质的重要成分，也是人体含量最多的矿物质，人体内的钙绝大部分存在于骨组织中，骨钙约占人体总钙量的99%，因此，缺钙是导致人体骨质疏松的重要原因。缺钙的原因主要有两个方面：一方面是饮食中的钙摄入不足；另一方面是摄入的钙难以充分吸收。从全球范围来看，来源于饮食的摄钙量是明显不足的，不论国家或地区的经济发展水平高低，即使在发达国家也难以达到标准。在我国，这种情况尤为突出，尤其是儿童、孕妇比较明显。从地区来看，农村较城镇更显著，导致这一现象的原因主要与饮食过于单调，且结构不平衡有关。我国主要以谷类食物为主，而谷类食物中的含钙量

明显低于乳制品和豆制品。人体钙的吸收主要集中于酸性较强的十二指肠和空肠上段，分为主动转运和被动扩散两种。若患有胃肠道疾病则会导致肠道钙吸收不良，同时，长期服用氢氧化铝或者食用过多的草酸盐等，也会导致血钙下降。血钙下降，引起甲状旁腺激素分泌过多，破骨细胞活性增强，骨吸收大于骨形成，最终导致骨质疏松。人体骨组织不断进行新陈代谢，在 35～40 岁时，机体骨密度达到峰值，随后骨量逐渐下降，因此补充足量的钙剂对儿童及青少年尤为重要，以便为青少年的健康成长及老年时期的骨质健康打下坚实的基础。

2. 磷

磷是骨骼系统中的必需元素，与钙一样，参与骨基质的合成，每存留 2g 的钙就需要 1g 磷，因此，血中钙和磷的比值是恒定的。磷的代谢绝大多数在肾内进行，其次还有肠道、骨等。磷和钙均被用于骨矿化，磷缺乏时会增强骨吸收功能，导致骨矿化受损，出现骨质疏松。磷普遍存在于动植物细胞内，一般情况下机体很少出现缺磷，除非长期大量摄取一些妨碍磷吸收的物质，如氢氧化铝及碳酸钙等。但是，磷的过量摄入对骨矿化也会造成不良影响，尤其是目前西式食物及碳酸饮料消费的剧增，高磷摄入可使钙和磷结合产生不溶性的磷酸钙盐，从而影响钙和磷的吸收。同时，高磷会造成血钙下降，刺激甲状旁腺激素的分泌，使骨溶解增加，骨矿化减少。中国营养学会建议，成人磷的适宜摄入量为每日 700mg。

3. 其他微量元素

微量元素与骨骼的代谢密切相关，虽然机体中微量元素含量较少，却是骨骼正常生长发育不可缺少的重要因素。目前国内外学者研究较多的微量元素除了钙、磷外，还有镁、锌、铁、锶、锰、硒等。众多研究已表明，骨质疏松与这类矿物质摄入不足或过量息息相关。

适量的铜、锌、锰等有利于骨骼的发育，但铅、铝等元素可能会增加骨质疏松的风险。这些微量元素在机体内通过直接或间接作用，影响骨细胞的代谢及骨矿化，最终影响骨的代谢。虽然有部分微量元素对骨质疏松的作用机制尚不完全明确，但不可否认的是适当补充微量元素对骨质疏松具有一定的改善作用。

4. 蛋白质类

蛋白质是骨基质合成的重要原料，若蛋白质摄入不足，骨基质合成减少，骨形成不足，最终会导致骨质疏松。但过多的蛋白质摄入又会影响钙的代谢，造成负钙平衡，其原因主要是蛋白质分解以后会产生含有硫氨基酸的物质，能抑制肾小管中钙的重吸收，使尿钙排泄增多，反射性地刺激甲状旁腺激素的分泌，最终影响骨矿化，造成骨质疏松。若高蛋白饮食则需要摄入足量的钙，以免发生负钙平衡，在一般情况下，蛋白质与钙的摄入量是呈正比关系的。就我国目前国情来看，高蛋白饮食造成的危害可能得到更多的关注。蛋白质类大概有以下几种：

（1）酪蛋白磷酸肽是一种多肽，由牛乳酪经过胰蛋白酶分解后形成，其与金属离子具有较强的亲和力，结合以后形成可溶性复合物，能有效防止无机钙的沉淀，有利于肠道对钙的吸收，同时可促进钙在骨内的沉积，改善骨骼生长，因其安全性好，且效果可靠，目前市场应用较为广泛。

（2）赖氨酸为人体必需氨基酸，在与钙结合后会产生可溶性络合物，有利于肠道对钙的吸收，促进骨生长，改善骨代谢。多位学者已通过动物研究发现，赖氨酸能明显改善实验组大鼠的骨钙含量、骨密度，甚至是骨骼形态。因此，在米面食物中适当强化赖氨酸是值得提倡的。

（3）乳铁蛋白具有多重功效，如抗病毒、抗炎、调节免疫等。近年研究又发现乳铁蛋白能调节骨细胞的基因表达，促进骨细胞的增殖，抑制成骨细胞的凋亡及破骨细胞的生成，改善骨代谢，这一说法与部分学者通过动物实验得出的结论也具有一致性。

（4）胶原多肽是一种较容易消化和吸收的多肽。当机体处于低钙状态时，胶原多肽也可改善骨胶原的结构，增加骨骼强度。对于一些骨关节疾病具有很好的改善及防治作用。

（5）乳清碱性蛋白通过调节成骨细胞和破骨细胞的代谢最终实现促骨形成，并抑制骨吸收，保证机体的骨代谢维持动态平衡，以预防骨质疏松，改善骨骼健康。

5. 维生素

（1）维生素 D 主要包括维生素 D_2 和维生素 D_3，存于皮肤中的维生素 D_2 经过紫外线照射转化为分子结构较为稳定的维生素 D_3，可溶于脂肪和有机溶剂。维生素 D_3 在人体内经肝脏代谢及肾脏合成，最终变成具有活性的 1,25-（OH）$_2D_3$ 和 24, 25-（OH）$_2D_3$ 两种代谢产物，25-（OH）D 能协助小肠对钙的吸收，有利于骨盐的沉积。此外，25-（OH）D 还是维持血浆钙、磷恒定的重要因素，其对钙、磷代谢的作用主要体现在三个方面：①促进小肠对钙的吸收。②影响骨重建：当血钙浓度升高时，能促进骨矿化，并促进成骨细胞的分化，抑制其凋亡，有利于骨形成，促进骨吸收。③促进肾脏对钙、磷的重吸收。总而言之，不论是维生素 D 本身还是通过影响其他元素都会对骨骼系统产生显著作用。近年来，众多学者也认识到这一关系，并进行了深入研究。目前维生素 D 缺乏在全球范围内都属于比较突出的问题，补充足量的维生素 D 和钙剂已成为预防骨质疏松及骨折的重要措施。

（2）维生素 C 是骨代谢和骨生成的重要因素。一方面，维生素 C 可促进钙盐沉积；另一方面，维生素 C 作为合成骨基质羟脯氨酸的原料，能促进骨胶原的合成，而胶原蛋白与骨质疏松的发生和发展是密切相关的。因此，若维生素 C 缺乏则可能影响骨基质的形成，导致骨质疏松。有学者通过对大学生进行调查发现，相较于维生素 C 不足组，维生素 C 充足组大学生的骨密度及骨矿物质含量明显偏高，且差异具有统计学意义。此外，维生素 C 在肠道内可与重金属铅结合，以减少机体对铅的吸收，从而避免铅对骨骼代谢的不良影响。

（3）维生素 A 能促进骨骼的发育，并能抑制成骨细胞的活性，同时激活破骨细胞的活性，使两类细胞保持动态平衡。当维生素 A 缺乏时，会造成成骨与破骨的失衡，影响骨代谢及骨的生长发育。此外，维生素 A 缺乏还会造成肾小管损伤，影响钙的重吸收，骨钙含量降低，妨碍骨生长。但是，过量的维生素 A 也会对人体产生不良影响，造成骨吸收增加，骨量丢失，导致骨骼变形或诱发骨质疏松。维生素 A 是脂溶性维生素，在体内不易清除，且半衰期长，大剂量摄入时可能产生毒性反应。

（4）B 族维生素主要是维生素 B_6、维生素 B_{12} 和叶酸等，当这些 B 族维生素缺乏时会导致高同型半胱氨酸血症。近年来有学者研究发现，高同型半胱氨酸血症与骨质疏松有一定的关系，高同型半胱氨酸血症通过促进骨吸收，抑制骨形成，降低骨密度，使骨量减少，最终使骨质疏松性骨折的危险性增加。因此，适量 B 族维生素的摄入对于预防骨质疏松症是非常有必要的。

（5）维生素 K 是一种脂溶性维生素，天然维生素 K 主要包括维生素 K_1 和维生素 K_2 两种。维生素 K_1 通过酶的作用转化为维生素 K_2 并发挥作用。诸多学者研究发现，维生素 K 与骨代谢关系密切，早在 1971 年，日本已有学者将维生素 K_2 用于改善人体钙代谢，而在 1983 年，已有临床报告证明维生素 K_2 对老年性骨质疏松症具有改善作用。

维生素 K 对骨代谢的调节主要分为以下几个方面：①维生素 K 可将谷氨酸残基羧转化成 γ-羧化谷氨酸残基促进骨形成：骨钙素是一种蛋白质，由成骨细胞、成牙本质细胞及软骨细胞合成分泌后，大多数存在于这些细胞外的骨基质中，一小部分进入血液循环，是骨形成的重要指标，当维生素 K 将其羧化后可与钙结合，其结构发生改变，并与羟基磷灰石结合，最终促进骨形成。②调节成骨细胞和破骨细胞的功能：动物实验已表明维生素 K_2 可增加成骨细胞的合成代谢，并诱导破骨细胞凋亡。③抑制骨吸收：维生素 K 通过作用于前列腺素来抑制骨吸收。目前临床上维生素 K 用于治疗骨质疏松症已有多年，除了直接作用外，还能协同其他治疗骨质疏松药物以增强疗效，减少不良反应。

二、临床治疗

1. 一般治疗

（1）合理膳食

合理的饮食结构是防治骨质疏松的基础，我国人民饮食普遍低钙与主食单一有很大关系，目前而言谷类仍占主导地位。首先，应改变膳食结构，做到多样化，增加面食及杂粮的摄入，使粗细搭配合宜；其次，就副食而言，可增加含钙量多的食物摄入，主要包括牛奶、奶制品及豆类、海藻类、鸡蛋等，同时增加新鲜绿叶菜的摄入，使钙磷比尽量达到国家规定的营养学标准［钙磷比值为（1.5～2）∶1］。对于营养不良的患者，也不建议长期高蛋白、高脂饮食，以防出现钙吸收不良。此外，吸烟及饮酒过量也会对骨细胞产生毒性作用。

（2）适当锻炼

运动锻炼对于防治骨质疏松的疗效是毋庸置疑的。一方面，适当锻炼可增加机体局部的骨量沉积，对生长期的骨结构有一定的改善作用。运动能促进骨骼发育，运动的方式不同，所产生的效果也是有差异的。当运动产生的效应和特定部位的骨结合时，才能产生相应的作用，而像我们日常的生活锻炼就不能达到上述效果。另一方面，运动还能改善机体血液循环，有利于血钙的代谢调节，促进钙吸收。此外，有研究发现运动还能改善激素调节，提高机体的免疫力，对人体平衡能力及柔韧性等方面有一定的促进作用。虽然运动对机体有益，但在制订方案时需考虑机体的差异和目标部位，同时也要结合个人的身体素质，把握简单、实用、有效的原则。在进行锻炼时，也要避免发生跌倒，以防骨折等。

（3）光照

光照即日光浴疗法，通过日光或人工紫外线照射皮肤，可使皮肤内的7-脱氢胆固醇转化形成维生素 D_3，维生素 D 可被人体吸收，参与调节钙、磷代谢，促进钙吸收，使钙在骨中沉积，促进骨骼生长，提高反应速度。根据自身特点，制定具体的光照疗法及治疗量，一般情况下 1 次 / 日，15 次为一个疗程。有学者建议在进行光照疗法的同时最好补充足量的钙剂，保持体内正钙平衡，促进骨矿化。

2. 药物治疗

（1）中药治疗

中医学中并没有骨质疏松这一说法，但历代医家对其早有认识，并将其归属于"骨痿"的范畴。中医学认为，本病发生与肾关系密切，因"肾主骨生髓"，若肾气充沛，则骨髓得养。

后有医家又提出骨质疏松的本源在于肾虚，脾虚是其发病的重要病机，并与肝郁密切相关，在此基础上产生的瘀血既是病理产物又是本病的促进因素。目前中药对骨质疏松症的治疗也取得了较好成效，就单味药而言，可选用一些补肾强骨的中药，如补骨脂、怀牛膝、淫羊藿、续断、骨碎补等。有研究发现，骨碎补中含有的总黄酮能增加骨量，增强骨强度；复方可选用左归丸、补中益气汤加味等。

（2）补钙

对于钙剂缺乏引起的骨质疏松补充适量的钙剂是非常必要的，用于预防骨质疏松的常用剂量为 1 ～ 2g/d。若骨钙大量丢失时，每日补钙量需 15g/d。目前钙剂主要分为无机钙和有机钙两种：无机钙含钙量高，作用强，需要胃酸参与，且服用量少，如碳酸钙、磷酸钙等；有机钙不需要胃酸的参与，但含钙量低，作用偏缓，服用量大，无论何种钙剂的选择都需把握钙源的安全，保证足量且便于吸收。需要注意的是，大量补钙是不可取的，钙摄入过多可能会导致肾功能异常，增加肾结石的风险，同时还可能影响某些矿物质的吸收等。

（3）维生素的运用

①关于维生素 D 的临床用量：根据普通维生素 D 与25-（OH）D 的转化关系，需要 800 ～ 2000U 的普通维生素 D 才能使体内 25-（OH）D 的浓度达到 30μg/L。因此，针对不同的人群，维生素 D 的摄入量是不同的。具体来说：50 岁以下的健康成人，每天需补充普通维生素 D400 ～ 800U；50 岁以上者，可加至每日 800 ～ 1000U；对于营养障碍或者吸收不良的人群，甚至可加至每日 2000U。考虑 25-（OH）D 的半衰期，对于特殊人群须持续监测，至少 3 个月复查一次血清中 25-（OH）D 的浓度。在摄入维生素 D 时，一般建议饭后服用。

对于骨质疏松症的患者，在抗骨质疏松治疗之前，最好将血清中25-（OH）D的浓度调整至正常水平。若25-（OH）D的浓度低于20μg/L，则每周须补充50000U维生素D_3，且持续4～6周，再进行抗骨质疏松治疗。由于维生素D可溶于脂肪，因此不易发生中毒。目前市场上常见的多种维生素D及其类似物，并无25-（OH）D制剂，所以我们一般摄入的均为普通维生素D；需要注意的是，维生素D需在肝肾内进行代谢才能转化为25-（OH）D_3，因此在摄入维生素时须保证肝肾功能处于正常状态。

② 2001年美国医学会建议成年男性维生素K的适宜摄入量为120μg/d，成年女性为90μg/d。维生素K一般建议饭后服药，以增加吸收率。临床上维生素K常见的不良反应为胃肠道反应，一般症状较轻微，用药时需注意患者的肝功能，此外，维生素K禁止与华法林同用。

综上所述，骨质疏松症是由多种因素作用而产生的一种综合征，虽然很多药物对于骨质疏松症有一定的治疗作用，但就目前研究结果来看，骨质疏松症的预防较治疗更为重要。只有以防为主，防治结合，才能取得较好的临床疗效。因此，保证膳食中营养物质的摄入也是我们需要重点关注的。

第十二章　内分泌性骨质疏松症

骨质疏松症的产生受到多种因素的影响，当人体内分泌功能失调，造成激素分泌的异常时，也会对骨代谢造成一定的影响，诱发骨质疏松。内分泌功能失调主要是由于内分泌腺功能异常所导致，常见的内分泌疾病主要有甲状旁腺及甲状腺功能异常、糖尿病、库欣综合征、性腺功能减退、垂体功能障碍等，目前研究较多的主要是前三种疾病与骨质疏松症的关系。

一、甲状旁腺疾病与骨质疏松

1. 作用机制

正常状态下，甲状旁腺激素通过调节骨代谢对人体内钙、磷代谢的恒定起着重要作用，其对骨代谢的作用主要体现在以下几个方面：①促进骨吸收。在甲状旁腺激素的影响下，破骨细胞及成骨细胞增多，破骨细胞功能强化，促使骨吸收加速；成骨细胞的增加也使得骨骼新陈代谢及骨生成加快。②通过抑制近曲小管对磷和碳酸氢盐的重吸收，促进尿磷排泄，降低血磷水平；同时甲状旁腺激素还能促进远曲小管对钙的重吸收。③通过促进 $1,25-(OH)_2D_3$ 的生成，增加肠道对钙、磷的吸收，升高血钙。

当甲状旁腺激素分泌增多时，导致破骨细胞被过度激活，骨吸收显著增强，大量骨钙入血导致血钙水平增加。同时，肠道对钙的重吸收增强，进一步增加血钙，引起高钙血症，导致骨病变。在激素作用下，皮质骨的丢失更为严重，使早期骨量明显减少。

2. 诊断

甲旁亢性骨质疏松症的主要表现为：①高钙血症：血钙浓度升高会降低神经肌肉的激动性，轻者出现倦怠、乏力，重者可有肌无力、腱反射减弱、定向力障碍等神经精神症状；当影响胃肠道时，患者可出现恶心、呕吐、食欲不振等，重者可出现麻痹性肠梗阻。②骨骼系统表现：全身性或局部骨痛，压痛阳性，并呈进行性加重，部分患者可能出现病理性骨折。③泌尿系统症状：高血钙会妨碍肾小管的浓缩功能，尿钙增加，患者会出现多尿、多饮、电解质紊乱等；同时钙在肾内沉积，容易引起泌尿系感染和肾结石，最终可能导致肾衰竭。其生化指标：①原发性甲旁亢时，血钙可升高，部分患者也可能出现血钙水平正常。②低血磷症，是原发性甲旁亢的特异性表现。③大多数患者甲状旁腺激素水平升高。④尿钙增多：女性 24 小时尿钙排泄量 > 6.25mmol/L，男性 > 7.5mmol/L。⑤在除外胆道系统疾病外，碱性磷酸酶的水平与骨病的严重程度呈正比。

3. 治疗

针对甲旁亢性骨质疏松症的治疗，主要包括原发病以及骨质疏松症的治疗。针对原发病的治疗，主要包括外科治疗和保守治疗。外科治疗主要是通过手术切除甲状旁腺。保守治疗主要有：①改变生活方式，限制含钙饮食的摄入。②应用药物治疗，如磷酸盐可降低血钙、雌激素和黄体酮可用于治疗绝经后妇女的甲旁亢、对于甲状旁腺癌可选用糖皮质激素及降钙素等。③血钙升高导致高血钙危象时，应积极补液、利尿，纠正电解质平衡等。④上述治疗效果不显著时，可考虑透析治疗。针对骨质疏松症的治疗，主要是补充钙剂和维生素 D 等。

二、甲状腺疾病与骨质疏松

甲状腺疾病是目前临床上比较常见的内分泌疾病，一直以来，众多学者对甲状腺疾病与骨质疏松的关系进行了深入研究，发现两者之间关系密切。在正常状态下，甲状腺激素（thyroid hormone，TH）对骨骼的生长发育起着重要作用。患有甲状腺疾病时，骨代谢受到影响，会导致骨质疏松的风险性增加。甲状腺疾病主要包括甲状腺功能亢进（甲亢）、甲状腺功能减退（甲减）、促甲状腺激素（thyroid-stimulating hormone，TSH）外源性抑制治疗及亚临床甲状腺疾病等。

1. 甲状腺激素与骨质疏松

甲状腺激素是酪氨酸的碘化物，包括 T_3 和 T_4 两种形式，T_3 为活性形式，而 T_4 需转化为 T_3 后才能发挥作用。T_3 和 T_4 可影响骨骼的生长发育及骨矿化，并影响骨重建。骨骼系统对 TH 的应答包括直接效应和间接效应，就目前研究来看，尚不能确定两者之间的主次。直接作用主要是指 TH 通过影响多种细胞因子作用于软骨细胞、成骨细胞及破骨细胞等，从而影响骨代谢；间接作用是指 TH 产生的全身效应对骨代谢造成的影响。总的来说可以概括为以下几个方面：①促进骨骼的发育。②促进蛋白质的分解和排泄。③促进尿钙和尿磷的排泄。

2. 甲亢性骨质疏松症

临床发现，甲亢患者较正常人更容易出现骨代谢紊乱，尤其对中青年患者而言，正常的骨峰值可能受其影响而降低。目前甲亢导致骨质疏松的机制尚不确切，可能与下列因素有关：① TH 通过与成骨细胞核受体结合促进其增生，使骨钙素和骨胶原增加。②通过白细胞介素 6 的作用促进破骨细胞的形成和分泌，并诱导其分化和成熟，同时通过影响白细胞介素 6 和其他因子促进骨吸收。③甲亢患者血钙水平升高，造成甲状旁腺激素的分泌减少，降钙素分泌增加，从而诱发骨质疏松。④ TH 增多会妨碍维生素 D 的合成，使肠钙吸收减少，诱发骨质疏松。⑤甲亢患者容易出现腹泻，导致机体对钙的消耗增加，出现负钙平衡，钙盐丢失过多增加了骨质疏松的风险。⑥ TH 能促进蛋白质的分解代谢，使钙磷比例失衡，出现负钙平衡，引起骨质疏松。

（1）诊断

临床表现除了甲状腺功能亢进的症状外，还具有骨质疏松的表现。甲亢表现：患者有多食、消瘦、多汗、心悸等高代谢症状，并见血管、神经兴奋，还可伴见不同程度的甲状腺肿大和眼突、手颤等。骨质疏松表现：患者可表现为局部或全身骨关节疼痛，病程长者可见骨骼畸形，严重骨质疏松症患者还可出现病理性骨折。生化指标：①血清 T_3、T_4 及 FT_3、FT_4 水平升高。②碱性磷酸酶、血清骨钙素、血清抗酒石酸酸性磷酸酶水平升高；血磷、血钙正常或升高；尿钙、尿磷增高。骨密度测定：甲亢患者骨质疏松发展至一定程度时，才具有明显 X 线表现，如骨密度降低、骨小梁稀少等。

（2）治疗

①治疗甲亢：可选择药物、手术及放射疗法。②治疗骨质疏松症：对于骨质疏松症发病风险较低的甲亢患者，可在甲亢治疗的基础上先进行生活方式的干预，加强营养，增加含钙量高饮食物的摄入，适当进行日光疗法，以便于内源性维生素 D 的合成。若甲亢患者是骨质疏松症的高危患者，则需积极治疗，补充足量的钙剂及适量活性维生素 D；同时，加用降钙素，抑制骨吸收，阿仑膦酸钠可有效改善甲亢合并骨质疏松症患者的临床症状，另有学者也推荐丙硫氧嘧啶作为首选用药。

3. 甲减性骨质疏松症

甲状腺功能减退时，患者整个机体代谢都处于低下状态，虽然骨细胞对 TH 的敏感性增加，但是骨吸收的速度仍是缓慢的。甲减导致骨质疏松症的发病率增高可能与以下因素有关：① TH 水平降低，致使机体蛋白质合成障碍，妨碍骨形成，诱发骨质疏松；同时，TH 的缺乏会造成骨代谢紊乱。②甲减患者在口服甲状腺激素进行治疗时，甲状腺激素会导致骨矿物质的丢失。③甲状腺功能减退易导致患者出现黏液性水肿。当影响肾脏时，会妨碍 $1,25-(OH)_2D_3$ 的合成；若影响肠道时，会影响蛋白质的吸收，最终造成骨质疏松；若黏液性水肿波及全身，患者可能出现失用性骨质疏松症。④甲减时 TH 和降钙素水平均降低，在两者的协同作用下，成骨细胞及破骨细胞的活性受到影响，诱发骨质疏松症。

（1）诊断

临床主要表现为甲状腺功能减退的症状及骨质疏松的表现。甲减表现：患者可出现怕冷，反应迟钝，表情淡漠，浮肿，面色苍白，全身皮肤粗糙、增厚，毛发脱落，非凹陷性水肿等；还可伴见神经、心血管、消化等多系统症状。骨质疏松症表现：乏力，肌肉酸痛，骨关节疼痛，晨起及冬季显著。生化指标：血清 T_3、T_4 和 FT_3、FT_4 水平降低；骨代谢生化指标：血清骨钙素及降钙素下降。骨密度检查示骨密度下降。

（2）治疗

甲减性骨质疏松症的治疗，主要包括控制甲减和治疗骨质疏松症。①治疗甲减：对于原发性甲减，应补充甲状腺激素；对于继发性甲减，需先使用肾上腺皮质激素，再用甲状腺激素进行治疗。②治疗骨质疏松症：补充足量的钙剂及适量的维生素 D。③中药治疗：因本病多属本虚标实，以虚为主，与肾、肝、脾等密切相关。因此，在治法上主要侧重于补益肝肾，健脾养血，兼活血化瘀，使肾充髓足，髓足骨坚。临床上可选用六味地黄丸、左归丸、虎潜丸等加减。虽然中药治疗本病取得了一定的疗效，但是本病病机复杂，在临床应用时仍需医师辨证论治，注意个体化用药。

4. 促甲状腺激素外源性抑制治疗

对于甲状腺肿瘤如甲状腺乳头状癌，TSH 抑制治疗是有效手段，并被广泛应用。目前对于此种治疗手段是否会对骨代谢产生影响，或增加骨折的风险尚无确切定论。但有研究发现对于绝经后女性而言，TSH 抑制治疗可能会造成骨量丢失，诱发骨质疏松症。

5. 亚临床甲状腺疾病

亚临床甲状腺疾病对骨代谢也存在一定的影响。综合众多研究结果，大体上可证明亚临床甲亢与骨丢失及骨折之间存在关联性；但对于亚临床甲减是否影响骨代谢以及增加骨折的风险尚无明确结论，需进一步研究。

三、糖尿病与骨质疏松

流行病学调查显示，糖尿病已成为三大非传染病之一，而糖尿病性骨质疏松症作为一种严重且常见的糖尿病并发症也有着很高的发病率，容易被糖尿病其他并发症所掩盖，加上医生较少提及，因此常被患者忽略。但是，本病危害性大，具有较高的致死率和致残率，因此需要引起我们的重视。

1. 糖尿病性骨质疏松症的病因和发病机制

目前尚无确切定论，大致概括为以下几个方面：

（1）高血糖与骨代谢

①电解质紊乱：当患者血糖升高时，会出现渗透性利尿，引起尿钙、尿磷等排泄增多；另外，糖尿病患者需控制饮食，进一步降低了体内血钙及血磷水平。当这种状态持续存在时，会反射性刺激甲状旁腺的分泌，使破骨细胞活性进一步增强，骨吸收增加，骨量丢失。

②糖基化终末产物增多：糖基化终末产物是由糖尿病患者

体内的蛋白质、脂类等大分子与葡萄糖发生反应后生成，能增加破骨细胞的活性，降低骨密度；同时，这一产物通过酶的作用使骨细胞发生凋亡，进一步降低骨密度；此外，通过影响骨胶原的黏附力，增加骨骼脆性，诱发骨质疏松。

③胰岛素生长因子：胰岛素因子 –1 通过与骨细胞中的受体结合，以此调节骨细胞的代谢，而糖尿病患者因胰岛素生长因子分泌异常，妨碍了骨细胞的代谢和增殖，影响了骨形成，降低了骨密度，增加了骨折的风险。

④抑制成骨分化：高血糖状态下成骨细胞的生长和矿化受到影响；同时，这类患者体内脂肪细胞分化增加，进一步抑制了成骨细胞的分化。

（2）胰岛素缺乏

胰岛素的绝对或相对缺乏均会对骨代谢产生影响，胰岛素除了可以促骨代谢外，还能促进骨钙素和骨胶原的合成及分泌。

（3）糖尿病微血管病变

糖尿病进展到后期，会影响大血管以及全身微血管，微小血管血流受到影响，导致骨组织供血供氧不足，出现代谢障碍，增加了骨质疏松症的风险；当糖尿病累及肾脏时，会影响肾小管的滤过及重吸收功能，造成钙大量丢失，血钙降低，这种状态持续存在，会反射性刺激骨钙释放入血，造成骨量流失。

（4）降糖药的影响

部分治疗糖尿病的药物，如噻唑烷二酮类、二甲双胍等本身也会对骨密度造成影响。

（5）骨的慢性炎症

高血糖状态下伴见慢性炎性反应，相关肿瘤因子、炎症因子及白细胞介素 6 等上调，增加了破骨细胞的活性，同时抑制了成骨细胞的功能，导致骨量丢失。

（6）基因易感性

骨质疏松症与糖尿病均为代谢性疾病，两者之间的基因易感性可能存在一定联系。

2. 诊断

（1）临床表现

糖尿病性骨质疏松症一般无特异性症状，主要可见糖尿病及其并发症等。但随着病程的进一步发展，患者可出现全身肌肉酸痛、关节疼痛等症状，并见活动减缓或受限，严重者容易发生脆性骨折。

（2）生化指标

①血清骨钙素水平下降，尤其在糖尿病发病 3 个月后显著。②多可见尿钙、尿磷增多，而血钙、血磷多正常。③碱性磷酸酶及甲状旁腺激素水平升高。

（3）骨量测定

参考普通骨质疏松症的诊断标准，对于骨质疏松症的评估，目前临床上应用较为广泛的仍是用 DXA 判断骨矿物质含量。此外，定量 CT 可进行相应补充，有助于发现早期骨质疏松症。

3. 预防与治疗

主要包括基础措施、药物干预以及康复治疗几个方面。

（1）基础措施主要是改变生活方式，均衡营养，保证充足的日晒，适当运动，戒烟、酒等。

（2）药物干预分为两个方面：首先，对于原发病的治疗，在控制血糖时尽量选择既能降低血糖又不会增加骨质疏松症风险的药物；其次，对于骨质疏松症的治疗必须坚持长期治疗、个体化、联合或序贯用药的原则，注重补充钙剂和维生素 D 等。

（3）对于特殊人群可进行适度的力量、耐力、平衡和灵敏性的训练，以减少跌倒的风险。

除此之外，中医药的治疗也取得了一定疗效。中医治疗本病主要侧重于调节脏腑，兼顾活血化瘀通络；治法上多重视补肾填精生髓，兼顾疏肝理脾活血。如有些医家选用益肾壮骨合剂、强肾胶囊、滋水荣木汤等进行治疗，均取得了不错的疗效。

四、垂体疾病与骨质疏松

垂体是人体重要的内分泌腺，分泌多种激素，对机体的生长发育、代谢等起着重要作用。当垂体功能障碍时，激素分泌功能受到影响，导致各种疾病的产生。常见的垂体疾病有肢端肥大症、高泌乳素血症、腺垂体功能减退、生长激素缺乏症等。垂体疾病与继发性骨质疏松症关系密切，垂体分泌的生长激素、泌乳素、性激素等可通过直接或间接效应影响骨代谢，使骨吸收和骨形成之间的平衡失调，骨量丢失，诱发骨质疏松症及骨折。因此，积极治疗垂体疾病及其并发症对骨质疏松症的预防及治疗是至关重要的。

五、库欣综合征

库欣综合征又称皮质醇增多症，是由于多种因素造成肾上腺皮质分泌过量所引起的一种症候群。库欣综合征会影响骨代谢，诱发骨质疏松。有学者通过回顾性研究发现，库欣综合征患者发生骨质疏松症的概率偏高，并且脆性骨折的风险也有所增加，尤其是腰椎部位的骨折。

综上所述，目前学者对于各种内分泌疾病与骨质疏松症的研究多侧重于某一因子的作用，但骨质疏松症却是一个涉及多因素、多层面、多基因的慢性病。此外，在评估骨质疏松症方面仍缺乏完善的体系。对于目前的治疗方法而言，缺乏更深层次的细胞学及分子理论，这些不足均是需要我们去进一步研究和探讨的。

第十三章　男性骨质疏松症

随着人口老龄化、高龄化，骨质疏松症已成为一个严峻的公共卫生保健问题。在发展中国家，2%～8%的男性患有骨质疏松症，且髋部骨折后死亡率显著高于女性。据调查资料显示，老年男性骨质疏松症的患病率为53.20%，且随年龄增长有上升趋势。近年的流行病学研究显示，男性也存在与女性类似的年龄相关骨折率增加的规律。随着老龄化社会的到来，人均寿命不断增加，老年男性骨质疏松症（male osteoporosis，MOP）有逐年上升趋势。国际骨质疏松协会（International osteoporosis foundation，IOF）表明，50岁以上的骨质疏松症男性患者发生骨折的概率为25%，从范围来看至2050年发生髋部骨折的男性将达到31%。在年龄大于60岁的人群中，发生过骨折的患者比普通人群的死亡率更高，且男性比女性的死亡率高。另外，男性骨质疏松又常常被忽视，作为一个日益严重的公众健康问题应得到社会的关注。

一、流行病学

国际临床骨密度协会（International society for clinical density，ISCD）推荐使用绝对骨密度以及T值≤-2.5作为骨质疏松症的诊断标准。低骨密度（lower bone mineral density，LBMD）与骨折密切相关，年龄50岁以上的男性在余生中发生骨折的风险高达30%，并且与骨质疏松相关的骨折竟达到30%~40%。美国公布了2014年高危男性骨折发生率的数据：在明达苏尼州的奥姆斯特县50岁以上居民的腕部、肱骨、脊柱以及髋部骨折的发生率，女性的比例是26000/10万，男性的比例为16000/10万。现有研究报道，在超过75岁髋部骨折的患者中，男性死亡率较女性明显增高（男性20.7%，女性7.5%）。因此，男性骨质疏松症理应得到研究机构和临床更多的关注。

二、病因学

男性骨质疏松症包括原发性和继发性，其中原发性骨质疏松症又分为特发性骨质疏松症以及基于年龄的年龄相关性骨质疏松症。由于营养和激素缺乏的共同作用，年龄超过70岁的男性常常发生年龄相关性骨质疏松症。在老年男性中，肠道钙的吸收减少以及维生素D的缺乏，导致血清甲状旁腺激素（PTH）的水平升高和骨量丢失。另外，一些激素相关因素也被认为在男性年龄相关性骨量丢失的病理生理中起作用：随着年龄增加，老年男性血清性激素球蛋白（SHBG）水平增多以及下丘脑垂体睾丸轴反馈减弱，导致游离睾酮和雌二醇水平下降，胰岛素样生长因子1（IGF-1）减少，胰岛素样生长因子结合蛋白2（IGFBP-2）水平增加，均可直接对骨形成造成损害。男性继发性骨质疏松症常见的原因包括：糖皮质激素治疗、库欣综合征、过量的酒精摄入、原发或继发性性腺功能减退症、低钙、吸烟以及家族微小创伤性骨折史。近期有研究报道，低体重指数（lower body mass index，LBMI）、甲状腺激素过度替代治疗、慢性肾脏和肝脏疾病、肠道吸收功能障碍性疾病、高钙血症、类风湿关节炎、强直性脊柱炎、糖尿病（包括1型和2型糖尿病）、多发性骨髓瘤或其他球蛋白增多症、人类免疫缺陷病毒感染及其使用蛋白酶抑制剂治疗、肥大细胞增多症、器官移植或免疫抑制剂的使用、慢性阻塞性肺疾病以及成骨不全症等都可能导致骨质疏松症。当已知的骨质疏松的原因都没发现，便可诊断为特发性骨质疏松症，发生比例在30～60岁没有其他疾病的男性中占了40%。尽管其发病机制尚不确定，但遗传和激素方面的因素起着关键性的作用。

1. 内分泌因素

（1）性激素水平下降

这会使骨的合成减少、分解增加，从而导致骨密度降低。青春期骨骼的形成需要雄激素的刺激，正常骨骼的生长、代谢以及骨量的维持都有赖于雄激素的调节作用；成人骨骼的维持也需要性激素的调节作用。男性在40岁后睾酮的分泌开始下降，睾酮下降导致骨的形成减少，骨丢失增加，引起骨质疏松。60岁以上男性血液中游离的睾酮浓度的下降率与髋部骨折的发生率成正比。Stepan 随访12例双侧睾丸切除者，结果显示：患者的腰椎骨密度呈现进行性减退，并且伴随骨吸收的增加。Foresta 随访30例60～90岁老年男性，结果发现：老年男性的骨皮质百分率比对照组20～40岁男性有明显降低，而且骨皮质百分率与血睾酮成正比。老年男性由于肾脏功能逐渐减退，1α-羟化酶的合成量逐渐下降，导致维生素D的羟化受到影响。另外，老年男性分泌的雄激素减少，致使 $1,25-(OH)_2D_3$ 的合成也下降。Francis 研究发现，椎体压缩性骨折的男性患者会出现血睾酮浓度下降，同时 $1,25-(OH)_2D_3$ 浓度降低，患者经过睾酮治疗后，$1,25-(OH)_2D_3$ 的浓度会增加，导致肠道对钙的吸收也随之增加。

（2）甲状旁腺激素分泌增加

体内甲状旁腺激素的分泌量上升，导致体内骨钙的丢失也随之上升。老年男性由于肾脏的功能逐渐减退，肾脏肌酐清除率也随之降低，血液中磷的浓度也随之上升，引起继发性 PTH 分泌过多。

（3）降钙素分泌减少

男性体内降钙素分泌量较女性高，随着年龄的增加，男、女性都出现降钙素分泌下降。有资料表明，男性骨质疏松症组与对照组相比较，PTH 及白介素 – 6 明显增高，CT、1,25–（OH）$_2$D$_3$明显降低。

2. 药物因素

长期服用糖皮质激素、肝素等可致骨质疏松。有研究显示，服用泼尼松与男性骨质疏松症的发生有直接关系。如服用生理剂量的泼尼松 6 个月以上，几乎 50% 的人会发生骨质疏松症，而大剂量（如强的松 > 10mg/d）则所有患者均发生骨量丢失。糖皮质激素与骨质疏松之间的关系尚未完全明确，但糖皮质激素可能影响钙离子的代谢、内分泌系统、各种骨组织细胞功能及细胞因子活性等，从而导致骨量的丢失。

3. 营养因素

研究表明，食物中钙、磷和蛋白质的摄入量不够，引起体内钙、磷比例失调，降低骨的形成，降低骨密度。饮食中蛋白质摄入的增加能够使骨的形成加速，稳定骨密度。饮食营养不良会导致体重下降，而体重与男性骨密度呈正相关。

4. 运动因素

生命在于运动，运动不仅可以延缓骨质疏松症发生的时间，也可以减轻其程度。青春期和青春前期是骨量峰值获得的高峰期，运动是获得较高骨量峰值的重要后天因素。有研究显示，肌肉的负荷和牵张力（机械性因素）较非机械性因素对骨强度的作用要大得多。比如，机械性因素对骨骼的影响高达 40%；而非机械性因素，如钙离子的浓度、维生素 D 以及相关的激素等对骨骼的影响只有 3% ～ 10%。运动不仅在骨骼的生长期增加骨量峰值的获得，而且在成年后还可以减少骨量的丢失。

5. 生活方式因素

不健康生活方式如吸烟、喝酒等也是导致老年男性骨质疏松症的重要诱因之一。有资料显示，如果每天吸烟量达到 15 支或 15 支以上，持续 15 年以上者，则其腰椎乃至全身各处的骨密度都出现明显的下降，由此可以证明吸烟与骨密度的重要关系，而且有可能存在剂量阈值的关系。吸烟促使骨质疏松的可能机制是烟草中含有尼古丁和烟焦油组成成分，这些成分对体内的内分泌和骨骼的血液供应在很大程度上都有影响，导致骨吸收增加，骨生成减少，骨钙吸收减少，促使骨质疏松症的发生；烟焦油组成成分还可以促使肝脏内雌激素的分解代谢，而雌激素不仅能使骨吸收减少，且体内雌激素分泌水平的减少，会使其抑制骨吸收的作用减弱。目前吸烟者比比皆是，尤其是青少年，而青少年时期刚好是骨量峰值的形成时期，所以戒烟有利于预防骨质疏松症的发生。有资料显示，成骨细胞易受到酒精的毒害作用。如果健康男性每天的饮酒量达到 30g 或以上，连续 3 周，血液中骨钙素水平即出现下降，说明成骨细胞的活性降低。而停止饮酒后，骨钙素水平回升。有报道显示，男性骨质疏松症组与对照组的饮酒量进行比较，男性骨质疏松症组的饮酒量明显增多。骨质疏松为男性酒精性肝硬化的髂骨组织活检的主要病理改变。每天饮酒量达到 72g 且连续 5 年以上者，其骨形成率与已经戒酒 2 年者相比较要下降 50%。过量饮酒将会导致肝损害、性腺以及甲状旁腺的功能下降、维生素 D 的代谢出现紊乱，直接导致维生素 D 的活化受到影响。有资料显示，饮酒者与不饮酒者的骨量峰值相比要低，饮酒者发生骨折的风险也相应上升。

6. 继发性因素

男性骨质疏松症的常见继发性病因包括原发性甲状旁腺功能亢进、甲状腺功能亢进、1 型或 2 型糖尿病、艾滋病、强直性脊柱炎、性功能减退、器官移植、胃肠道疾病、慢性肝病，以及需要用糖皮质激素治疗的疾病如系统性红斑狼疮、类风湿关节炎、皮肤病、肾病、哮喘等。

三、治疗

男性骨质疏松症的防治在于早期预防及综合治疗，以提高骨密度和减少骨量丢失，防止骨折的发生。

1. 生活方式

健康老年男性高强度的抗阻力训练和负重锻炼能够提高骨密度。尽管临床数据并未表明骨密度的改善可降低骨折风险，但观察结果提示老年人保持积极的生活方式可使骨折风险降低。一个 Meta 分析指出，骨质疏松症患者一旦出现跌倒，会增加骨折风险，而平衡和力量的锻炼能够减少老年人跌倒发生率。另外，戒烟、戒酒也对男性骨质疏松症有一定的获益。

2. 药物治疗

美国骨质疏松基金会推荐男性骨质疏松症药物治疗指征为：① T 值 < –2.5（没有危险因素）；② T 值 < –1.5（有一个或以上危险因素）；③有椎体骨折或髋部骨折病史且年龄超过 50 岁的男性。

治疗 OP 的药物包括抑制骨吸收和促进骨形成的药物。促进骨形成的药物有维生素 D 及其衍生物、同化固醇类激素、氟化物、PTH、生长激素（GH）、胰岛素样生长因子（IGF）等，抑制骨吸收的药物包括双膦酸盐类、降钙素、雌激素、钙、维生素 D 及其衍生物等。联合用药的目的是降低骨折的发生率，应该在增加骨密度的同时，提高骨质量和骨应力，减少跌倒的概率，这是近年来临床上防治骨质疏松症的新趋势。钙剂与维生素 D 作为骨质疏松症治疗的基础药物，可与任何一种骨质疏松症治疗药物合用。双膦酸盐是治疗男性骨质疏松症的一线药物，含氮双膦酸盐通过抑制破骨细胞甲羟戊酸通路减少破骨细胞活性，抑制骨吸收、增加骨密度（bone mineral density，BMD）。目前美国食品药品监督管理局（FDA）批准治疗男性骨质疏松的此类药物包括阿仑膦酸钠、利塞膦酸钠、唑来膦酸和伊班膦酸钠，我国批准治疗男性骨质疏松症的双膦酸盐仅有阿仑膦酸钠。

（1）双膦酸盐

双膦酸盐能抑制破骨细胞骨吸收，增加骨质疏松症患者的骨量，在男性骨质疏松症中得到广泛的应用。在对 241 例 31～87 岁性腺功能正常或减退的男性 2 年随机双盲研究中，每日服用 10mg 阿仑膦酸盐的男性腰椎骨密度增加（7.1±0.3）%，股骨颈骨密度增加（2.5±0.4）%。阿仑膦酸盐对男性继发性骨质疏松症同样有效，它可增加糖皮质激素诱导的骨质疏松症男性腰椎骨密度，而雄激素阻断治疗后的男性，经阿仑膦酸盐治疗后腰椎骨密度也同样得到改善。

（2）特立帕肽

特立帕肽是采用基因工程技术人工合成的甲状旁腺激素类似物，具有与人甲状旁腺激素 N 端 34 个氨基酸（生物活性区域）序列相同的结构。此制剂可增加高骨折风险的原发性或性腺功能减退性骨质疏松症男性的骨量，也可用于治疗长期全身糖皮质激素治疗所致高骨折风险的骨质疏松症男性患者。

（3）德尼单抗

德尼单抗是一种单克隆抗体，结合并中和人受体激活核因子 κB 配体活性，后者是关键的破骨细胞因子。德尼单抗类似内源性护骨素，可抑制骨吸收，有效预防雄激素阻断治疗男性的骨丢失。

（4）雷尼酸锶

雷尼酸锶是一种抑制骨吸收和促进骨形成的口服活性药物，

近来被批准用于男性骨质疏松症的治疗，在一项针对男性骨质疏松症为期 2 年的多中心、双盲、随机、安慰剂对照研究中，与安慰剂组（n= 87）比较，服用雷尼酸锶 2g/d（n= 174）治疗组脊椎、股骨颈、总髋骨密度增加显著，研究结果同绝经后女性相似。

（5）睾酮

雄激素缺乏是男性继发性骨质疏松症最常见的病因之一，雄激素用于治疗血清睾酮激素水平低下且存在临界骨折风险人群，或骨折风险高于 1 个标准差，同时存在性腺功能减退症状和体征者。

（6）研发中的药物

有学者提出，最具前景的骨质疏松症治疗新法除了联合治疗（如双膦酸盐和特立帕肽）、德尼单抗外，还有雷尼酸锶、奥当卡替、骨形成硬骨素和分泌蛋白 1 的内源性抑制剂的抗体及尚未批准用于骨质疏松症的抗癌药物——塞卡替尼。

第十四章　肾性骨质疏松症

各种肾脏疾病都能引起骨质疏松，如慢性肾小球肾炎、慢性肾盂肾炎、肾病综合征、肾动脉硬化、肾结核、多囊肾、肾萎缩等。主要是因为肾脏疾病时，肾功能受损，体内维生素D代谢过程障碍，活性维生素D生成减少，使肠道对钙的吸收减少。同时，肾脏疾病还使甲状旁腺激素分泌增多，临床上肾性骨营养不良常有骨软化、骨质疏松、骨吸收溶解及骨硬化四种病变。

一、发病机制

正常情况下，肾脏能过滤血液、代谢废物、排出机体过多的盐和水。当肾脏无法正常工作时，就会导致机体中维生素D、钙、磷酸盐、甲状旁腺激素等含量异常，使患者的骨骼受到伤害。改善全球肾脏病预后组织（KDIGO）工作组用"慢性肾脏病矿物质和骨异常（CKD-MBD）"来描述肾脏疾病所致的骨骼问题。它是慢性肾病的常见并发症，发病率很高，可能存在1种或多种表现：①钙、磷、甲状旁腺激素或维生素D代谢异常。②骨矿化（无机矿物质沉积于骨的有机基质中，导致骨质减少）以及骨骼生长、强度、骨组织代谢异常。③血管或其他软组织钙化。它一般开始于肾脏疾病早期，如果不治疗，会随肾功能的不断减退而逐渐加重。

骨软化症与维生素D偏低有很大关系，造成严重骨痛、肌病，其发病率现已逐渐减少。早期患者通常不因骨骼疾病而有症状，但骨折概率会增加。与骨质疏松在发生骨折前没有症状不同，慢性肾脏病患者在骨密度低的同时还会有疼痛、无力等其他表现，多数可通过检查发现。①进行血液检查以测定磷酸盐、钙、维生素D和甲状旁腺激素的水平。②X线检查。③骨密度测定。④骨活检，医生从患者骨骼（通常是髋骨）中取少量组织标本，在显微镜下对其进行观察。对于这类患者，首先要做的是减少摄取磷酸盐，避免食用鱼、虾、坚果等含磷较多的食物。服用维生素 D 补充剂，以预防和治疗维生素 D 偏低；遵医嘱适量补钙或服用拟钙剂，甚至切除甲状旁腺等。

肾功能不全时尿磷降低，导致血磷升高。磷从肠道代偿排出与钙结合，限制钙吸收，加上厌食和肾病时低蛋白血症以及 $1,25-(OH)_2D_3$ 生成障碍，都会使血钙降低。故本病病例呈现血磷升高，血钙降低，AKP 升高。同时高血磷、低血钙又刺激甲状旁腺引起继发性甲状旁腺功能亢进，加重疾病的进程。血清 AKP 主要由成骨细胞产生，其活性反映成骨活动的强弱，Ca、P 主要来自骨盐的分解，其量主要反映骨吸收状况，是骨代谢的重要指标。几乎所有肾功能不全患者均存在程度不同的肾性骨营养不良。但肾性骨病临床表现不多，X 线是诊断肾性骨病的重要手段，但当 X 线发现有明显的骨质密度减低时，脱钙往往已在 30% 以上，此时为病理的中晚期。骨组织活检是唯一可靠的诊断依据，但由于其检测条件高而不能广泛开展，骨密度测定这一检查可以较早期了解临床各种骨矿化紊乱疾病的受损情况，为早期诊断、治疗提供可靠资料。骨质疏松较早发生在松质骨，双能骨密度仪测量的腰椎是松质骨，因此这是双能骨密度仪优于一般单能骨密度仪之处。可以认为本项检查对于诊断老年肾性骨病是一种重复性好、无创伤、简便安全、结果准确的检测手段。

二、治疗

这是一种综合治疗，其相关治疗如下：

1. 病因治疗

抓紧治疗肾脏疾病。在有效治疗疾病的前提下，减少皮质激素的使用量。因为肾脏疾病可增加骨量丢失的危险性；同时，皮质激素的使用也是骨质疏松症的重要原因。

2. 调整饮食

（1）低盐低脂

限盐：肾病如出现浮肿或高血压时，应限制食盐用量，一般日摄盐量以 2 ～ 4g 为宜。因为低盐饮食有利于避免水钠潴留，防止加重水肿及高血压。低脂：脂肪可致动脉硬化，而肾病本身就是肾脏动脉硬化的表现。因此，我们应多采用植物脂肪，少食动物脂肪，并将每日植物油摄入量控制在 60 ～ 70g 以下。以植物油如豆油、葵花油、橄榄油或花生油等代替动物脂肪作为能量的来源，植物油含饱和脂肪酸量很少，且含有较多的不饱和脂肪酸，它不但不会使动脉血管硬化，而且还可降低胆固醇。

（2）优质低蛋白

蛋白质摄入过多，可加重肾脏负担，所以要控制蛋白质摄入的总量。但蛋白质作为重要的营养物质，是人体不能缺少的，尤其必需氨基酸是人体自己不能合成的，必须从外来摄入，所以含必需氨基酸较多的优质蛋白应该保证供应。而具体实施则是应尽量减少植物蛋白，因为植物蛋白含有大量的嘌呤碱，过多摄入会加重肾脏负担，适当补充牛奶、鸡蛋、鱼、瘦肉等动物蛋白。

3. 使用维生素 D

维生素 D 的使用可抑制甲状旁腺激素的分泌，促进骨骼的合成。可口服阿法骨化醇，每次 1 ～ 4μg，每日 1 次。也可每日口服骨化三醇（罗钙全）0.25 ～ 0.5μg。如果使用维生素 D

3～5个月之后效果不好,可增加每日口服剂量。

4. 透析治疗

应根据患者病情及医疗条件选择结肠、腹膜及血液透析方式。

5. 手术治疗

可手术切除甲状旁腺或肾脏移植。

6. 中医治疗

从肝肾同源论指导 OP 治疗,宜补肾柔肝健脾。OP 病机主要是肝郁肾虚脾虚,根据肝肾同源论,其治疗宜补肾柔肝健脾。肝肾同源理论重点在于水能涵木,治疗上倡导滋水以涵木也,即以肝肾并重为主。查阅文献发现,历代医家对 OP 研究的重点是侧重在研究"肾"在致病上的主导作用,重点研究肾病对肝的影响,而对"肝"之个性有所忽视。这是因为肝肾同源理论在其产生和发展过程中受到了命门学说的影响。明代命门学说蓬勃发展,命门为一身之主地位的确立,遂使"肝阳根于肾阳,肝阴必待肾阴"的观念进一步明确起来。但这同时也为后世认识"肝之阴阳对肾之阴阳"的作用,形成了无形的禁锢。笔者认为,肝肾同源理论重点在于水能涵木,治疗上应肝肾并重,并重视健脾。常用方药:桑寄生、杜仲、牛膝、当归、芍药、熟地黄、川芎、人参、茯苓、甘草等。方中桑寄生归肝肾经,功能益肝肾、强筋骨、祛风湿,用治肝肾不足之风湿血虚痹痛尤为适宜,是为君药。杜仲、牛膝、熟地黄归肝肾经,功能补肝肾、强筋骨、活血通络、滋阴填髓;当归、芍药归肝脾经,功能补血养血柔肝;人参、茯苓健脾补中,共为臣药。川芎旁通脉络、活血行气、祛风止痛,是为佐使药。全方共奏补肾柔肝健脾之效,临床用治 OP 取得较好治疗效果。

第十五章　药物性骨质疏松症

一、糖皮质激素与骨质疏松症

库欣病或长期使用类固醇皮质激素的患者，由于多方面因素影响，可导致骨丢失及骨结构的改变，从而导致骨质疏松症，严重者可致骨折，特别是在小梁骨含量高的部位骨量丢失更明显，因此骨折易发生在肋骨、脊柱和长骨两端。有报道因类固醇激素治疗导致的骨折发生率为 8% ～ 18%，是相同患者用其他药物治疗的 2 ～ 3 倍。类固醇皮质激素引起的骨质疏松症较为常见，发生率达 50%。有报道显示，使用类固醇皮质激素的类风湿关节炎患者比不使用的患者的骨折率可以高出 4 ～ 5 倍。值得注意的是，部分类固醇皮质激素所致的骨丢失是完全可逆的。除激素使用剂量是引起骨丢失和骨折的主要原因外，还有一些其他的危险因素如年龄 < 15 岁或 > 50 岁、绝经期及伴有引起 IL-1、IL-6、TNF 增加的其他疾病（如类风湿关节炎）等与糖皮质激素性骨量减少也有关。

1. 病因病机

药理剂量的糖皮质激素在体内可抑制骨形成，造成骨量丢失。可能的机制是：①直接抑制成骨细胞及前体成骨细胞分化，降低前成骨细胞合成骨胶原，减少前成骨细胞转化为功能性成骨细胞，直接抑制成骨细胞产生骨钙素。②促进骨吸收，表现为破骨细胞的数量和活性增加，骨吸收表面增大。③引起维生素 D 代谢紊乱，肠黏膜功能降低，食物内钙在肠道细胞中发生运转障碍，钙吸收减少（与维生素 D 的代谢无关），同时糖皮质激素直接促进肾小管尿钙排出，进一步引起中度的继发性甲状旁腺功能亢进，刺激破骨细胞的骨吸收活性。④可能糖皮质激素还直接刺激甲状旁腺激素的分泌，加强破骨细胞对甲状旁腺激素的反应性和肾小管对 PTH 的敏感性。⑤促进蛋白质分解，使骨基质合成发生障碍。⑥抑制垂体分泌促性腺激素，进而抑制了卵巢分泌雌激素、睾丸分泌睾酮以及肾上腺分泌雄烯二酮和去氢表雄酮，使骨吸收增加而骨形成减少。试验表明，类固醇皮质激素可抑制促卵泡激素（FSH）诱导的雌二醇水平及睾酮水平，性激素水平的减少可导致骨丢失，在类固醇皮质激素引起的骨质疏松症中起重要作用。长期药理剂量糖皮质激素使 1,25-（OH）$_2$D$_3$ 水平升高，但其钙、磷调节方面的作用被抑制。

2. 诊断

有长期使用类固醇皮质激素史的患者，一般均会有糖皮质激素增多的特有体征和症状，临床表现如向心性肥胖、满月脸、紫纹、血压高、易感染、月经紊乱、阳痿等。类固醇皮质激素引起的骨质疏松症的临床表现与其他类型的骨质疏松症相似，主要为乏力、骨痛（如背痛）、骨折及活动受限，严重者可致残。部分患者可无明显的临床症状；部分患者可出现无菌性骨坏死，常为突发性关节疼痛或无力，主要累及股骨头与肱骨头，原因与微脂栓堵塞血管、骨内压增高引起血流障碍等因素有关。骨坏死引起骨痛及松动可进一步加剧骨丢失。部分患者还可有肌病表现，主要症状为肌肉疼痛及突发性肌无力（主要为骨盆肌），其肌无力与类风湿关节炎及多发性肌炎不易鉴别，但尿肌酸、天冬氨酸转移酶、肌酸激酶等正常。肌病的发生可能与骨丢失有关，而与类固醇皮质激素用量无关。测定尿钙有助于评估钙平衡及甲状旁腺功能亢进情况；血清骨钙素可用于判断成骨细胞受抑制的程度，尿羟脯氨酸可作为骨吸收的指标，测定 25- 羟化维生素 D 有助于评估维生素 D 的情况。骨密度为骨质疏松症诊断的重要依据，对预测骨折的危险性也有一定价值。骨丢失在含骨小梁最多的部位发生最快（如脊椎、髋骨、桡骨远端、骨盆及肋骨），但在股骨颈部、骨皮质也出现同样的骨丢失。X线表现为横行与纵行骨小梁趋向同样薄，在椎骨、肋骨及骨盆形成均一半透明结构。另一特征为在应力骨折处形成大量的假性骨痂（特别是在压缩性脊椎骨折最下面板块或盆骨、肋骨应力性骨折周围）。骨缺血性坏死可见游离骨骺受压或有改变的骨骺软骨下骨折。

3. 预防和治疗

治疗类固醇皮质激素引起的骨质疏松症，不但要提高骨矿密度，更重要的是要减少骨折的发生率。治疗用药不仅要增加骨矿密度，而且要使新形成的骨骼正常化。

在控制病情的情况下类固醇皮质激素尽量使用半衰期短、剂量较低的，如果情况允许尽量使用吸入或外用方式给药。男性患者如血清睾酮水平低，可补充睾酮替代治疗。对于绝经后及即将停经的妇女，除非有禁忌证，在使用类固醇皮质激素时都应同时使用雌激素；如已经发生骨质疏松，已确定骨量减少的患者可应用骨化三醇、氟化物、降钙素或双膦酸盐治疗，氢氯噻嗪可减少尿钙排出，促骨形成药如氟化钠、苯丙酸诺龙可能有一定作用。平日注意锻炼，经常性户外阳光照射，保持日常体力可耐受的体育活动，适量补充钙剂及维生素D，维持足够的摄入钙（绝经前 800～1200mg/d，绝经后 1500～2000mg/d）和维生素D（400～800U/d）；改变不良的生活习惯，如吸烟、过度饮酒。同时有研究显示部分中药如山萸肉、茯苓、山药等对骨质疏松也有一定的作用。

二、肝素与骨质疏松症

肝素为一种硫酸化的氨基酸葡聚糖，与肝素钙、肝素衍生物一样是一种直接抗凝剂，从1939年加拿大和瑞典的研究者使用肝素成功地处理了多发性血栓形成和肺栓塞，肝素应用于临床已逾半个世纪，常用于预防和治疗血管栓塞性疾病、肺栓塞、DIC、血管外科及体外循环等。肝素引起骨质疏松症在 1965 年由 Griffith 等首次报道，接受每日 15000U 和 30000U 治疗 6 个月以上者，有自发性椎体或肋骨骨折发生。若在整个妊娠期间使用肝素的孕妇，17% 出现骨质疏松症的 X 线表现，2%～3% 的孕妇可发生骨质疏松性脊椎骨折，绝大多数妇女在分娩后 1 年，骨密度恢复正常。有报道肝素治疗后骨质疏松性骨折发生率为 2.2%～24%。大部分肝素诱发的骨质疏松好发于年轻人，骨丢失速度快，有的患者在用药几周后即可出现骨痛和骨折，中轴骨和肋骨是常见的骨折部位，极少累及长骨。引起骨折主要与大剂量地使用肝素有关，发生机制尚不清楚。但骨组织形态学证实有明显的骨吸收和骨胶原结构改变。有学者认为肝素可能通过刺激甲状旁腺激素分泌而使骨吸收增加。通常停用肝素后症状自行缓解，肝素引起的骨质疏松症治疗困难，将剂量控制在 15000U 以下或换用华法林是较好的预防措施。如果原发病的治疗必须使用肝素者，应适当补充钙剂和维生素 D，绝经期妇女可考虑雌、孕激素治疗，同时密切监测骨密度变化，定期行骨密度检查。

1. 病因病机

肝素引起骨质疏松症的机制可能是多因素的，而且可能是骨合成与骨吸收的联合结果，但确切的发病机制尚不十分清楚。最重要的因素可能是肝素引起 $1,25-(OH)_2D_3$ 水平降低，导致肠钙吸收不良。研究认为，肝素引起的骨质疏松症主要与大剂量、长期使用有关，且肝素引起的骨质疏松症与肝素剂量的关系比与肝素疗程的关系更重要。

2. 临床表现和诊断要点

患者有明确的大剂量肝素治疗史，可见背肌紧张、脊柱压痛、骨痛且易骨折，骨折以腰背多见。由于脊椎骨折，椎体压缩变形，脊柱可侧凸、后凸，身体可变矮，重者不能站立。有的患者以胸痛为首发，继而出现肋骨压痛、骨折。实验室检查可有血清 $1,25-(OH)_2D_3$ 降低，甲状旁腺激素降低。X 线检查可见骨质密度降低，骨皮质变薄，普遍骨质疏松，严重者出现脊椎压缩性骨折及其他骨折。

3. 治疗

一旦怀疑有肝素引起的骨质疏松症，应立即中断肝素治疗。已出现的骨质疏松症的治疗与其他类型骨质疏松症的治疗一样，给予钙剂、活性维生素 D 等，绝经期后妇女应与雌激素或孕激素联合应用。在应用肝素治疗时需密切观察，注意检查，及时发现有无骨质减少、骨质疏松的情况，一经发现及时治疗。

三、抗癫痫药与骨质疏松症

在抗癫痫药物中苯妥英钠（diphenylhydantoin，phenytoin）、苯巴比妥（pheno barbital）和卡马西平（carbamazepine）是诱发骨质疏松最常见的药物，服用 4～6 个月可以出现明显骨代谢异常。长期应用抗癫痫药物，可导致一系列维生素 D、矿物质和骨代谢紊乱，最常见的异常有低血钙、血清碱性磷酸酶升高、血清 $25-(OH)D_3$ 下降、血清 PTH 升高、骨含量减少、骨折发生率增加、呈现放射学和组织学上的骨软化，抗癫痫药性骨病者往往因癫痫的发作及其他轻微损伤而出现骨折。

1. 病因病机

抗癫痫药物可直接抑制肝细胞功能，引起肝脏维生素 D 代谢紊乱，肝脏细胞色素 P450 酶系介导药物氧化反应和加强类固醇激素在肝脏的转换，使 25-（OH）D_3 水平下降引起骨质疏松。

2. 临床表现

对长期使用抗癫痫药的患者，应定期检查血清钙、磷、ALP 水平或做 BMC 测定。X 线检查可发现骨质疏松、骨质软化合并骨硬化及甲状旁腺功能亢进的 X 线征象，排除由其他原因引起的代谢性骨病所致的骨折。其临床表现基本与原发性骨质疏松症相似，但其轻重程度与药物的剂量、疗程及是否合并用一些药物等有明显关系。其中剂量的大小是导致骨代谢异常重要的原因，多种抗癫痫药联合使用产生的低钙血症、低血清 25-（OH）D_3 和低骨量远大于单药治疗，一般抗癫痫治疗用药 6 个月及以上可观察到骨代谢的异常。血清 25-（OH）D_3 降低的程度与每日药物的总用量有关，服抗癫痫药需要补充 400 ～ 1000U/d 的 25-（OH）D_3，才能使血清 25-（OH）D_3 维持正常水平。冬季日照时间短，最易发生骨代谢紊乱，合并使用一些药物如乙酰唑胺或进食较多生酮食品，或同时使用其他肝脏细胞色素 P450 酶系统介导药物如格鲁米特（导眠能）、利福平等会加重骨代谢功能紊乱。长期用抗癫痫药物的患者，通常血清钙平均下降 0.3 ～ 0.8mg/dL，4% ～ 30% 低血钙患者出现明显的低钙症状，24% ～ 40% 血清碱性磷酸酶升高，40% ～ 70% 血清 25-（OH）D_3 下降，绝大多数伴轻微的 PTH 升高，与同龄人比较骨密度减少 10% ～ 30%。

3. 治疗

抗癫痫药导致骨质疏松症的诊断需要考虑患者有长期服药史，伴一个或多个危险因素。通常空腹血清钙、磷水平下降，血清碱性磷酸酶升高，血清 25-（OH）D_3 下降，血清 PTH 升高，DEXA 发现骨密度低。一旦确定诊断，应每周给予维生素

D310U/1.7m² 体表面积，钙剂 1000mg/d，连续使用 6 ～ 24 个月，直到生化指标正常，尽可能保持体育锻炼。对长期用抗癫痫药但未发现骨质疏松的患者，仍然要每日补充 800U 维生素 D 和 800mg 钙剂，多做户外活动，避免使用其他肝脏细胞色素 P450 酶系统介导药物。

四、甲状腺激素与骨质疏松症

大量资料显示，甲状腺功能亢进的患者可以出现骨转换增加，主要表现在成骨细胞和破骨细胞的数量增加，且骨吸收的速度大于骨形成，呈一种脱偶联现象，化验检查血清钙、血清骨钙素增加，尿羟脯氨酸增加，与血清 T_3、T_4 水平呈正相关，由甲状腺激素升高引起的骨量减少以皮质骨为明显，以松质骨为主的腰椎、股骨近端发生骨折的情况很少见。

近年来，因甲亢行放射性 ¹³¹I 治疗出现甲减、甲状腺癌术后甲状腺激素替代以及原发性甲减的发病率增高，使用动物甲状腺激素或人工合成 T_4 进行补充或替代治疗的人群增大，尤其是过去大家认识不够的亚临床甲状腺功能减退症，从流行病学调查发现其发病率随年龄增长而增加，而绝经后妇女和生育期妇女是最易受累的人群。由于亚临床甲状腺功能减退症与有明显症状的甲减一样造成患者心脏舒张功能受损等后果，维持 TSH 正常的最低甲状腺激素剂量需要长期甚至终身提供。为了预防因长期或终身服用甲状腺激素引起的骨质疏松，首先需要掌握好甲状腺激素使用量，对原发性甲状腺功能减退症（无论是放射性 ¹³¹I 治疗引起或其他原因）使用人工合成的左甲状腺素较好，补充剂量以维持 TSH 1 ～ 4mU/L 为佳，老年人推荐初始量 12.5μg/d。对甲状腺癌术后的患者为了防止复发，通常需要将 TSH 维持在较低水平，为了纠正高转换的骨代谢，可使用二膦酸盐类抑制骨吸收的药物，如福善美或国产的阿仑膦酸盐、邦得林、依膦，同时补充钙剂。对正在使用左甲状腺素治疗的绝经后妇女，在除外雌激素使用禁忌证的前提下，可以考虑激素替代治疗或雌激素替代治疗。

五、调脂药与骨质疏松症

地维烯胺为降胆固醇药，口服后在胃肠道内不被吸收，可与胆酸结合成不溶性复合物而随粪便排出体外。由于胆酸是脂肪吸收所必需的，因而在减少脂肪吸收的同时，减少了脂溶性维生素 A、D、E、K 的吸收，长期缺乏维生素 D，导致骨质疏松。考来烯胺为苯乙烯型碱性阴离子交换树脂，口服不吸收，在肠道通过离子交换与胆酸结合成复合物从粪便排出，从而阻断胆酸的肝肠循环，长期服用使肠内结合胆盐减少，引起脂肪吸收不良，维生素 D 不足，骨密度下降。对高脂血症患者，现有调脂药物他汀类不仅可降低血清胆固醇和甘油三酯，还可促进骨形成，使骨密度增加。

六、减肥药与骨质疏松症

奥利司他是一种半合成的脂抑素衍生物，是强效和选择性的胃脂肪酶和胰脂肪酶抑制剂，当进食含有脂肪的食物时，它可部分抑制甘油三酯的水解，从而使随之产生的甘油一酯和游离脂肪酸吸收减少。由于阻止膳食脂肪的吸收，故可能影响脂溶性维生素的吸收，在服药第一个月的血中脂溶性维生素下降，但连续服药两年，维生素水平仅有轻微变化，有报道血钙和甲状旁腺激素水平未见升高。理论上，长期服药可能导致维生素 D 吸收异常，是否导致骨质疏松还需要长期临床观察。

七、含铝的磷结合抗酸剂与骨质疏松症

含铝的制酸剂常用于胃酸增高的胃炎和胃十二指肠溃疡，长期服用复方氢氧化镁、氢氧化铝、硫糖铝、复方磷酸铝等铝剂，可妨碍磷吸收，干扰脂溶性维生素的吸收，导致骨代谢异常，表现为骨软化和骨质疏松。应避免长时间服用含铝的制酸剂以防止钙、磷代谢异常。

八、抗肿瘤药与骨质疏松症

抗肿瘤的化疗药物具有阻止 DNA 复制，阻止核酸生物合成，影响 DNA 转录，影响核糖体功能，阻止蛋白质合成，诱导细胞凋亡以及激素类等功能。这些细胞毒药物可能从多方面影响骨代谢：①生殖功能障碍：已知在实验动物中，丙卡巴肼、白消胺、环磷酰胺、阿糖胞苷、阿霉素等具有明显影响精子的形成或直接损伤精子、闭经等后果，长期使用可能对睾丸和卵巢功能产生损害。②胃肠道反应：绝大多数抗肿瘤药会引起纳差、恶心、呕吐、腹泻等不良反应，尤其是氮芥、顺铂、链佐星、氨甲蝶呤，导致钙、磷、镁和蛋白质摄入减少。③骨代谢异常：氨甲蝶呤抑制蛋白质合成，长期服用导致骨代谢异常，骨量减少。④肝肾功能损害：引起活性维生素 D 缺乏。补充钙剂和活性维生素 D，可以预防抗肿瘤药所致的骨质疏松。

九、雷公藤总苷与骨质疏松症

雷公藤总苷是一种从卫矛科植物雷公藤的去皮根部提取的总苷，具有较强的抗炎和免疫抑制作用，服用此药后，约 1/5 患者有胃肠道不适，女性长期使用引起停经，男性精子活动力下降、数量减少，睾丸结构和功能退变，有报道连续应用 2～3

个月后出现月经紊乱，至半年或更长时间后大部分患者闭经，闭经时间超过半年，即使停药，月经恢复也甚慢，多数需用药物调经。早闭经是骨质疏松常见原因之一，一旦服雷公藤总苷出现闭经，应及时停药或换用其他免疫调节剂，用雌、孕激素恢复月经周期。

十、其他

硫利哒嗪是一种吩噻嗪类抗精神药，用于急慢性精神分裂症、躁狂症、功能性抑郁症、焦虑症及严重精神官能症，长期服用引起早闭经，原因不清，但可造成骨量减少。抗躁狂抑郁症药如三环类抗抑郁药丙咪嗪、阿米替林和 5- 羟色胺再摄取抑制剂氟西汀、帕罗西汀、氯米帕明等，长期服用损害性腺功能，导致性激素缺乏，使骨吸收活跃，骨密度下降。对需要终身服用抗抑郁药的患者，应预防骨质疏松发生，补充性激素或双膦酸盐类抗骨吸收的药可能是较好的选择。长期服用锂制剂导致骨密度下降，原因不清，应对长期用药的患者进行骨密度监测。环孢菌素 A 和 FK506 为器官移植常用免疫抑制剂，对肾脏和肝脏的毒性大，骨活检发现环孢菌素 A 可以增加骨重建过程中骨吸收速率，长期使用均应注意预防骨质疏松。

第十六章　失用性骨质疏松症

失用性骨质疏松症是多种原因引起骨骼承受的应力减少，导致骨吸收、骨形成脱偶联即骨吸收大于骨形成，出现低骨量及骨组织微结构退变为特征的一种骨骼疾病。

负重和运动对骨的生长和重建是一种机械性刺激，其中运动产生的肌肉收缩对骨的应激是维持骨矿含量的最有效刺激，力学刺激的减少抑制了成骨细胞介导的骨形成、促进了破骨细胞介导的骨吸收导致了所谓的失用性骨质疏松症。其特点是进行性骨与肌肉萎缩，患者有高血钙及高尿钙者，易于发生骨折。长期的治疗性卧床、中枢或周围神经损伤引起的运动麻痹所导致的制动、应用石膏固定治疗骨折等都是失用性骨质疏松症常见原因。即便是由于脊柱或肢体某些疾病如脊柱侧凸、椎间盘突出或肢体骨折术后需制动一个时期，其骨矿含量及总体钙都会很快下降。通常情况下，卧床 4 周即可出现骨质疏松的一般症状。临床最常见的表现为骨痛，如关节痛、腰背痛、坐骨结节部位痛、足跟痛等。骨折的风险也增高，常见骨折包括柯莱斯骨折、脊柱压缩性骨折、股骨颈骨折、股骨粗隆间骨折等。近年来还发现宇航员在太空中长期失重状态下飞行可发生明显骨质疏松。

一、病因病机

对失用性骨质疏松症的病理机制仍不十分清楚，可以肯定与骨形成、骨吸收脱偶联有关；多数学者认为脱偶联后骨形成减少及骨吸收增加，原因是成骨细胞的募集受到抑制，而破骨细胞的募集受到刺激。

骨骼的发育和骨量的多少与运动有密切的关系，运动员骨矿含量明显增加，尤其是举重运动员四肢及躯干骨密度更高，肌肉越发达，骨骼就越致密、越坚硬。骨密度与体重也明显相关，体重每增加 10kg，骨密度平均增加 $0.04g/cm^2$。有研究认为，负重和运动对骨的生长和再建是一种机械性刺激，失去这种刺激，骨的生长和再建均受影响。另外一些学者认为，对骨的机械刺激主要来自肌肉收缩而不是负重，肌肉收缩对骨的应激是维持骨矿物质含量最有效的刺激，一般卧床4周即可在临床上表现出骨质疏松。

卧床使双下肢、躯干骨处于完全不负重状态，且四肢及躯干运动量明显减少，对骨的刺激和应力减少；昏迷、瘫痪使肢体运动和肌肉收缩完全丧失，再不进行被动运动训练，则骨骼处于无负荷、无应力刺激状态，骨量就会逐渐减少。

二、临床表现和诊断要点

患者有截瘫、偏瘫、脊髓灰质炎、严重骨折以及昏迷等长期卧床病史。偏瘫患者可造成偏瘫侧上肢的肩手综合征，肱骨及前臂骨质疏松，肩手关节僵硬，肩关节麻痹性半脱位，肩手疼痛、肿胀，尤其是肩和手被动活动时疼痛加重。长期卧床的患者可出现腰背疼痛、坐骨结节部位及跟骨疼痛，在床上翻动时即可引起疼痛，当坐起或站立时疼痛加重。同时易发生骨折，骨折常发生于桡骨远端、肱骨外髁颈、脊椎、股骨上端等部位。

临床上最常观察到的失用性骨质疏松性骨折多为长骨，常在未遭受损伤或损伤轻微，甚至无意情况下发生。这与绝经后或老年性骨质疏松发生的骨折有些近似。但由于患者丧失感觉或感觉迟钝，常不引起注意。制动常引起高血钙，也伴有因其他原因所致高血钙的症状。长期制动患者即使健康人也可出现高尿钙，在第6～7周达高峰，并可持续到36周。

1. 血生化检查

（1）血清钙

制动成人其血清钙常正常或在正常高限，但儿童及青少年由于肾脏不能排泄大量吸收钙的负荷而出现高血钙。粪钙排泄也增高，可能与急性期钙吸收不良有关，但 1 年后到达慢性稳定阶段，即使患者仍然制动，粪钙排泄也将恢复正常。

高血钙好发于有高骨转换的儿童、青少年及绝经后妇女，成人制动后也可发生，但程度较轻，常在正常范围的高限。

（2）血清磷

血清磷及肾脏磷阈可在正常高限或明显升高，制动后第 1 周可有轻度降低，继而明显升高。

（3）血清维生素 D 活性代谢产物

血清 25-（OH）D_3 平均（26.2±8.6）ng/mL，属正常范围，说明有正常维生素 D 储备。相反，所有 SCI 患者 1,25-（OH）$_2D_3$ 均低于正常，只为（9.9±5.1）pg/mL。肾源性 cAMP 为（0.64±0.49）/dL。GF 低于正常或正常偏低。IPTH 也明显降低，除少数正常偏低外，多不能测出。

2. X 线表现

制动性骨质疏松的 X 线表现决定于以下几个因素：①患者的年龄。②制动的范围和持续的时间。③负钙平衡的程度。年龄越小，发生越快；钙丢失越多，表现越严重。瘫痪后，一般在 2 ~ 3 个月以内即再现骨质疏松，开始在四肢骨，随后骨盆骨可发生异常，但脊柱改变并不明显。患者小于 20 岁或大于50 岁 X 线改变更突出。表现为斑点状，呈小的球形透亮区，在腕、跗骨最明显；在软骨下或干骺端也可呈带状，在皮质内、外面也可出现透亮区，皮质呈分层状或挖空状，也有少数病例X 线表现酷似恶性肿瘤。与多发性骨髓瘤或癌瘤很相似，有时难以鉴别，但多发性骨髓瘤是因髓内浆细胞增殖，先破坏小梁，然后从内膜面侵蚀皮质使骨膨胀，最后累及骨外膜及软组织。某些外伤性失用也可引起渗透破坏性病变，需与恶性病变鉴别。

3. 疼痛

疼痛是骨质疏松症的特有临床表现，但疼痛症状有较典型的特点。偏瘫患者长期卧床造成偏瘫侧上肢的肩手综合征，肱骨及前臂骨质疏松，肩手关节僵硬，肩关节麻痹性半脱位，肩手疼痛、肿胀，尤其是肩和手指被动活动时疼痛加重。长期卧床者腰背部肌肉松弛，萎缩无力，脊柱骨质疏松，在床上翻动时即引起疼痛，当开始坐起，腰背部疼痛加重，坐起后脊柱对身体的支撑作用绝大部分集中在各椎体上，尤其是胸腰段，很容易造成椎体的压缩骨折和严重的腰背痛；坐骨结节部位疼痛：长期卧床的患者，骨盆各骨也同样骨质疏松，当坐位时重力集中在坐骨结节，坐骨结节表现明显的骨痛，有时持续很长时间，甚至坐位时需在坐骨结节部垫上较厚的海绵垫或其他柔软物品。长期卧床骨质疏松患者，骨矿物质丢失最早和最多的是跟骨，造成跟骨骨质疏松，当开始站立负重时足跟部产生疼痛，对站立及行走造成一定的影响，只有经过站立行走一段时间，使跟骨的骨密度增加，足跟痛才会逐渐减轻。

4. 骨折

因疾病长期卧床引起的骨质疏松患者骨折的危险度更高，一般长期卧床患者除了患有严重的骨质疏松外，就其全身疾病而言也比较重，全身健康状况明显下降，长期卧床致肌肉萎缩，肌无力，关节僵硬，身体的平衡及协调功能差，对外界打击的保护性反应能力差，长期卧床患者比一般人更易发生骨折，常发生的骨折如下：桡骨远端骨折是由于桡骨远端是松质骨，是骨质疏松的好发部位，跌倒时保护性的手掌着地，桡骨远端直接受力发生骨折，骨折后由于远骨折端的移位，造成腕部畸形，经复位固定治疗后往往遗留一定的功能障碍，在骨折固定期间再移位的发生率较高，腕关节屈伸活动及前臂旋转活动受限，甚至一些患者在骨折固定期间因怕痛或固定不当等原因，手指处于伸直位，不进行活动训练。因此医生必须提高对此类骨折治疗的认识，尤其是早期功能训练的重要性。肱骨外髁颈骨折：上肢骨折中占第二位，骨折后由于疼痛、肿胀及制动，骨折愈合后造成肩关节活动受限，手不能上举，造成患者日常生活活动能力障碍，因此在处理这类骨折时一定要强调早期肩关节活动训练，主要是肩关节的外展和外旋活动。脊柱压缩骨折也是比较常见的，因长期卧床引起的骨质疏松在脊柱是明显的，轻微的外伤，如扭伤、坐倒在地，都可以造成椎体的压缩骨折，产生严重的腰背疼痛，强迫患者又要继续卧床，加重了骨质疏松，尤其是老年患者，由于椎体的压缩楔状变形而致驼背畸形。当脊柱压缩骨折卧床3周后应在床上进行积极的腰背肌训练，不然将遗留慢性腰背痛。股骨颈骨折是卧床后股骨近端的骨质疏松，仅次于跟骨，轻度外伤，如跌伤、髋部扭伤就可以造成股骨颈骨折，尤其是错位的骨折需要手术治疗，如果行内固定手术，骨折不愈合和股骨头缺血坏死的发生率较高，年老患者一般行人工股骨头置换手术。股骨粗隆间骨折与股骨颈骨折一样，发生率也是很高的，患者需要卧床牵引或手术治疗，随之而来的是各种并发症，尤其是老年患者，有臀部褥疮、泌尿系感染、肺内感染等。

三、失用性骨质疏松症所致骨折的鉴别诊断

1. 失重条件的骨质疏松症

失重是使物体只表现质量不表现重量的一种特殊力学效应。在长期或重复空间飞行时，即在失重条件下，骨和钙代谢的进行性或累积性变化有可能导致骨折、肾结石和软组织钙化。

2. 长期卧床引起的骨质疏松症

因长期卧床或肢体制动引起的骨质疏松是不可避免的，只是严重程度不同，发生部位不同而已。一般长期卧床患者除了患有严重骨质疏松外，全身健康状况明显下降，长期卧床致肌肉萎缩，肌无力，关节僵硬，身体的平衡及协调功能差，对外界打击的保护性反应能力差，因此比一般人更易发生骨折。

四、治疗

关于补钙和药物治疗与原发性骨质疏松症的治疗方法相同，故不再叙述。本章只就运动疗法对长期卧床引起骨质疏松症的预防和治疗提出几点意见。

1. 早期康复进行运动训练的重要性

对长期卧床患者进行早期康复运动疗法是非常重要的。但其一般的认识还只停留在防止肌肉萎缩、关节僵直、关节挛缩畸形和恢复全身的健康状态上，而早期康复对预防和治疗骨质疏松的重要性并没有被人们广泛地注意，因此，提高运动疗法对预防骨质疏松重要性的认识是非常必要的，不但全体医务人员要提高这方面的认识，而且应该向患者及家属进行这方面知识的宣传和教育，使他们能积极地配合和参与，进行各种必要的运动训练，越是需要卧床时间长的患者越要予以重视。

2. 运动疗法的原则和注意事项

①对长期卧床患者只要病情允许就要尽早进行运动疗法训练。

②运动疗法应循序渐进，运动量逐渐增加，运动范围从小到大。

③根据病情安排运动训练项目。

④不需要固定的肢体和关节要尽早活动训练。

⑤只要病情允许应尽早在床上坐起活动，有条件离床时应练习负重站立和行走。

⑥对瘫痪患者只要条件允许也要在辅助器具的帮助下或在特制的斜床上练习站立负重，最少每天 2 小时以上。

⑦主动运动为主，被动运动为辅，对瘫痪或麻痹的肢体应进行被动运动训练。

⑧从事运动训练的工作人员及家属一定要了解病情，禁止暴力，避免间接损伤及骨折的发生，尤其是进行关节挛缩的被动训练更应注意。

⑨当进行移动或负重站立行走时一定要小心，避免跌伤造成骨折。

⑩运动训练时一些辅助器具是必要的，如哑铃、拉力器、沙袋、脚踏车、拐杖、助行器、斜床、各种矫形器和牵引设备等。

3. 运动训练的方法

（1）主动运动训练

①等长肌肉收缩：当关节被固定，如小腿骨折应用长腿石膏固定或股骨粗隆部骨折应用牵引治疗，应尽早地训练股四头肌、小腿三头肌的等长肌肉收缩。②等张肌肉收缩：没有固定的肢体和关节应练习等张肌肉收缩，根据肌力大小施以抗阻力肌力训练。③腰背肌训练是非常重要的：对长期卧床患者应积极进行腰背肌训练，开始可采取仰卧位，头、足和双肘五点着床支撑的训练方法，逐渐采取俯卧位，双上肢手伸在腰部头颈胸及双下肢离床翘起的训练方法，以防腰背部肌肉萎缩无力及预防慢性腰痛。④关节活动度的训练：要积极主动地练习关节活动，避免关节僵直和挛缩，例如股骨干骨折利用牵引治疗，只要骨折端有连接，就要在托马氏架和皮尔森氏副架的保护下

应用平衡牵引的方法进行膝关节的被动和主动活动训练。⑤作业疗法对上肢运动训练是非常有利的：可根据患者的年龄、性别、职业、文化程度和爱好，选择对患者适合的各种作业活动，如编织、装订、插板、打字、木工、陶土工艺等等。⑥坐立训练：只要不需要绝对卧床时就应鼓励患者在床上坐立，开始可以应用摇起床头的方法，逐渐增加床头的斜度，直到完全坐起，坐起后将对患者的精神状态、饮食等各方面都有促进作用。⑦站立负重训练：如果坐起动作能维持稳定，在条件允许下可进行离床站立负重训练，对截瘫和偏瘫患者可利用斜床将患者双膝及胸部固定在斜床上，利用斜床的倾斜角度变化，逐渐使身体完全直立，站立训练应坚持每天 2 小时以上，也可以利用双拐或单拐、手杖等训练站立和负重，也可从部分负重过渡到完全负重，长腿支具等矫形器对截瘫、脊髓灰质炎和其他下肢无力或麻痹患者的站立是有帮助的。对一些下肢骨折愈合尚不牢的患者可应用髌韧带负重或坐骨结节负重的完全免荷和部分免荷支具。对截肢者要尽早安装临时假肢。⑧步行训练：当站立及站立平衡训练已完成，即可练习步行训练，开始可以在平衡杠内训练，从双手扶杠到单手扶杠，从杠内到杠外，从双拐到单拐到手杖，最后独立步行。也可以在水中进行负重和步行训练。

（2）被动运动训练

对昏迷患者，截瘫、偏瘫、神经损伤后麻痹，脊髓灰质炎后遗症等各种肢体麻痹患者要进行被动的关节活动训练。

（3）物理疗法的应用

应用电疗、水疗、磁疗、温热疗法、生物反馈等物理疗法可进行对症治疗，对减轻疼痛、解除肌痉挛、缓解症状是有利的。

第十七章　消化性骨质疏松症

一、胃切除术后的骨质疏松症

骨质疏松症和骨软化症在很早就被认识到是胃切除术后的远期并发症之一，但一直未引起重视。随着研究的逐渐深入，发现骨质疏松症的发生率随着胃切除术后时间的延长和年龄的增加等因素也会逐渐增高，因此也越来越受到人们的关注。

（一）流行病学

胃切除术后的骨代谢障碍首先报道于 1941 年，随后 1955 年被证实部分胃切除术后患者可出现钙、磷代谢异常，因此提出"胃切除术后骨病"的概念，认为胃切除术后可致骨质疏松症或者骨软化症或两者并存。随着检查手段的提高，如单光子骨密度仪、双能 X 线骨密度仪的应用及生化检查的深入，胃切除术后骨病的检出率越来越高，最近文献报告，50%～70% 的部分胃或全胃切除的患者可发生骨质疏松症或骨软化症。胃切除术后骨病多发生于胃手术后 3～10 年，术后时间、年龄与发病率呈正相关，特别是女性，其发病率正逐渐升高。

（二）病因和发病机制

胃切除术后骨病的病因和发病机制未完全阐明，主要与维生素 D、钙的吸收不良有关。

1. 维生素 D 的吸收不良

维生素 D 在自然界主要存在于动物性食物中，如肝、奶、蛋等，同时人体自身也可合成部分维生素 D，食物中的维生素 D 主要以乳糜微粒形式吸收，胆汁和胆盐可促进脂肪形成微胶粒，增加肠道对维生素 D 吸收；吸收入血的维生素 D 经肝脏转化成具有活性的水溶性 25-（OH）D$_3$，迅速与转骨化醇蛋白结合运输，部分进入胆汁进行肠肝循环。胃切除术后，胃容量减少，食物在胃内通过过快，得不到充分消化，影响维生素 D 的吸收；同时迷走神经切除影响脂肪吸收及胆汁分泌，也可致维生素 D 吸收减少。

2. 钙的吸收不良

钙主要在小肠上段吸收，食物中的钙主要以化合物形式存在，须经过消化变成游离钙才能被吸收。钙吸收分主动转运和被动弥散两种形式，其主动转运是依赖维生素 D。此外，还有多种激素可影响钙的吸收，如甲状旁腺激素、雌激素、胰岛素、生长激素等；胃肠道的 pH 与钙盐的溶解度密切相关。胃切除术后，胃酸分泌减少，肠钙吸收较差；手术造成的解剖途径改变，可使胆汁、胰液和肠液不能协调地分泌及与食物充分混合进行有效消化吸收，致维生素 D 和钙吸收障碍。新近文献报道，胃切除术后钙的吸收减少可能还和胃钙素的分泌减少相关。

3. 蛋白质摄入减少

蛋白质的摄入与钙、磷及骨代谢有关，蛋白质摄入不足或过量均可影响体内钙平衡与骨组织钙含量。胃切除术后，蛋白质摄入减少可致钙、磷代谢的负平衡，时间一长便可引起骨质疏松症或骨软化症。

（三）病理

1. 骨软化症病理学改变

骨软化症主要是维生素 D 缺乏所致，骨在病理学上的改变主要表现为类骨质的广泛沉积，正常的骨小梁被类骨质代替，但骨的容量并未减少。

2. 骨质疏松症病理学改变

骨质疏松症的主要病理变化是骨基质和骨矿物质含量减少，皮质骨变薄，松质骨的骨小梁变细、变小，骨小梁数量减少，骨髓腔扩大等。中轴骨骨小梁改变与四肢长骨改变可同步，也可不同步发生，这主要与胃切除术后综合营养水平低下有关。

（四）临床表现

胃切除术后骨病的早期临床症状不明显，可表现为腰痛及下肢的骨痛，以后随病情的发展，会出现一系列症状。

1. 骨痛

首先是躯体承重骨部位如腰部和下肢的疼痛，一般以冬末春初明显；随着术后时间延长，疼痛逐渐加重并发展为全身性骨痛，长期可使椎体变形，导致驼背并易发生骨折。

2. 体重减轻

胃切除术后，由于进食减少，营养下降，可致体重降低。Wetscher 等报道一组胃切除术后 3 年的患者，随访期内体重下降了（6.3±0.5）%。综合文献报告，胃切除术后体重中度或重度减轻者约占 10%，体重的下降与缺钙的程度有显著相关性。

3. 脂肪泻

多发生于晨起活动或餐后，常不伴腹痛症状。脂肪泻发生率 > 30%，重度占 1% ~ 2%，其原因主要有胆酸缺乏、脂肪吸收障碍、迷走神经切除、肠道细菌过度生长等。

4. 上腹部不适

胃切除术后，由于胃容量减少及迷走神经切除致胃壁张力减弱，可造成少量进食后的饱胀感。

（五）辅助检查

1. X 线与骨密度检查

骨质疏松症在 X 线片上主要表现为骨皮质变薄，横向骨小梁减少或消失，纵向骨小梁稀疏，严重时可出现椎体楔形、鱼椎样型、扁平型压缩性骨折。而骨软化症主要表现为骨小梁和骨皮质模糊不清，呈绒毛状改变，还可表现为"假骨折"。骨密度是诊断胃切除术后骨病的重要参数之一，骨质疏松症和骨软化症均可表现为骨密度（bone mass density，BMD）降低。

2. 实验室检查

临床上主要检测血清钙、磷、碱性磷酸酶及维生素 D 代谢产物，目前多数研究报道均提示胃切除术后骨病患者血钙、磷水平无明显变化，重者可发生低血钙和低血磷；血清碱性磷酸酶升高，$25-(OH)D_3$ 及 $1,25-(OH)_2D_3$ 水平下降。有关胃切除术后骨病患者骨转化指标测定的研究报道较少，近年有文献报道患者血清骨钙素水平降低。

（六）诊断与鉴别诊断

凡胃切除术后患者出现骨痛、消瘦、骨折或身材变矮等临床表现，结合 X 线或骨密度检查，可明确诊断；若早期无明显症状时，可通过骨密度检查及实验室生化指标异常协助诊断，其中骨密度检查最为重要，诊断标准同原发性骨质疏松症。

胃切除术后骨病包括骨质疏松症和骨软化症，早期研究主要侧重于骨软化症，但随着诊断技术的发展，发现骨质疏松症的发生率要显著高于骨软化症。如何鉴别两者，骨组织活检不失为一个可靠的方法，但因其属有创检查，故在临床上应用受到一定限制。血清碱性磷酸酶水平被认为是一个有一定价值的参数，在骨软化症中的酶水平显著升高，而骨质疏松症则正常或轻度升高，但也有矛盾的报道，有待进一步研究。对于亚临床骨软化症，可采用四环素双标记法确诊。

胃切除术后骨病需与骨转移癌、多发性骨髓瘤、糖尿病性骨质疏松症等鉴别。

1. 骨转移癌

骨骼上有肿瘤破坏表现，并有原发病灶的临床症状，典型的转移性骨肿瘤有进行性加重的骨痛、消瘦、乏力、肿块等；X 线表现为溶骨型、成骨型和混合型，以溶骨型最多见。

2. 多发性骨髓瘤

该病属浆细胞恶性增生性疾病，以骨骼损害和瘤细胞合成分泌大量免疫球蛋白为特征，常引起广泛骨质破坏，易发生骨折。X 线上穿凿样溶骨性缺损为特征性表现，结合生化检查可鉴别。

（七）治疗

对胃切除术后骨病治疗应采取积极预防、早期诊断、早期治疗原则。

1. 维生素 D 治疗

胃切除术后骨病应补充足量的维生素 D，每日至少1000IU，或予骨化三醇制剂：$25-(OH)D_3$ 或 $1,25-(OH)_2D_3$ $0.5 \sim 1.0\mu g/d$；对于伴脂肪泻的患者，应加大剂量。维生素 D 可促进小肠钙、磷的吸收，降低血清 PTH 浓度，增加成骨细胞活性。

2. 钙剂治疗

胃切除术后钙的缺乏可通过牛奶或食物补充，但由于食物的抑制作用，钙的保留量和最小吸收量降低，故作用有限；而通过口服钙剂而使钙的保留量增加，可预防和治疗骨质疏松。目前钙剂种类较多，应选择含元素钙量高的药物如碳酸钙、氯化钙和枸橼酸钙，剂量为每日 $800 \sim 1200mg$。

3. 降钙素治疗

降钙素作用主要是抑制破骨细胞活性，减少骨量丢失，同时还可减轻骨痛。临床上多应用于骨痛明显患者，多与钙剂合用。常用量：益钙宁 10～20IU，皮下或肌内注射，隔日 1 次；3 个月后改为维持量：10～20IU，每周 2 次。

胃切除术后骨病的预防主要在于术后尤其是全胃切除术后补充足量的维生素 D 和钙，少食多餐，适当增加蛋白质摄入。此外，这类患者应作为骨质疏松症高危人群加强骨密度监测。

二、慢性肝病引起的骨质疏松症

慢性肝病易发生代谢性骨病，其中以原发性胆汁淤积性肝硬化（primary biliary cirrhosis，PBC）、酒精性肝硬化、慢性活动性肝炎及肝移植术最常见，大量骨组织学检查证实，慢性肝病所引起的代谢性骨病以骨质疏松症为主。

（一）流行病学

慢性肝病发生骨质疏松症的主要危险因素是肝硬化和并发性腺功能低下。除此之外，年龄和女性也是其危险因素，酒精及应用于自身免疫性肝病的类固醇皮质激素也被证实具有抑制成骨细胞的作用。

Diamond 等认为，PBC 患者骨质疏松症发生率在 8%～49%；日本一项对 54 例慢性丙型肝炎患者的观察，发现 11.1% 发生骨质疏松症，肝移植术后骨质疏松症的累积发生率可达 43%。国内王文奇等对慢性肝病患者髂骨病理变化的观察发现，82.5% 肝硬化患者出现轻重不同的骨质疏松症。

（二）病因和发病机制

慢性肝病导致骨质疏松症的机理至今尚未完全明了，主要有如下几方面因素。

1. 维生素 D 代谢异常

慢性肝病患者胆汁合成分泌异常，导致脂溶性维生素 D 吸收减少；同时肝脏将维生素 D 转化为 25-（OH）D$_3$ 的功能也受到损害，导致钙吸收障碍。此外，慢性肝病使肝脏合成维生素 D 的转运蛋白减少，导致活性维生素 D 转运至靶组织或进行肠肝循环的过程障碍，进一步加重维生素 D 的缺乏。

2. 钙吸收不良

慢性肝病患者钙吸收不良主要和维生素 D 缺乏有关，但部分不缺乏维生素 D 的患者也存在钙的吸收不良。究其原因，可能是未被吸收的脂肪酸在肠道中将钙凝固所致。同时，慢性肝病由于消化道功能紊乱，出现综合营养水平下降，导致钙、磷吸收减少；加之此类患者常伴肾功能不全，活性维生素 D 合成减少，肾小管重吸收钙、磷减少。

3. 其他

维生素 D 及钙的缺乏并不是慢性肝病所致骨质疏松症的唯一的原因。因为已有研究表明，慢性肝病经足量维生素 D 及钙剂治疗，患者仍有快速骨丢失。多数骨组织活检报告显示，PBC 患者无论是否发生骨质疏松，均可出现骨形成减少，骨吸收正常或低下，呈低转换状态。究其原因，除与钙吸收不良外，还可能和一些成骨细胞抑制因子有关，如铜、胆盐等，其在PBC 患者的肝细胞及其他组织中含量较高。

对于肝移植术后的患者，有些在移植前已存在骨质疏松，但主要原因还是由于术后长期应用免疫抑制剂及大剂量类固醇皮质激素所致。最近有研究表明，肝移植术后骨质疏松症患者破骨细胞活性增强，骨吸收增加。

（三）临床表现

大多数患者原发疾病表现明显而骨质疏松症在发生骨折以前并不引起注意，骨折多发生于松质骨尤其是椎骨和肋骨，在受到轻微外伤或无外伤情况下如咳嗽、打喷嚏就可发生，骨折部位出现剧痛。病程越长、年龄越大者，其骨量丢失越多，若患者得不到及时诊治，可因骨质疏松性骨折死亡或致残。骨质疏松主要累及椎骨、肋骨，部分患者初期可表现为活动时腰痛或背痛，随肝功能损害加重，疼痛逐渐加重并发展为全身性骨痛。另有一些患者则不伴任何疼痛只表现为身高降低。

（四）辅助检查

1. X线及骨密度检查

既往一般以X线检查发现胸腰椎、肋骨、骨盆等骨质减少、压缩性骨折，或肋骨与肋软骨交界处形成念珠样的假骨痂改变而诊断为骨质疏松症。X线诊断敏感性差，一般骨量丢失30%左右才显示，故很难做出骨质疏松症早期诊断，但在骨折的诊断上仍不失为最好的方法。

双能X线吸收法（DXA）可准确、无创测定BMD，常作为骨质疏松症的早期诊断与随访观察，慢性肝病患者的BMD值较正常人明显降低。

2. 实验室检查

PBC患者血清钙、磷、PTH水平正常或轻度降低，血清 $25-(OH)D_3$、$1,25-(OH)_2D_3$ 及骨钙素水平早期正常，随病情进展逐渐降低，血清碱性磷酸酶活性增加，但其来源为肝而不是骨。慢性活动性肝炎患者的血清 $1,25-(OH)_2D_3$、骨钙素水平往往是降低的，PTH升高。

（五）诊断与鉴别诊断

目前对慢性肝病引起的骨质疏松症的诊断方法主要包括：①临床症状；②X线检查；③骨密度检查；④实验室生化指标。其中骨密度检查最为重要，诊断标准同原发性骨质疏松症。而骨组织病理检查主要用于鉴别诊断。

慢性肝病引起的骨质疏松症需和原发性甲状旁腺功能亢进、多发性骨髓瘤、骨转移癌等鉴别。

1. 原发性甲状旁腺功能亢进

临床上有多种表现，分为肾型、骨型和胃肠型，患者骨痛、触痛、活动受限明显，易发生病理性骨折。X线上骨膜下皮质吸收极有诊断价值，纤维囊性骨炎为典型骨骼病变。

2. 多发性骨髓瘤

该病属浆细胞恶性增生性疾病，以骨骼损害和瘤细胞合成分泌大量免疫球蛋白为特征，常引起广泛骨质破坏，易发生骨折。X线上穿凿样溶骨性缺损为特征性表现，结合生化检查可鉴别。

（六）治疗与预防

由于目前慢性肝病发生骨代谢异常的机制未完全阐明，故现阶段治疗主要是以下几个方面。

1. 补充钙剂和维生素 D

鉴于慢性肝病患者有潜在的钙及维生素 D 代谢障碍，早期研究都试图用维生素 D 进行治疗，但实际效果并不明显，可能和维生素 D、钙的制剂有一定关系。但对于确实存在维生素 D 缺乏的患者，尤其表现为性腺功能低下者，不论其骨骼状况如何，都应积极足量补充维生素 D 和钙剂。

2. 激素替代治疗

大多数研究表明，雄激素可提高肝硬化患者 BMD 水平，故对性腺功能低下的男性慢性肝病患者可予肌注睾酮治疗。肝硬化伴 BMD 降低的绝经后妇女，雌激素替代治疗是否有效尚无定论，且雌激素存在一定的肝毒性。最近有应用雌激素贴片治疗慢性肝病所致骨质疏松症的研究报道，但远期疗效及安全性不定，故不能作为常规治疗。

3. 抗骨吸收药物

大多数慢性肝病引起的骨质疏松症属低转换型，现临床上常用的抗骨吸收药物，如降钙素、二膦酸盐等对其效果并不明显，在部分高转换型的或骨痛剧烈的骨质疏松症患者可短期应用抗骨吸收剂。

4. 氟化物

理论上氟化物最适宜于防治慢性肝病引起的骨质疏松症，有研究表明小剂量氟化钠可提高腰椎 BMD 值，减少骨折发生的危险性，但并非所有患者对其反应良好，有 20% 患者无效。同样，肝移植术后因大量应用类固醇皮质激素造成的骨质疏松，应用氟化钠可防止骨量丢失。由于氟化钠对肝功能、胆汁淤积影响较小，故有研究主张将其作为慢性肝病引起的骨质疏松症治疗的一线药物，常用剂量：氟化钠缓释片 25mg，每日 2 次；或特乐定 1 片，每日 3 次，连续应用 12 个月，停 1 ~ 2 个月后可重复使用。

预防慢性肝病引起的骨质疏松症，首先要积极治疗原发病，保护肝功能；同时补充维生素 D 和钙，戒酒及保持良好的精神状况。

三、炎症性肠病导致的骨质疏松症

炎症性肠病（IBD）主要包括克罗恩病和溃疡性结肠炎，研究较多的是克罗恩病，它常伴严重的代谢性骨病，尤其是应用类固醇激素和肠切除术后。近十年来，IBD 与骨质疏松症的关系受到越来越多关注。

（一）流行病学

炎症性肠病（IBD）的患者常发生继发性骨质疏松症，文献报道发病率为 30% ~ 50%；严重的代谢性骨病常与克罗恩病有关，尤其是应用类固醇皮质激素或行小肠切除术后，25% ~ 70% 的患者可出现骨质疏松症。

（二）病因和发病机制

炎症性肠病导致代谢性骨病的原因较复杂，至今未完全明确，可能是多种因素相互作用的结果。

1. 维生素 D 和钙的吸收不良

维生素 D 和钙主要在小肠上段吸收，这部分小肠的炎性病变或手术可引起维生素 D 和钙吸收减少。此外，肠道吸收不良或肠切除术可阻断维生素 D 的肠肝循环，导致维生素 D 及 25-（OH）D_3 的缺乏。

2. 类固醇皮质激素作用

炎症性肠病活动期常应用的类固醇激素可能是骨质疏松发生的主要"罪魁"，长期大剂量应用类固醇激素可抑制成骨细胞活性，减少钙的吸收，低血钙导致继发性甲状旁腺功能亢进，加速骨量丢失。

3. 元素缺乏

许多微量元素和宏量元素与骨代谢密切相关，这些元素主要包括磷、锌、镁、铜、锰、锶、硅等，其中尤以磷、锌、镁对骨的生长和矿化影响明显。这些微量元素绝大部分在小肠吸收，许多肠道慢性炎性病变或手术在导致消化吸收障碍的同时也引起上述微量元素的缺乏。

（三）临床表现

骨质疏松的临床症状主要为骨痛、骨折、身长缩短等，腰背部疼痛是最常见及最早的症状，初期主要为活动时疼痛，逐渐发展为持续性痛，如出现压缩性骨折则疼痛剧烈。但炎症性肠病所致的骨质疏松症还伴有原发病的各种症状，有时可部分掩盖骨病症状，故临床上需加以注意。

（四）诊断与鉴别诊断

目前对炎症性肠病导致骨质疏松症的诊断方法主要有：①临床症状；②X线和骨密度检查；③实验室生化检查和骨组织学检查。其中尤以骨密度检查最为重要。

1. X线和骨密度检查

炎症性肠病导致的骨质疏松症的各种特征在X线片的表现和其他类型的骨质疏松症表现相似。骨密度（BMD）检测为骨质疏松症诊断的重要依据，有研究认为男性是克罗恩病骨质疏松症最危险的因素，其BMD的降低主要取决于患者体重、类固醇皮质激素剂量及肠切除等。轻中度溃疡性结肠炎患者BMD下降不明显，而重症患者和（或）病变累及广泛结肠时，BMD明显降低。

炎症性肠病导致骨质疏松症的诊断困难在于周围骨与中轴骨病变程度不同。有研究表明，股骨颈的骨量丢失大于椎体骨，故可将其视为炎症性肠病患者骨量变化敏感且易检测的部位。

2. 实验室检查

血钙、磷、镁降低，碱性磷酸酶活性升高；50%～70%的患者血25-（OH）D_3水平降低，尤其是肠切除术后。值得注意的是，克罗恩病应用类固醇皮质激素治疗后，骨质疏松和骨软化并存，可出现血清骨钙素水平降低，尿羟脯氨酸排泄增加。

3. 骨活检

骨活检能鉴别骨质疏松和骨软化，四环素标记法更为精确。骨软化时，四环素摄取减少或仅是斑点状摄取，双标记间距离变窄；骨质疏松时，四环素摄取正常，双标记间距离正常或变窄。

炎症性肠病导致的骨质疏松症在临床上主要需和多发性骨髓瘤、原发性甲状旁腺功能亢进等鉴别，本章前节已详述，此处不再重复。

（五）治疗与预防

炎症性肠病导致的骨质疏松症的治疗应采取综合治疗。

1. 原发疾病治疗

炎症性肠病导致的骨质疏松症由多因素引起，但主要是小肠吸收不良。因此，首先要治疗原发疾病，改善肠道吸收功能，在治疗中如不可避免要使用类固醇皮质激素，注意 BMD 检测，并应给予相应的抗骨质疏松药物的治疗。

2. 补充维生素 D 和钙剂

炎症性肠病患者一旦确诊有骨软化，则应在治疗原发病的同时给予维生素 D，口服每日剂量为 4000 ～ 10000IU，或骨化三醇 0.5μg。克罗恩病并发代谢性骨病时，往往需要较大剂量维生素 D，才能使 25-（OH）D_3 浓度恢复正常；若口服无效时，可改用维生素 D_3 肌注，每月 100000 ～ 300000IU。

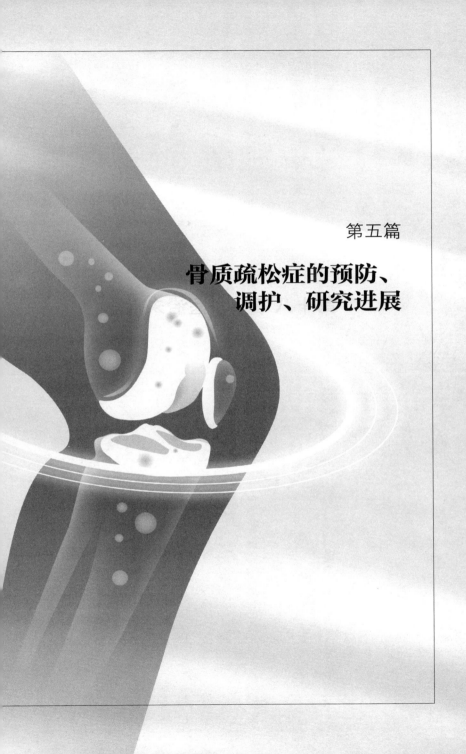

第五篇

**骨质疏松症的预防、
调护、研究进展**

第十八章 中医治未病思想

一、"治未病"的早期实践

在"治未病"概念出现之前，早已在人类的衣、食、住等基本需求活动中以养生防病为目的地体现出来，是由人类本能的生存欲望所支配的趋利避害的活动。

商周时期《山海经》中就记载了多种疾病的名称及其治疗的措施；同时还记录了许多有关养生保健的内容。例如"有草焉，其状如韭而青华，其名曰祝余，食之不饥""其中多箴鱼……食之无疫疾"。此外，据《周礼·天官》记载，其时的医政制度专门设置了"食医中士二人""掌和王之六食，六饮、六膳、百羞、百酱、八珍之齐"，根据四时气候变化不断改变饮食结构。《山海经》与《周礼》的记载都说明了早在纪元时期我们的祖先已积累了相当丰富的养生保健知识，对于疾病的预防与治疗有着重要意义。

春秋、战国时期，学术界出现了"诸子蜂起，百家争鸣"的局面，各种学术思想水平都达到了一定的高度。养生思想亦应运而生，散见于各家的著作中，可将其归纳为修身养性、饮食卫生、运动锻炼、起居养生等。如老子、庄子竭力提倡"归真返朴"，并以之作为养生的指导思想，这对后世的调摄精神法有很大的影响。《老子》中还写道"夫唯病病，是以不病"，意思是说，时常害怕有病而先做预防，就可能避免疾病为害，此即《黄帝内经》"不治已病治未病"的意思；他主张"道法自然""清虚无为"的养生观。另外《周易》中也明确提出"君子以思患而预防之"，《管子》也说"惟有道者能避患于无形，故属不萌"，与老子之说一脉相承。

二、形成与发展

"治未病"最早见于《黄帝内经》。一是指应未病先防，重视养生保健，《素问·四气调神大论》指出"不治已病治未病，不治已乱治未乱"。旨曰"法于阴阳，和于术数，饮食有节，起居有常，不妄作劳"，是说要顺从四季春生、夏长、秋收、冬藏特性，适应自然界气候变化，内养真气，外避邪风，辅以针灸、沐足、按摩、导引等方法以内外综合调整，故能"形与神俱，而尽终其天年，度百岁乃去"。二是病后要早期治疗，防止疾病的传变发展。《素问·阴阳应象大论》说："邪风之至，疾如风雨，故善治者治皮毛，其次治肌肤，其次治筋脉，其次治六腑，其次治五脏。治五脏者，半死半生也。"《素问·热论》也说："肝热病者，左颊先赤……病虽未发，见赤色刺之，名曰治未病也。"即掌握疾病传变规律，洞察细微变化及演变趋势，抓住时机，早遏其路，化解病邪。并将医生划分为两个等级，即"上工"与"下工"。如《灵枢·逆顺》云："上工，刺其未病者也。其次，刺其未盛者也。其次，刺其已衰者也。下工，刺其方袭者也，与其形之盛者也，与其病之与脉相逆者也。故曰，方其盛也，勿敢毁伤，刺其已衰，事必大昌。故曰，上工治未病，不治已病，此之谓也。"

《难经》当中也有明确提出"治未病"这一名词，如《难经·七十七难》云："所谓治未病者，见肝之病，则知肝当传之与脾，故先实其脾气，无令得受肝之邪，故曰治未病焉。"即内脏疾病有可能按照五行相乘或相侮的规律传变，在治疗时就应当首先辨明有可能被传的脏器，从而采取相应措施，以防传变，此即既病防变。

张仲景继承《黄帝内经》《难经》经旨，将"不治已病治未病"思想贯穿《伤寒杂病论》中，形成了完整严密的体系。

1. 未病先防

张仲景在《金匮要略·脏腑经络先后病脉证第一》篇中，首先提出了内养正气，外慎邪风的疾病预防观点。未病先防，告诫人们预防疾病要从内因、外因两个方面着手，以内因占主导地位，内因决定外因发病，因而要内养正气，外慎邪风，病则无由入其腠理。"夫人禀五常，因风气而生长，风气虽能生万物，亦能害万物，如水能浮舟，亦能覆舟。若五脏元真通畅，人即安和，客气邪风，中人多死"。强调客气邪风虽然是致病因素，但能否引起疾病，仍取决于人体正气的盛衰，适应能力的强弱。如果五脏元真之气充实，营卫通畅，能适应自然界反常的气候变化，则人体平和无病。增强体质，提高正气抗邪能力是未病先防的关键。这正是对《黄帝内经》"正气存内，邪不可干"思想的发挥。

2. 早期治疗

《金匮要略·脏腑经络先后病脉证第一》云："适中经络，未流传脏腑，即医治之。四肢才觉重滞，即导引、吐纳、针灸、膏摩，勿令九窍闭塞。"此即强调疾病的早期治疗。诚如《素问·阴阳应象大论》所云："邪风之至，疾如风雨。故善治者治皮毛，其次治肌肤，其次治筋脉，其次治六腑，其次治五脏。治五脏者，半死半生也。"故早期治疗，防止疾病由浅入深，有着十分重要的临床意义，所谓"上工救其萌芽"是也。

3. 既病防变

对于疾病传变的认识在《素问·热论》中有明确论述："伤寒一日，巨阳受之……二日阳明受之……三日少阳受之……四日太阴受之……五日少阴受之……六日厥阴受之。"《难经》中则明确提出这一观点，并且明确提出了防传、防变的原则。仲景继承了《黄帝内经》《难经》中的既病防变的思想，并且结合临床实践，在疾病传变的认识、防治原则和方法上有重大的突破。已病防传是仲景治未病思想的重要组成部分，张仲景十分重视预防疾病的传变。在《金匮要略》中他依据脏腑病证的传变规律，以治肝实脾为例，预见性地认为"治未病者，见肝之病，知肝传脾，当先实脾"，提出了治肝补脾，防止传变的原则。辨治外感病，依六经传变规律，准确提出预测疾病的"传与不传"及病情好转痊愈恶化的时间，如《伤寒论》第4条"伤寒一日，太阳受之，脉若静者，为不传。颇欲吐，若躁烦，脉数急者，为传也""伤寒二三日，阳明、少阳证不见者，为不传也""太阳病，头痛至七日以上自愈者，以行其经尽故也"皆是。同时还提出"若欲作在经者，针足阳明，使经不传则愈"，提示对太阳病日久，有传变征兆者，要采取积极的救治措施和针对性预防治疗，先安未受邪之地，防止病情的逆变，阻止病势的发展。

4. 病后防复

仲景在《伤寒论》中指出"病患脉已解，脾胃气尚弱"，若起居作劳，或饮食不节就会发生劳复、食复之变。并且针对不同的病因、症状、体征提出了防治原则与方药。疾病初愈，虽然症状消失或减轻，但此时邪气未尽，正气未复，气血未定，阴阳未平，必待调理方能渐趋康复。所以在病后，可适当用药物巩固疗效，同时配合饮食调养，注意劳逸得当，生活起居有规律，以期早日康复，从而避免疾病的复发。否则，此时若适逢新感病邪，饮食不慎，过于劳累，均可助邪伤正，使正气更虚，余邪复盛，引起疾病复发。病后防复是仲景依据中医思想和理论，对临床实践的总结，使"治未病"思想更加丰富并且更具有临床实用价值。

唐代医家孙思邈亦是位重视治未病的医家，他将疾病分为"未病""欲病""已病"三个层次，"上医医未病之病，中医医欲病之病，下医医已病之病"。他反复告诫人们要"消未起之患，治未病之疾，医之于无事之前"。其所著《备急千金要方》继承了《黄帝内经》中"治未病"的思想。他说："善养性者治未病之病，是其义也。"同时还汲取了秦汉时期的炼丹、服石、神仙术、房中术等有益精华，从而创立了很多养生方法，诸如漱津、琢齿、摩眼、押头、拨耳、以手摩腹等。他主张静以养性，同时又强调注意运动锻炼；既重视药饵，又主张食补等。他在《千金食治》中开章明义地说："人体平和，惟须好将养，勿妄服药，药势偏有所助，令人脏气不平，易受外患。夫含气之类，未有不资食以存生。"其在《千金食治》分为果实、菜蔬、谷米、鸟兽四类，并分别论述其性味功能、适应范围、服食禁忌，其中大部分为日常食物。书名虽为食治，但也有不少是具有补养作用的。《备急千金要方》中还论述了性生活的养生作用。他在《备急千金要方·房中补益》中说："男不可无女，女不可无男，无女则意动，意动则神劳，神劳则损寿。若念真正无可思者，则大佳长生也，然而万无一有，强抑郁闭之，难持易失，使人漏精尿浊，以致鬼交之病，损一而当百也。"他认为性生活应顺应自然，不可强加抑制，但亦不可纵情嗜欲。

明末清初医家喻嘉言深谙仲景治未病思想的深义，他的著作《医门法律》就是以未病先防，已病早治的精神贯穿始终。如《中风门》中的人参补气汤便是御外入之风的绸缪之计；又如《虚劳论》中对于男子平人谆谆致戒，是望其有病早治，不要等虚劳病成。强调于虚劳将成未成之时，调荣卫，节嗜欲，积贮渐富，使虚劳难成。

清代医家叶天士《温热论》中提出"先安未受邪之地"，以防其变。这种辨体质、防传变的用药方法，体现在温病治疗过程中防止阴液耗伤的预防学思想，对临床具有普遍的指导意义。叶氏根据患者体质的不同而采取不同的治法，从而防止疾病的传变。如对素体阳气不足者，治疗时注意顾护阳气，如《温热论》所述"湿盛则阳微也，法应清凉，然到十分之六七，即不可过于寒凉，恐成功反弃。何以故也？湿热一去，阳亦衰微也"。对于素体阴虚者，则指出"须要顾其津液，清凉到十分之六七，往往热减身寒者，不可就云虚寒而投补剂，恐炉烟虽息，灰中有火也"。

"治未病"思想的形成和发展对于现代疾病预防学有着很大的启发意义。现代疾病预防学明确提出了三级预防的概念：第一级预防是在发病前期，及时消除或阻断致病因素的作用和累积影响，防止疾病的发生，这是最积极、最有效的预防措施。第二级预防则是在发病期，及早、有效地进行治疗，减轻疾病的危害，阻止病情的进一步发展。第三级预防是在发病后期，采取有效的治疗措施，暂缓或避免疾病的恶化、致残或死亡，使机体逐步恢复健康。现代预防学的这一观点与未病先防、既病防变的"治未病"思想是完全一致的。

第十九章　骨质疏松的预防与调护

　　骨质疏松症属于中医"骨枯""骨痹""骨痿""骨极"等范畴，古代文献中对其病因病机有着详细的描述。如《灵枢·经脉》云："足少阴气绝则骨枯。"《素问·长刺节论》云："病在骨，骨重不举，骨髓酸痛，寒气至，名曰骨痹。"《素问·痿论》云："肾主身之骨髓……肾气热，则腰脊不举，骨枯而髓减，发为骨痿。"又云："肾者水脏也，今水不胜火，则骨枯而髓虚，故足不任身，发为骨痿。"《备急千金要方·骨极》云："骨极者，主肾也，肾应骨，骨与肾合……若肾病则骨极，牙齿苦痛，手足疼，不能久立，屈伸不利，身痹脑髓酸，以冬壬癸日中邪伤风为肾风，风历骨，故曰骨极。"《医经精义》指出："肾藏精，精生髓，髓生骨，故骨者肾之所合也，髓者肾精所生，精足则髓足，髓在骨内，髓足则骨强。"《证治汇补》云："胃气一虚，百骸溪谷，皆失所养，故宗筋弛纵，骨节空虚。"《扁鹊心书》云："骨缩病，此由肾气虚惫。肾主骨，肾水既涸则诸骨皆枯，渐至短缩。"《景岳全书·痿证》中谈及"今水不胜火，则骨枯而髓虚……发为骨痿"。《素问·太阴阳明论》云："今脾病不能为胃行其津液，四肢不得禀水谷气，气日以衰，脉道不利，筋骨肌肉，皆无气以生，故不用焉。"《灵枢·本神》云："脾气虚则四肢不用。"这些论述明确了骨质疏松症与肾、脾等关系密切。而关于骨质疏松症的中医病因病机，各医家尚无一致的观点，但普遍认为乃是一个涉及多器官、多脏腑的复杂病变，其发生与肾、脾、肝、血瘀等均有关系，其中肾亏为主要病因，肝虚乃关键因素，脾虚是重要病因。而根据五行相生理论，五脏亦相互滋生。如木生火，即肝木济心火：肝藏血，心主血脉，肝藏血功能正常有助于心主血脉功能的正常发挥。火生土，即心火温脾土：心主血脉、主神志，脾主运化、主生血统血，心主血脉功能正常，血能营脾，脾才能发挥主运化、生血、统血的功能。土生金，即脾土助肺金：脾能益气，化生气血，转输精微以充肺，促进肺主气的功能，使之宣肃正常。金生水，即肺金养肾水：肺主清肃，肾主藏精，肺气肃降有助于肾藏精、纳气、主水之功。水生木，即肾水滋肝木：肾藏精，肝藏血，肾精可化肝血，以助肝功能的正常发挥。故骨质疏松症的发生虽与肾、脾、肝三脏最为密切，但却关乎五脏，其预防和调养亦关乎五脏。

一、心理调养

人的心理活动，中医学将其统称为情志。情志是在心神的主导作用下，以五脏精气作为物质基础，以相互协调的脏腑功能活动为内在条件，在外界事物的刺激和影响下，对于客观事物能否满足自己欲望而产生的一种内心体验，且具有某种倾向性的态度表现。情志活动的产生，必须以五脏精气作为物质基础，是各脏腑功能活动的一种表现。当内外情景触动时，先是脏腑有感，然后表现于外在的肢体动作、面部表情等。所以只有在脏腑气血功能正常的情况下，人的情志活动才能正常，才能表现出正常的情感。情志证候，是指由于精神刺激过于强烈或过于持久，人体不能调节适应，导致神气失常，脏腑、气血功能紊乱所表现出的证候。宋代医家陈无择的《三因极一病证方论》中云："七情，人之常性，动之，先自脏腑郁发，外形于肢体，为内所因也。"其"三因学说"认为，内伤七情为情志疾病的主要病因。

养生保健及康复医疗中之所以首重七情，就是因为内伤病多数由七情过激而引起。七情生于五脏，而七情太过，又能损伤五脏。《素问·阴阳应象大论》曰"怒伤肝，喜伤心，思伤脾，忧悲伤肺，恐伤肾"，指出了七情对五脏的损伤。《素问·举痛论》中曰"百病生于气也，怒则气上，喜则气缓，悲则气消，恐则气下……惊则气乱"，指出了七情太过损伤内脏功能导致气机紊乱。

心、肾二脏在调节情志活动中有着特殊作用。《黄帝内经》云："心为五脏六腑之大主。"又云："悲哀愁忧则心动，心动则五脏六腑皆摇。"喻嘉言《医门法律》曰："心为五脏六腑之大主，而总统魂魄，兼赅志意。故忧动于心则肺应，思动于心则脾应，怒动于心则肝应，恐动于心则肾应，此所以五志惟心所使也。"因此，心在情志发展中起着主导作用。五脏六腑必须在心的统一协调下才能共同维持正常的情志活动。心脏生理失常，心神无主，则七情均会随之出现异常。肾主志意，"志意者，所以御精神，收魂魄，适寒温，和喜怒者也"。志意对情志有支配与调节作用，肾气充沛志意和，则能把情志活动的幅度控制在正常范围之内；反之，肾气虚亏，志意薄弱则不能对情志进行适当的调节，终日陷于不良情绪之中，最终难免造成情志失常。

随着社会的不断发展，生活节奏越来越快，社会压力也随之增大，越来越多的人产生情志方面的失调，出现了不同程度的心理障碍。大量研究和实践已经证实，许多器质性疾病是由长期的精神因素所引起，且情志失调也会影响个体健全人格的形成。所以注重情志养生对于减少情志刺激以及疾病的发生和发展具有重要的意义，同时也是中医学"治未病"先进思想的重要体现。具体调养方法如下。

1. 静心养性

《素问·上古天真论》曰："志闲而少欲，心安而不惧，形劳而不倦，气从以顺，各从其欲，皆得所愿。"其认为"少欲""心安"能够保证体内真气的正常运行。又云："是以嗜欲不能劳其目，淫邪不能惑其心，愚智贤不肖，不惧于物，故合于道。"私心过重，嗜欲不止，就会扰动心神，心神躁动则七情易于激动。心神清净、性情平和，可减少外界事物的刺激。《太上老君养生诀》"除六害中"中云："且夫善养生者，要先除六害，然后可以保性命延驻百年。何者是也？一曰薄名利，二者禁声色，三者廉货财，四者绝滋味，五者除佞妄，六者去嫉妒。万物揪心，神岂能静？"

《素问·上古天真论》曰："外不劳形于事，内无思想之患，以恬愉为务，以自得为功，形体不敝，精神不散，亦可以百数。"指出乐观宁静的心态可以保持脏腑气血的功能正常，促进形体和心理的健康。其中"以恬愉为务"就是要保持内心的乐观与宁静，"以自得为功"就是欲望容易满足，不因物欲影响心情。该篇又说："夫上古圣人之教下也，皆谓之虚邪贼风，避之有时，恬惔虚无，真气从之，精神内守，病安从来。"其中的恬惔虚无和精神内守，同样是反映以静养为主的养生观。纵观古今，高寿的人大多是性格开朗、情绪乐观、情操高尚之人。

春秋、战国时期的老子、庄子竭力提倡"归真返朴"，并以之作为养生的指导思想。老子提倡"见素抱朴，少思寡欲"以及"祸莫大于不知足，咎莫大于欲得，故知足之足，常足矣"。庄子说："纯粹而不杂，静一而不变，淡而无为，动而已天行，此养神之道也。""抱神以静，形将自正，必静必清……乃可长生。"孔子亦是非常重视修身的，在《孔子家语》中曰："若夫智士仁人，将身有节，动静以义，喜怒以时，无害其性，虽得寿焉，不亦可乎？"孔子还说："君子有三戒，少之时，血气未定，戒之在色；及其壮也，血气方刚，戒之在斗；及其老也，血气既衰，戒之在得。"荀子说："身劳而心安，为之；利少而义多，为之；事乱君而通，不如事穷君而顺……君子贫穷而志广，富贵而体恭，安燕而血气不惰……怒不过夺，喜不过予……君子之能以公义胜私欲也。"其核心思想是陶冶情操，培养公心，克服私心，不管在什么环境中，都要有正确的态度去对待。而后，历代养生学家又从不同的角度强调"绝私念以养其心""若能清心寡欲，久久行之，百病不生"。

2. 陶冶移情

在闲暇时间，通过各种娱乐活动，怡养心志，舒畅情怀，可以克服禀赋、年龄以及文化教育背景对情志活动的不良影响，进而达到调节情志目的的方法，叫作"陶冶法"。通过一定的方法和措施，改变人的思想焦点，或改变其周围环境，使其与不良刺激因素脱离接触，从情感纠葛中解脱出来，或转移到另外的事物上去，称之为"移情"。陶冶移情法有音乐欣赏、书法绘画、读书下棋、种花养鸟以及踏青旅游等。孙思邈在《备急千金要方》中说："弹琴瑟，调心神，和性情，节嗜欲。"清代医学家吴尚先在《理瀹骈文》序中也提出："七情之病，看花解闷，听曲消愁，有胜于服药者也。"在诸多方法中，音乐欣赏及书法绘画对于陶冶情志最为有益。

音乐通过其旋律，即节奏、节拍、速度、力度、音区、音色、和声、复调、调式以及调性等音乐语言，表现人们的思想感情，反映社会现实。因此，音乐对人的情志活动具有特殊的感染力。早在《黄帝内经》时代，我们的祖先就深刻了解了音乐调节情志活动的特殊作用，并将音乐欣赏引入了医学领域。《灵枢·邪客》及《灵枢·五音五味》中详细记载了五音、五律对人的情志活动及脏腑功能的影响。此后，历代著名医学家也大多精通音律。他们认为，音乐"可以通天地而合神明""音乐者，流通血脉，动荡精神，以和正心也"。现代神经心理学证明，音乐能直接影响大脑边缘叶和脑干网状结构，从而影响人的精神活动及自主神经功能，产生镇静、镇痛、调节人体酶及激素分泌以及调节血压与神经兴奋强度的作用。当人们沉醉于优美动听的乐曲声中，会使心情愉快、精神振奋，并能使其他原因引起的心烦意乱、体力消耗及全身不适得到缓解与调和。

此外，五音与人的五脏（肝、心、脾、肺、肾）、五志（怒、喜、思、悲、恐）相对应。五脏中肝对应五志的怒，对应五音的角音；心对应五志的喜，对应五音的徵音；脾对应五志的思，对应五音的宫音；肺对应五志的悲，对应五音的商音；肾对应五志的恐，对应五音的羽音。不同的情志刺激可伤及不同的脏腑。五脏之间又顺应了五行学说，有着相生相克的关系。因此，人的情志变化也有相互抑制的作用，如"怒伤肝，悲胜怒……喜伤心，恐胜喜……思伤脾，怒胜思……忧伤肺，喜胜忧……恐伤肾，思胜恐"。在五音疗疾或养生的原则中，本脏之音一方面可以治疗本脏之病，另一方面也可用来治疗其他脏器的疾病。五音的角音顺应木气而展放，条畅平和，善消忧郁，助人入眠；徵音顺应火气而高亢，抑扬咏越，通调血脉，抖擞精神；宫音顺应土气而平稳，悠扬谐和，助脾健运，旺盛食欲；商音顺应金气而内收，铿锵肃劲，善制躁怒，使人安宁；羽音顺应水气而下降，柔和透彻，发人遐思，启迪心灵。《礼记·乐记》载："凡奸声感人而逆气应之，逆气成象而淫乐兴焉。正声感人而顺气应之，顺气成象而和乐兴焉。"也就是说奸邪不正的音乐听了使人气体上逆，气机不畅，有损健康。而纯正符合音律的音乐则使人体气流通畅，心情愉悦，有利于身心健康。

书画也可陶冶情志。行书作画必须形静心清、精神贯注，必须心正气和、意力并用，调整全身的气和力，使其运于手、腕、肘、臂。挥毫运笔时，大脑皮质的兴奋和抑制得到平衡，四肢肌肉得到锻炼，脏器的功能得到调整，新陈代谢旺盛，全身气血通畅，达到了一种所谓的"气功态"。不仅如此，行书作画时还可使人得到艺术享受，因此《老老恒言·消遣》曰："笔墨挥洒，最是乐事。"我国古代和现代，勤于书画者大多长寿。

除音乐及书画之外，禀赋不同、年龄不同、文化教育背景不同的人，还可根据各自不同的情况分别选择最适合自己的陶冶情志的方式。

3. 以情胜情

情志相胜法，是根据情志五行生克制化的原理来相互制约的方法。《素问·阴阳应象大论》曰："怒伤肝，悲胜怒……喜伤心，恐胜喜……思伤脾，怒胜思……忧伤肺，喜胜忧……恐伤肾，思胜恐。"吴崑在《医方考·情志门》中说："情志过极，非药可愈，须以情胜之。《黄帝内经》一言，百代宗之，是无形之药也。"情志既可致病，又能治病，这一独到见解深化了医学科学关于情志活动对人体影响的认识。因此，以情胜情疗法一直为中医学家所重视。金元著名医家张从正在《儒门事亲·九气感疾更相为治衍》中说："悲可以治怒，以怆恻苦楚之言感之；喜可以治悲，以谑浪亵狎之言娱之；恐可以治喜，以恐惧死亡之言怖之；怒可以治思，以污辱欺罔之言触之；思可以治恐，以虑彼志此之言夺之。"

4. 疏泄法

疏泄法通过采用意念、呼吸及形体动作来排解不良情感，创造一个良好的心境，例如气功、瑜伽、冥想等，并可通过倾诉、写日记、高歌或痛哭将抑郁于胸中的不良情绪宣达、发泄出去，从而消除不良与过激情志对人体的损害，恢复正常情志活动，维系愉悦平和心境。

5. 顺应天时

《素问·四气调神大论》中认为春三月应"使志生，生而勿杀，予而勿夺，赏而勿罚"。夏三月应"使志勿怒，使华英成秀，使气得泄，若所爱在外"。秋三月应"使志安宁，以缓秋刑，收敛神气，使秋气平，无外其志"。冬三月应"使志若伏若匿"。其提出春季要心胸开阔，忌忧郁，与自然界生机勃勃、阳气萌动的规律一致。夏季草长莺飞，万物茂盛，情志应以兴奋、饱满为原则，但夏日炎热易致心绪烦躁，应控制情绪，"使志勿怒"。秋季草枯叶落，花木凋零，容易产生凄凉心境，应收敛神气"使志安宁"。冬季万物蛰伏，"水冰地坼"，应使情志伏藏于内，减少干扰，保精养神。

二、起居调养法

"因时摄生"是《黄帝内经》养生思想的主要特点，以"四时五脏阴阳"理论为基础，重视人与自然的统一性。认识到人体阴阳气血受日月星辰、四时八节的影响而不断发生周期性变化，从而使人体存在着一定的生命节律，如四季节律、月钟节律、昼夜节律等。因时调摄，可增强体质，从而达到防病抗衰、延年益寿的目的。《黄帝内经》"因时摄生"养生思想主要体现在顺应天之四时而养生、顺应昼夜节律而养生以及顺应人体生命活动周期而养生3个方面。人体生命节律是正确安排生活作息，使之符合养生学要求的依据，其中最重要的是昼夜节律。

关于昼夜节律的论述，《素问·金匮真言论》中云："平旦至日中，天之阳，阳中之阳也。日中至黄昏，天之阳，阳中之阴也。合夜至鸡鸣，天之阴，阴中之阴也。鸡鸣至平旦，天之阴，阴中之阳也。故人亦应之。"表明随自然界阴阳变化，人体功能则是晨起始旺，中午最盛，午后转弱，半夜最衰的变化规律。这是按阴阳性质用四分法来阐述机体活动昼夜变化规律的。

人体在昼夜节律的支配下，平旦至日出，人气始生，阳气始盛，卫气运行于皮肤、肌肉、骨骼之间，最适于进行导引、按摩、调息等保健运动。因此，中医养生学提倡清晨即起，除婴幼、儿童、耄耋之人以及体弱多病之人外，食时、隅中、日中，人体阳气渐至充实，组织器官的生理活动最为旺盛，是安排学习与工作的良好时机；日中至日昳，人体阳气由盛转衰，阴阳交变，同时又是卫气出入交陇之时，人体消耗较大。为适应这种变化，可以适当安排午休或午睡，少息以养阳。日昳、日晡之时，阳气渐衰，阴气渐盛，阴阳之气趋于平衡，卫气运行表里之间，是安排学习与工作的较好时机。日入、黄昏、人定之时，人体阴盛阳衰，卫气渐至入里，组织器官生理功能低下，最好安排一些轻松愉快的文娱活动以及调息调意的气功，敛气收神，准备睡眠。夜半、鸡鸣之时，阴盛阳衰，人气入脏，卫气出入交陇，最适于睡眠。

睡眠同样也要顺应季节的变化而进行调整，以适应自然界阴阳消长的变化。《素问·四气调神大论》中详细记载了适应自然界变化而调整睡眠时间的具体方法，曰："春三月，此谓发陈。天地俱生，万物以荣，夜卧早起，广步于庭，被发缓形，以使志生……夏三月，此谓蕃秀。天地气交，万物华实，夜卧早起，无厌于日，使志无怒……秋三月，此谓容平。天气以急，地气以明，早卧早起，与鸡俱兴，使志安宁……冬三月，此谓闭藏。水冰地坼，无扰乎阳，早卧晚起，必待日光，使志若伏若匿……"这是指春天宜晚卧早起，起床后宜在室外悠然散步，以顺应阳气升发、万物生机蓬勃的自然景象；夏季阳气旺盛，万物生长茂盛，应晚睡早起，以应夏日的阳长之气；秋季阴气渐盛，阳气渐收，万物结实，应早睡早起，以应秋天收敛之气；冬季阴气盛极，万物闭藏，应早睡晚起，以避寒就温，顺应冬天潜藏之气。

获得高质量睡眠的关键是注重睡前调摄及睡眠禁忌。睡前调摄的第一个方法是调摄精神。心藏神，夜卧则神栖于心。心静神安才能保证高质量的睡眠。《素问·举痛论》说："怒则气上，喜则气缓，悲则气消，恐则气下，思则气结。"七情过极，可致心神被扰难以入睡，因此宋·蔡季通《睡诀》中说："先睡心后睡眼，睡觉前一定要专心思睡，让情绪稳定，身心安适，再上床闭眼入眠。"

睡前调摄的第二个方法是睡前稍事活动。动则身劳，劳则思想，故可使精神舒缓，情绪稳定，有助于安卧。养生学家提倡"每夜睡时绕室行千步始就枕"，其意义即在于此。然而睡前活动不可过量，否则阳气浮越，神不归脏，亦难以安卧。

睡前调摄的第三个方法是睡前沐足，按摩涌泉穴。足三阴、三阳、阳跷、阴跷以及阳维等脉均出入于足，睡前沐足（用40℃左右的温水为宜），既可通阴阳、促进经脉流通，又有利于消除疲劳。若选用适当的药液沐足，还可防治多种疾病。涌泉穴是足少阴肾经的腧穴，心藏神，肾藏精与志，寐虽属心，但心属火，必赖肾水之上交。水火相济，阴能合阳，自然熟寐。按摩涌泉穴可以滋肾清热，导火下行，故可取得除烦宁神的作用。

睡前禁忌：饮食是影响睡眠的重要因素之一，《素问·逆调论》曰"胃不和则卧不安"，因此在睡眠前应勿食过饱。明·冷谦《修龄要旨》曰"夜膳勿饱，饱余勿便卧"，睡前不仅饮食不宜过饱，而且应进食清淡而易消化食物。若多饮多食，脘腹胀满，转侧反复，必然影响正常睡眠。此外，还要注意睡前禁用烟、酒、茶、咖啡、巧克力、可可等刺激性食物。

三、饮食调养法

食物有五种性，即寒、凉、温、热与平性。寒凉食物大多具有清热除烦的作用，适合于炎热的气候环境，对阳热体质具有养生作用；温热食物大多具有助阳御寒的功效，适合于寒冷的气候环境，对阳虚阴寒体质具有养生作用；平性食物四季皆宜，可供各种体质的人常年食用。

食物有七种味，即酸味、苦味、甘味、辛味，咸味、淡味及涩味。如酸、涩食物大多具有坚阴固精、舒筋柔肝的作用；苦味食物有泄热坚阴、燥湿降逆的功能，长夏季节选用有养生作用；辛味食物具有发散及调理气血的作用；咸味食物多具有补肾填髓、软坚泻下的作用；甘淡食物大多具有滋补健脾的作用，可供各种体质的人四季选用。

食物归经，是指食物对脏腑经络的选择作用。例如梨、香蕉、桑椹、猕猴桃等都具有生津清热作用，然而梨侧重于清肺热、香蕉侧重于清大肠之热、桑椹侧重于清肝之虚热、猕猴桃侧重清膀胱之热。

食物的功能主要有三：一是补精益气；二是调整人体的阴阳偏颇，脏腑盛衰；三是治疗与康复作用。"安身之本，必资于食。不知食宜者，不足以存生。"根据食物的性味归经及其功能作用，合理地调配饮食，从而保健强身、防老抗衰的方法谓之饮食调养。饮食调养可从以下几方面着手。

（一）三因制宜

1. 因时制宜

《素问·四气调神大论》提出"春夏养阳，秋冬养阴"的四时顺养原则，是因为随着季节的交替，日月更迭，人的体质会发生相应的变化，在养生保健时要顺应时气的变化特点，做到毋逆天时，勿失气宜。饮食养生也应遵循四时寒热温凉的变化，选取适当性味的食物，如《备急千金要方·食治》述春"省酸增甘，以养脾气"；夏"省苦增辛，以养肺气"；长夏"省甘增咸，以养肾气"；秋"省辛增酸，以养肝气"；冬"省咸增苦，以养心气"。当春之季，万物复苏，应减酸益甘以养脾气；夏令之时，气候炎热，机体阳气最为旺盛，宜减苦增辛以养肺气；长夏主湿，气候闷热，应减甘增咸以养肾气；当秋之际，万物生长平缓主收，气候干燥，应减辛增酸以养肝气；冬令之时，万物收藏，气候寒冷，应减咸增苦以养心气。以五脏应四时，根据五脏乘侮关系，使五脏之气处于平衡状态，不至于太过或不及。

2. 因地制宜

《素问·异法方宜论》曾载："东方之域，天地之所始生也。鱼盐之地，海滨傍水，其民食鱼而嗜咸……""南方者，天地所长养，阳之所盛处也""西方者，金玉之域，沙石之处……其民华食而脂肥""北方者，天地所闭藏之域也……其民乐野处而乳食""中央者，其地平以湿，天地所以生万物也众。其民食杂而不劳……"地域不同，气候、环境、生活方式及饮食习惯也存在差异，机体的生理和病理特点也不尽相同，因此，食养也须参考地域差异。北方天气寒冷，其人体质壮实，饮食厚浊，在进补时可选羊肉、狗肉等大温大热之品；南方人，体质柔弱，宜选用鸡肉、猪肉等温补之品。西北地区，干燥多风，燥易伤肺，宜多吃百合、银耳、梨子、蜂蜜等滋阴润肺之品。东南沿海地区，地势低洼，湿气重，应适当食用健脾利湿之薏苡仁、冬瓜、扁豆、冬笋、玉米等。

3. 因人制宜

因为年龄、性别、体质的差异，在饮食调养上也会有所不同。从年龄上讲，不同的阶段，摄入的重点也不同。青少年时期，生长发育迅速，营养要全面均衡，注意补充蛋白质和热能；中年时期，身体各方面的功能已成熟，日常饮食即可；老年人，免疫力低下，胃肠消化功能欠佳，宜清淡饮食，并重视钙、铁、锌等微量元素的摄入。性别上，《灵枢·五音五味》曰："妇人之生，有余于气，不足于血，以其数脱血也。"由于女性特有的生理，日常宜多食红枣、红糖、猪肝、花生、红豆、桂圆等补血之品；而男性以肾为根本，膳食上宜多选鲈鱼、黑米、黑木耳、栗子等。就体质而言，根据"虚则补之，实则泄之"的原理，阳虚者，食宜温阳之品为佳；阴虚者，补阴为要；气血不足者，宜多食补气生血之物；痰湿者，食以健脾化湿祛痰为原则等。

（二）五味调和，营养均衡

1. 五味调和

饮食物具有酸、苦、甘、辛、咸五味。《素问·六节藏象论》言："天食人以五气，地食人以五味……五味入口，藏于肠胃，味有所藏，以养五气，气和而生，津液相成，神乃自生。"从饮食物中摄取的五味能养五脏之气，人体气机调和，津液化生，形神乃俱。《灵枢·宣明五气》又提出了"五入"，即酸入肝、苦入心、甘入脾、辛入肺、咸入肾，说明五味对五脏具有选择性亲和作用。在食养时，应谨和五味，不可偏嗜。五味调和，皮肤、肌肉、筋脉、骨骼得以充养，气血顺畅，正气内存则邪不可干。若偏嗜某一味，致五味失调，脏腑功能失衡就会导致疾病的产生，如《素问·生气通天论》载有："味过于酸，肝气以津，脾气乃绝。味过于咸，大骨气劳，短肌，心气抑。味过于甘，心气喘满，色黑，肾气不衡。味过于苦，脾气不濡，胃气乃厚。味过于辛，筋脉沮弛，精神乃央。"

2. 营养均衡

上文提到五味调和，其实也包含另一层意思，即合理搭配，营养均衡。《素问·脏气法时论》记载："五谷为养，五果为助，五畜为益，五菜为充，气味和而服之，以补精益气。"谷肉果蔬性能各不相同，不可偏胜。如谷类中含有大量的碳水化合物，是人体热能的直接来源，且含有较多的 B 族维生素；果蔬中含有丰富的维生素和膳食纤维；肉类能提供大量的蛋白质、脂肪及氨基酸。肉类和果蔬还能提供人体所需的各种微量元素，这些营养物质都是人体生长发育所必需的。讲究饮食均衡，荤素搭配，才能达到身强体健、预防疾病的目的。

（三）饮食有节，适寒温

1. 节制饮食，定时定量

孔子主张"不时不食""不多食"；《吕氏春秋·尽数》亦有"食能以时，身必无灾"；《备急千金要方·养性序》中也强调："不欲极饥而食，食不可过饱；不欲极渴而饮，饮不欲过多。饱食过多则结积聚，渴饮过多则成痰癖。"说明日常饮食应有节制，不可过饥或过饱，且应定时定量。饮食过饱，脾胃运化不及，易伤胃气，且过多的食物积滞于中，易蕴而化热，影响脾胃气机升降，出现胃痛、反酸、痞满等证；若邪热下迫大肠，肠中气机壅阻，气滞血瘀，则下利脓血，结滞不散者，则成痔疮。如《素问·生气通天论》言"因而饱食，筋脉横解，肠澼为痔"。此外，饮食过饥也不利于身体健康。《灵枢·五味》说："故谷不入，半日则气衰，一日则气少矣。"饮食过饥，脾胃生化乏源，水谷之精难以充养全身，长此以往，正气亏虚，疾病乃生。

2. 适寒温

适寒温是指不仅食物的性质要冷热适宜，其温度也应冷热有度，膳食应注意冷热均衡。饮食物具有寒、热、温、凉和平性，在选用时，首先需明确自己的体质类型，体质不同，择食也有差别。温热之品，能助阳御寒，适合阳虚之人；寒凉之品，能清热除烦，适合阴虚者；而平性之品，性味平和，多作用和缓，各种体质皆可食用。但万物皆有度，若寒热不节制，会影响胃肠功能，导致疾病的产生。如《灵枢·师传》云："食饮者，热无灼灼，寒无沧沧。寒温中适，故气将持，乃不致邪僻也。"《素问·阴阳应象大论》亦云："水谷之寒热，感则害于六腑。"孙思邈也强调："热食伤骨，冷食伤肺，热无灼唇，冷无冰齿。"他们所言不同，然其意一致。

（四）顾护脾胃，清淡饮食

脾胃居中焦，为后天之本，气血生化之源。《素问·经脉别论》记载："食气入胃，散精于肝，淫气于筋……权衡以平，气口成寸，以决死生。饮入于胃，游溢精气，上输于脾，脾气散精，上归于肺……水精四布，五经并行。"水谷精微需依赖于脾胃的运化及转输功能，才能布散全身，维持五脏六腑的功能。张仲景主张"四季脾旺不受邪"，也强调了脾胃之气的重要作用。因此，饮食养生应以顾护脾胃为中心，而顾护脾胃莫过于清淡饮食为佳。《备急千金要方》云："善养生者……常宜轻清甜淡之物。"程钟龄亦有："莫嗜膏粱，淡食为最。"清淡饮食，既能最大限度地保持饮食物原有的营养成分，又减少了脾胃的负担，相较于厚味之品而言，其对心脑血管的风险也低。

（五）饮食习惯与宜忌

1. 饮食习惯

进食时应细嚼慢咽，以便让食物和淀粉酶充分接触，以助消化。古语有云"食不言"，在吃饭时不要说话，以免引起呛咳等。吃饭时要保持良好的情绪，生气郁闷时，机体气机运行不畅，也不利于食物的消化和吸收。饭后要勤漱口，保证口腔的清洁。此外，还需进行饭后保养，适当活动，如孙思邈主张"食毕摩腹，除百病""食毕行步，踟蹰则长生"等。

2. 饮食宜忌

（1）寒热宜忌

《抱朴子》曰："冷热并陈，宜先食热，后食冷。"先食热可减少寒凉之物对胃肠道的刺激。

（2）四时宜忌

"春不食肝，夏不食心，秋不食肺，冬不食肾，四季不食脾。"因春季属肝，肝气本盛，食肝则肝气更旺，恐肝木乘脾土，故春季不宜食肝，他脏类推。《黄帝内经》还有"用寒远寒，用凉远凉，用温远温，用热远热，食宜同法"之说。《礼记》也记载了各月的饮食忌宜等。说明时令不同，禁忌各异。

（3）配伍宜忌

关于食物相克的说法由来已久，如《本草纲目》记载："妊妇以鸡子鲤鱼同食，令儿生疮。"《饮膳正要》曰："鸡肉不可与兔肉同食，令人泄泻。"陶弘景认为："鸡肉不可合葫、蒜、芥、李食。"主要是食物性味或功能相反导致。现在食物相克之说越来越泛滥，我们须辨证看待，因为有些说法并无确切的科学依据。

（六）疾病禁忌

早在《黄帝内经》中就有关于疾病饮食禁忌的论述，如五禁。"肝病禁辛，心病禁咸，脾病禁酸，肾病禁甘，肺病禁苦""病在筋，无食酸；病在气，无食辛；病在骨，无食咸；病在血，无食苦；病在肉，无食甘"。由于社会经济因素的限制，历代医家对疾病的饮食禁忌记载缺乏系统的论述，更甚少将其作为一个独立的原则纳入中医饮食养生的体系，导致人们对这一部分的认识相对薄弱。饮食养生保健不仅是针对健康人而言，亚健康及患病之人更需要借助食养来保养形体。随着社会的发展，我们更可以借助高科技的方法进行系统深入的研究统计，提高人们对疾病忌口的认知度，同时进一步拓展中医饮食养生内涵，使之与时俱进，适应不同的群体。

全国名老中医管竞环教授临证时就非常重视病中"忌口"。他认为患病之人，由于各种生理、病理改变，使其处于一个相对特殊的时期，因而对于饮食物的选择也应相应调整。正如《金匮要略》云："所食之味，有与病相宜，有与身为害，若得宜则益体，害则成疾，以此致危。"管老擅长中医肾病的研究诊治，常言肾病患者尤其要禁食海鲜、螃蟹和鸡、鸽等发物，因临床上有数例患者在治疗后血尿、蛋白尿基本控制，而食用鸡肉、海鲜等出现尿蛋白增加、血尿反复的现象。

疾病饮食禁忌之所以重要，原因在于若食物选择不当，有可能导致疾病加重甚至出现旧疾复发，其机制大致可分为三类：①某些动物性食品中含有某种激素，会导致人体出现某些功能亢进或代谢紊乱的症状。如糖皮质激素摄入过量时，可诱发感染、溃疡出血、癫痫发作等。②某些食物如海鱼、虾、蟹等含有异体蛋白，易引起变态反应性疾病的复发。③一些刺激性较强的食物，如酒类、葱、蒜等极易引起炎性感染病灶的扩散、疔毒走黄等。

此外，对于服药者，要注意防止食物减弱药效，甚至产生毒副作用。《本草纲目》有载"凡服药，不可杂食肥猪犬肉，油腻羹会，腥臊陈臭诸物。凡服药，不可多食生蒜、胡荽、生葱、诸果、诸滑滞之物"等。若药用黄连、甘草、苍耳子、乌梅、桔梗等应忌食猪肉，鳖甲忌食苋菜，地黄、何首乌忌食葱、蒜、萝卜等。

四、气功调养法

气功是中国传统养生保健的主要方法之一，在我国有悠久的历史。气功的理论和功法极为丰富，而且变化多端，然而始终不出宁神入静、调息运气的范畴。气功锻炼是通过自我调控意识、呼吸，来调整内脏功能活动，加强身体稳态机制，从而提高免疫功能和防御能力。古人认为，气功是练精、气、神的有效方法，并可达到祛病延年的目的。精、气、神是人身三宝，代表了人身的正气，故练气功可使精气充沛而神旺。

（一）练功的基本要求

练功的过程主要由练形、练意和练气 3 个环节组成，其中练意和练气是关键。

1. 练形

练功的姿势又称为体式或调身，有行、立、坐、卧之分。行是动，立是站，坐和卧又有多种姿势，总的要求是全身放松，呼吸协调，动作要柔和，以感到舒适、愉快、轻松为原则。练形是通过自我按摩、运动肢体来达到的。适宜的姿势，可使练功者呼吸自然，意念集中，因而健身的功效也较为显著。练形可以行气活血，疏通经络，滑利筋骨除疲劳，而肌肉、骨骼的放松，又有助于中枢神经系统，尤其是交感神经系统紧张性的释放。练形时，必须集中注意力，宁静思想，这对大脑皮质也起着自我抑制的作用，可使兴奋而致功能紊乱的大脑皮质得到复原，对外来有害刺激产生保护作用。

2. 练意

练意又称为意守或调心，是指练功者在练功时通过意念活动的锻炼，来影响机体的生理功能的一种方法。其要领是排除杂念，达到"入静"，是一种似睡非睡的状态。意念活动属于人类大脑活动的范畴，是练功者通过自己的主观意识去影响生理功能。也就是说，练功时的入静状态，是大脑皮层的主动性内抑制过程，这种过程对大脑的功能活动来说是一种特殊的休息形式。因此，入静的好坏直接影响练功的效果。

3. 练气

练气又称为调息或气息。练气包括呼吸锻炼和内气锻炼两个方面，呼吸锻炼是在意念活动的主导下进行的。呼吸锻炼的基本原则是在自然呼吸的前提下进行鼻吸鼻呼或鼻吸口呼，从自然呼吸开始，逐渐把呼吸锻炼得柔和、细缓、均匀、深长。而内气锻炼则是指练功过程中在一定条件下体内产生一种"气"样的感觉。这种内气是体内物质在特定状态下呈现的生理现象。如此，通过呼吸吐纳调整气息，配合练形调意，可使气血流通潜内气。调气息时，或采用自然呼吸，或采用逆呼吸，或采用胎息（亦称丹田呼吸），这样既能按摩内脏，促进血液循环，增进器官功能，又能兴奋呼吸中枢，从而进一步影响和调节自主神经系统，使机体进入心神宁静、真气内守的"内稳定状态"。这对增强体质、防治疾病是十分有益的。

（二）常用运动功法

1. 太极拳

太极拳作为中医养生学的重要组成部分，有着独特的保健机理和丰富的文化内涵，是我国目前流传最广的健身运动之一。太极拳以《易经》理论为指导思想，采太极图势之圆柔连贯、阴阳合抱之势为运动原则。其核心的三大理念，即太极共生、生命整体、圆道运动，充分体现出太极拳视生命为整体，更重视物以外的"神"，强调人的身心合一、形神一致、灵肉统一。太极拳把动与静、养神与练形统一起来。在锻炼形式上巧妙地将"拳术"（手法、眼法、身法、步法的协调动作）、"吐纳法"（吐故纳新的腹式深呼吸运动）和"导引法"（俯仰屈伸、运动肢体）三者有机结合，以意导气，以气动身，协调人体自身的阴阳气血。

太极拳的锻炼要领：一要神静体松，以静御动。二要全身协调，以腰为轴。三要呼吸均匀，气沉丹田。

太极拳动作绵延舒缓、柔顺灵活、协调连贯，目前在各类慢性疾病康复中治疗效果显著，应用亦越来越广泛。经常练习太极拳有着调理脏腑、疏通经络、补益气血、延缓衰老等养生作用。现代研究证明，太极拳确有健身和防治疾病的作用，可使脊柱周围的软组织和韧带保持旺盛的血液循环，从而减少和推迟骨质与韧带的硬化、钙化及退行性变化的发生，防止或延缓驼背、关节不灵活等衰老现象的出现。此外，还可改善心功能、降低血压，改善肺功能、增加肺活量，调节心理状态，增强躯干平衡稳定性；可控制血糖水平、改善糖脂代谢、减轻胰岛素抵抗，促进消化，减轻关节肌肉疼痛，增强肌力等。同时还能够缓解老年人抑郁、紧张、焦虑等不良情绪，改善其心理功能，促进身心健康，显著提高老年人生存质量，增强幸福感。

2. 五禽戏

五禽戏是三国时代著名医家华佗模仿虎、熊、猿、鹿、鸟的动态创编的。《后汉书·方术》载华佗云："我有一术，名五禽之戏，一曰虎，二曰鹿，三曰熊，四曰猿，五曰鸟，亦以除疾，兼利蹄足，以当导引。"随着历史演变发展，如今形成了各种流派的五禽戏。

五禽戏的动作，随其模仿禽兽的动作不同，意守、调息、动形的部分即有所不同，所起的保健作用亦有所区别。虎戏即模仿猛虎善用爪力和摇首摆尾、鼓荡周身或猛虎刚强的动态："虎举"具有疏通三焦气机，调理三焦的功能，可改善水液运行，使元气通畅；"虎扑"可以刺激脊柱旁的夹脊穴以及足太阳膀胱经的部分穴位，增强体内脏腑功能，并且沟通任督二脉，促进气血运行，调理全身阴阳；"虎视怒目"则起到调节肝脏的作用。鹿戏即模仿鹿善运尾，活动腰的动态："鹿抵"通过腰部侧屈拧转，使腰部的气血运行旺盛，增强了肾的功能；"鹿奔"中的"竖弓"动作可以锻炼督脉，振奋一身之阳气。人练之，犹如鹿的心静体松，性灵寿高。熊戏即模仿熊的动态，身形沉稳："熊运"可增强脾胃的运化功能；"熊晃"动作意在两胁，起到疏通胁肋部经气的作用。外静内动，意守中宫，调和气血，有助于增强内脏器官功能。猿戏即模仿猿的动态："猿提"可增强呼吸、按摩心脏、改善供血。鸟戏又称鹤戏，即模仿鹤的动态，动作舒展，昂然挺胸，悠然自得，意守气海："鸟伸"动作能起到沟通任督二脉的作用；"鸟飞"动作配合呼吸起到了按摩心肺的作用，可以使升降有序，气机通畅。两个动作均能增强人体协调性，并且沟通任督二脉，调畅经络气机，增强身体协调性。

五禽戏的每一种动作各有侧重，但全部练完，又是一个整体。常练则有宁心神、增体力、调气血、益脏腑、通经络、活筋骨、利关节等作用，是中老年人防老抗衰，防治老年病的理想运动项目。

3. 八段锦

八段锦是我国劳动人民根据生产生活需要而创造的一套保健体操，流传至今已有 800 余年历史。内容包括：双手托天理三焦、左右开弓似射雕、调理脾胃须单举、五劳七伤往后瞧、摇头摆尾去心火、背后七颠百病消、攒拳怒目增气力、两手攀足固腰肾。

练习方法包括呼吸、意念、姿势，讲究"调息、调心、调身"结合，其是以身体活动为基础，以意识为主导，内外结合的一项健身功法。练习时讲究"神静体松"，它可以使练习者情绪安定、思绪平和、身体处于放松安静无忧的状态，达到恬恢虚无的内心境界。练习者在初学阶段采取自然呼吸。呼吸吐纳之精气源于自然界呼接于地、吸通乎天，顺应自然界大气之升降以调自身气机的升降出入。用鼻腔平和缓慢地深呼吸大自然之精气辅以冥想，两者一静一动，相得益彰。同时讲究意轻、息微，要求在练习的过程中呼吸吐纳要轻松自然、和缓有序。待练习者动作熟练之后，可采用腹式呼吸，并且在掌握呼吸方法后，开始注意呼吸与动作配合。最后逐渐达到动作、呼吸、意念的有机结合。八段锦的每一项动作都引以相应的躯体活动。"松紧结合"的运动方式，一张一弛，动静相兼，可以使人体骨骼、肌肉及肌腱、韧带收缩有度，起到疏经活血的功效。

八段锦是形体活动与呼吸运动相结合的养生功法。其特点是动作简单，而功效全面，主要能加强臂力和下肢肌力，发达胸部肌肉，防治脊柱后凸和圆背等不良姿势，调形与调息结合，行气活血，周流营卫，斡旋气机，舒展筋骨。如曹廷栋说："导引之法甚多，如八段锦……之类，不过宣畅气血，展舒筋骸，有益无损。"所以，八段锦是尤其适用于中老年人及肌肉不发达或身委不正的青少年锻炼的保健操。

4. 易筋经

"易"即变化，活动；"筋"泛指筋骨肌肉；"经"乃方法。易筋经是通过活动筋骨肌肉，使形体得到锻炼，把萎弱的筋骨、肌肉变得强壮结实，从而获得增进健康、祛病延年效果的养生康复方法。正如《易筋经》所云："易筋以坚其体。"

易筋经的锻炼要点是动静相谐、松紧结合、刚柔相济。其特点是全身自然放松，动随意引，意随气行，紧密配合呼吸，全身进行静止性用力（即发暗劲）。通过意念、气息调节肌肉、筋骨的紧张力，以身体较大范围内得以牵拉和舒展为基础，着眼于多维度、多方位的屈曲、舒张、外展、内旋，从而放松身体的肌肉、筋经、关节等部位，达到舒筋解痛、活血化瘀、缓解疲劳、疏通夹脊的疗效。每势功法的动作轻柔缓慢，过渡自然流畅，肢体左右相应、前后相依、上下相接、不徐不疾、循序渐进、刚柔相济、阴阳互用。在提高感知觉的基础上，加强身体整体的协调性和平衡，以动养形，以静养心。长练此功，会使肌肉韧带富有弹性，收缩和舒张能力增强，同时全身经络、气血通畅，五脏六腑调和，精力充沛，生命力旺盛，还可使肥胖者消除腹部过多的脂肪，强腰固肾，解除腰腿酸痛，使步履稳健有力。

易筋经通过对肢体的扭曲与旋转，使机体得到充分的牵拉，从而改善肌肉、筋骨、关节的灵活性和柔韧性，是多种运动系统疾病有效的改善方法。训练过程中，肌肉在收缩与舒张交替的状态下进行动力性训练及静力收缩训练，使机体在维持动态平衡的前提下提高肌肉力量，增加肌性耐力，提高空间平衡能力。有研究发现，练习易筋经可以增强关节的机械应力，提高骨密度，对骨质疏松症患者的治疗具有积极意义，同时对腰椎间盘突出症、腰肌劳损等疾病也具有较好的临床疗效；也是临床运动系统疾病康复的极佳选择。如少肌症又名骨骼肌减少症，是影响老年人生活和健康的重要原因，练习易筋经可以提高肌纤维的有效做功，增加关节的稳定性，协调骨骼肌的协同性，缓解运动功能障碍。

5. 内养功

内养功是一种以调息为主的静功，是以默念字句与呼吸锻炼相结合的功法。该功法配合意守，侧重呼吸锻炼，强调腹式呼吸、呼吸停顿、舌体起落，通过意守和呼吸锻炼，达到大脑静、脏腑动的目的。

练功姿势常有仰卧位、侧卧位、端坐位、盘腿四种。

内养功呼吸法较为复杂。

（1）第一种呼吸法

轻轻闭口，以鼻呼吸，先行吸气，同时用意领气下达小腹，吸气后不行呼气，而行呼吸停顿，停顿后再把气徐徐呼出。此法的呼吸运动形式是：吸—停—呼。默念字句的配合，一般先由三个字开始，以后可逐渐增多字数。但字数最多以不超过9个字为宜，在词意方面，一定要选择具有静松、美好、健康内容的词句，常用的词句有"自己静""通身松静""自己静坐好""内脏动，大脑静""坚持练功能健康"等。默念要和呼吸舌动密切结合起来。以默念"自己静"3个字为例，吸气时默念"自"字，停顿时默念"己"字，呼气时默念"静"字，其余类推。舌动是指舌之起落而言，即配合吸气时舌抵上腭，停顿时舌不动，呼气时舌随之落下。

（2）第二种呼吸法

以鼻呼吸，或口鼻兼用，先行吸气，不停顿，随之徐徐呼气，呼毕再行停顿。此法的呼吸运动形式是：吸—呼—停。默念字句的内容同第一种呼吸法。其配合为吸气时默念第一个字，呼气时默念第二个字，停顿时默念剩余的字。舌动的配合为吸气时舌抵上腭，呼气时舌落下，停顿时舌不动，如此周而复始。

（3）第三种呼吸法

较难掌握，一般默念 3 个字为宜。用鼻呼吸，先吸气少许即停顿，随吸气舌抵上腭，同时默念第一个字；停顿时，舌抵上腭默念第二个字；再行较多量吸气，用意将气引入小腹，同时默念第三个字。吸气毕，不停顿，即徐徐呼出，随之落舌，如此周而复始。此法的呼吸运动形式是：吸—停—吸—呼。

练功时的呼吸吐纳方法，一般多用前两种，后一种较少用。第二种呼吸法与平时的呼吸形式相比变化不大，故易于掌握。根据练功者机体状况及练功后的反应，选择呼吸吐纳法。凡精神紧张、胃肠功能低下者，宜采用吸—停—呼的方法。内养功的呼吸吐纳还需配合默念、舌动、意守诸项动作，这样有利于安定情绪、排除杂念。有意识腹式呼吸和意识集中于丹田部位，可以激发和改善此处的气血运行状态，常见的练功反应是局部发热、温暖舒适。而这些改变都会改善消化吸收的功能，促进气血的生成，后天气血生成充足，自然会补充先天元气，气血充盈，自然身体康健而邪不能侵，如《黄帝内经》"正气存内，邪不可干"，《金匮要略》"五脏元真通畅，人即安和"。

第二十章　骨质疏松症的研究进展

一、西医学关于骨质疏松症的概述及研究进展

1941 年，国外学者 Albright 首次将一类病理特征为骨小梁减少伴代谢异常的疾病命名为骨质疏松症（osteoporosis，OP）。骨质疏松症疾病概念的提出也引发了众多学者进一步深入研究，至 20 世纪 90 年代，WTO 提出：OP 是一类以骨量减少、微观组织结构破坏为特征的常见性骨病；2001 年 NIH 公布：OP 的主要特征是骨强度降低，伴骨折危险性增加；前者强调骨密度，而后者突出了骨强度的概念。局部疼痛、骨骼变形和骨折的发生是 OP 典型的临床表现。本病可分为原发性和继发性两大类，原发性 OP 为临床最为常见的一类，从其病因的角度又可分为老年性 OP、绝经后 OP 和特发性 OP 等。

1. 流行病学

骨质疏松症是一类发病率与年龄呈正相关的疾病，随着人口老龄化的改变，本病已跃居全球慢性病发病率的前列，全世界约有 2 亿患病人群，多项综合研究估计我国 OP 的总患病率为 6.6% ～ 19.3%，平均患病率达 13%。在四川省成都地区，一项以 1600 余名 60 岁以上居民为调查对象的研究，经过随机抽样调查，发现其中患有骨质疏松症的人数达 893 例，而按照 60 ～ 69 岁、70 ～ 74 岁年龄分组，后者患病率为 35.8%，高于前者的 26.5%，随着年龄的增长，本病的发生率也将攀升。

不同的地域环境和文化背景会带来不同的生活习惯和饮食方式，这一定程度上导致了其发病率的差异。同一时期国内多项调查表明：甘肃省平凉地区 OP 发病率为 17.8%，较河北廊坊地区居民患病率低，后者为 28.64%；而一项针对海南省儋州农村老年人群的调查研究表明，本地区此类人群 OP 综合患病率可达 31.6%，其中女性的患病率达 28.64%，高于男性近 10

个百分点。一项针对医务人员的骨质疏松症调查研究表明，估算我国医务人员 OP 的总患病率达 6.6% ~ 19.3%。李冲等认为，高压的工作环境和不良的生活行为是本病重要的危险因素。研究表明，不规律的睡眠时间会增加骨质疏松症的发生率，相反当每天保证 7 ~ 8 小时充足的睡眠时间的同时，按时规律入睡（21：00 ~ 23：00），可减缓 OP 的发生。众多的发病人群也将带来严重的医疗经济负担，一项国内研究表明：2015 年统计 OP 伴有骨折患者的医疗费用高达 720 余亿元，并根据相关数据预测 20 年后和 21 世纪中叶，本病的相关医疗费用高达 1320 余亿元和 1630 余亿元，加强对本病的宣传和防治研究具有长远的经济和社会效益。

2. 病因与发病机制

骨骼的强度和韧性由动态平衡的骨吸收和骨形成相互维持，遗传因素、激素水平、免疫反应、营养及生活方式和物理因素共同参与维持骨重建的平衡。

（1）遗传因素

在某种程度上，遗传因素可以决定骨质含量和分布，遗传的差异性对机体骨质含量及丢失程度、骨密度有相关性影响。在百余种 OP 相关基因中，目前维生素 D 受体、载脂蛋白 E 等是研究热点。维生素 D 是重要的骨代谢调节激素，与血钙的调节密切相关；载脂蛋白 E 参与骨髓充质干细胞的双向分化，调节骨质量，并能清除乳糜微粒。脂蛋白 E 基因可通过直接或间接的方式调控骨代谢，通过实验比对脂蛋白 E 的 E4 等位基因携带者和非携带者 Ward 三角和腰椎 L2 ~ L4 段的骨密度，提示脂蛋白 E 的 E4 等位基因携带者发生 OP 骨折的概率大约是非携带者的 3 倍，脂蛋白 E 的 E4 等位基因可能是 OP 骨折的重要标志。

（2）激素水平

机体内影响骨量及其代谢的主要激素包括性激素、甲状腺旁腺激素、降钙素、活性维生素 D 等。雌激素可直接作用于成骨细胞表面的雌激素受体，从而发挥作用。雌激素的缺乏可以激活多重骨细胞参与的骨重建机制，致使机体骨量丢失和微结构破坏，随着年龄的增长，这一风险也会随着雌激素水平的变化而增加。降钙素、甲状旁腺激素等钙调节激素参与体内钙、磷的代谢，从而影响骨代谢。降钙素的生理功能是降低血清钙，并可作用于破骨细胞受体，抑制其活性，导致骨量减少和骨吸收增多。有研究表示，降钙素储备能力与 OP 伴骨折发生率之间呈负相关。研究显示，较大剂量的甲状旁腺激素可诱导破骨细胞成熟，从而增加骨吸收；而减少剂量能提升成骨细胞的分化和活性，增加骨形成，维持微结构的稳定，因此其具有双向调节机制；一项国内外多中心研究显示，甲状腺功能亢进患者的骨转换指标较正常人升高，同时伴随骨丢失的情况。

（3）免疫反应

免疫细胞和成骨细胞、破骨细胞有许多共享调节因子，通过正负反馈等调节机制，减少骨细胞的活性并破坏其平衡，进而参与骨质疏松的病理过程。Treg 细胞参与表达 CTLA-4，参与破骨细胞凋亡；Th1 及 Th2 细胞亚群通过分泌 IFN-γ 和白介素 -4，可介导抑制破骨细胞成熟；B 淋巴细胞可调节 OPG 和 RANKL 的比例，参与骨代谢。研究表明，Bmi1 淋巴细胞过多表达，能够通过抑制氧化应激和 DNA 损伤及其反应，而改善造骨微环境，促进 BM-MSC 增殖和向成骨细胞分化，发挥促进骨形成的作用。

成骨细胞分化功能的缺陷或丧失是 OP 发生的原因之一。而骨髓间充质干细胞（BMSCs）在骨代谢功能中发挥重要作用，其具有骨原性干细胞分化的可能，因此可进一步增殖、分化，形成软骨细胞、成骨细胞，并且由其产生的旁分泌物质，例如白介素–6、胰岛素样生长因子1等也是促进成骨细胞增殖和分化的因素。进一步的研究表明，BMSCs与OP的发生，与BMSCs分泌的外泌体可将源细胞生物信息如蛋白质、Rab蛋白等定向运输到靶标以发挥相应生物学效应密切相关。Rab27B蛋白在成骨细胞中表达，并参与破骨细胞分化因子（RANKL）从成骨细胞中的分泌溶酶体中释放；而Rab蛋白缺陷型破骨细胞的骨吸收活性较正常受损，因此Rab蛋白在维持破骨细胞的正常功能中具有重要调节作用。此外，Rab23蛋白的上调能抑制软骨形成分化，Rab23的siRNA表达下降也会导致软骨形成分化抑制，并促使Sox9等软骨形成的主要调节因子的下调。Rab蛋白有望成为防治OP的新的药物开发靶点。

（4）营养及生活方式

营养物质参与骨骼的代谢活动，蛋白质、微量元素、维生素等的摄入和骨质含量的增加呈显性关系，但合理的膳食结构同样重要。钙、磷是参与骨代谢的重要微量元素，研究显示：国内目前高磷低钙的膳食结构，不利于钙的肠内吸收，并且可致使甲状旁腺激素的增加和活性维生素D的生成减少。高压的精神状况、抽烟、酗酒、不良的生活作息是骨质疏松症的危险因素。

（5）物理因素

运动等合理的力学刺激或日晒与骨组织代谢平衡同样相关。多项Meta分析提示，成年期合理的负重运动有利于促进微损伤的修复，减少骨折的发生，同时抗阻力训练有助于中老年OP的防治和修复。

3. 诊断

骨强度的改变导致了骨质疏松的发生，而骨骼的质量和单位密度决定了骨强度。由于对骨质量缺乏客观的检测方法，通常我们以骨密度作为诊断疾病、评价治疗效果的有效指标。临床常用双能量 X 线吸收测量法（DXA）进行骨量检测，并公认为本病诊断的金标准。在此基础上，结合患者病史、临床特点及查体情况、生化指标、影像学指标等综合诊断。近年研究表明：血清骨钙素、血清钙、血清磷、甲状旁腺激素、碱性磷酸酶等骨转化标志物的检测对原发性 OP 和继发性 OP 的鉴别、预测骨丢失速度以及评估骨折风险有重要意义。RANKL 同 NF–κB 活化受体因子有效结合后，能增加破骨细胞活性，破坏骨重建的平衡，检测并统计 OP 患者血清和尿液中 RANKL 水平后发现，相关指标同 OP 发病率和疾病的发展密切相关，这为疾病的早期诊断提供了新的方式。利用超声的声速变化能反映骨密度和骨微结构的改变，根据机体发生骨质疏松时，骨的皮质层厚薄变化的特征，赵兴群教授团队建立 SimSonic2D 仿真软件，通过超声测量并记载桡骨和指骨的超声声速等相关参数，了解两部位骨质状况，能达到早期诊断和预防的目的。

4. 治疗

骨质疏松症的治疗，包括基础治疗和药物治疗两大方面。其目的主要在于抑制骨吸收和促进骨形成，预防和有效治疗骨质疏松症有利于减少骨质疏松性骨折的发生率，有助于提高居民生活质量。

（1）基础治疗

主要是指调整并形成良好的生活方式：首先要增强营养，丰富膳食结构；减少咖啡、烟、酒、碳酸类饮料的摄入，以减少这些物质对骨代谢的影响，每日摄入适量的钙和蛋白质及多元维生素。中国营养学会推荐要均衡膳食，中国成年人日均蛋白质摄入量为 0.8～1.0g/kg，每日摄入元素钙总量为 800mg，老年人可适量增加，每日维生素 D 摄入量推荐为 800IU。有临床对照研究显示，联合使用钙剂和维生素 D，可达到预防 OP 的目的，但对于 OP 的治疗和预防骨折效果并无统计学意义。其次要保证充足的日照，促进机体维生素 D 的合成；合理的运动锻炼，增加机体的灵敏性，同时能增加成骨细胞活性，增加骨量，减少骨折的发生，提高生活质量。有研究者推荐，老年性和绝经后 OP 患者因其特殊的生理特性，强调适量的有氧运动，可以选择八段锦、太极拳等养生性运动为主，这一类运动方式突出了低强度、连续性和抗阻力等特点，符合相关人群的生理特性；而青年特发性 OP 患者可根据个体化差异适当增加运动量，配合中强度的冲击性和抗阻力运动。

常用的物理疗法主要包括功能锻炼、体外脉冲疗法、低频脉冲电磁场疗法等。姜俊良等参与一项华西医院的研究，将 60 例绝经后 OP 患者分两组进行常规抗骨质疏松治疗，包括定时服用钙剂、阿法骨化醇、阿仑膦酸钠等；且实验组同时增加低频脉冲电磁场治疗，磁场强度选择 6～8 档，磁场频率采用 8Hz 和 12Hz，治疗频率为每日 1 次。结果显示：治疗 3 个月后，实验组骨密度较对照组明显改善，且经过疼痛和活动障碍评估，提示患者疼痛缓解和运动功能恢复均较对照组有更好疗效。

（2）药物治疗

抗骨质疏松症的药物从广义上按照其功效，可以分为骨形成促进剂和骨吸收抑制剂两大类。其主要药物有：①双膦酸盐类，为一线用药，主要药物包括阿仑膦酸钠、利塞膦酸钠等，能抑制破骨细胞活性，促进骨结构的修复，减少 OP 及骨折的发生率，但同时存在胃肠道不适、发热等不良反应。亦有报告显示，长期服用阿仑膦酸盐患者发生口腔溃疡的概率增高，少数患者出现下颌骨坏死。破骨细胞的存活有赖于 Rab 蛋白中 GTP 酶的活性，而双膦酸盐药物可通过切断部分 GTP 酶的异戊二烯化作用，从而能抑制破骨细胞活性，并诱导其凋亡，而达到治疗 OP 的作用。②雌激素，尤其针对绝经后 OP 患者的激素替代疗法能调节并维持骨代谢的平衡，但存在内分泌紊乱、增加肥胖发生率、增加乳腺癌发生率及增加心脑血管疾病风险等不良反应；此后出现的选择性雌激素受体调节剂类药物，例如雷洛昔芬、拉索昔芬，在保护骨骼的同时，能降低乳腺癌及心脑血管疾病的发生率。选择性雌激素受体调节剂可选择性地结合并激活或拮抗体内不同部位的雌激素受体，机体雌激素水平较低，可激活 GPR30/GPER1 受体，对 ER α、β 部分功能进行代偿性补充，通过"正反馈"样效应作用于人体骨组织并起到维持骨结构与骨力学特性的作用；当机体雌激素水平正常时，可双向调节，抑制上述受体，并通过"去抑制"样效应，释放或扩大 ER α、β 的部分功能。有研究将 GPR30/GPER1 的特异性激动剂 G1 低剂量作用于 OP 模型的实验大鼠，研究表明：低浓度 G1 可通过激活 cAMP–PKA–CREB、MAPK 及 PI3K–Akt 等信号通路，可刺激成骨细胞增殖与活化，这为临床上防治绝经后 OP 提供有效补充。③降钙素类，例如鲑鱼降钙素，同样能抑制破骨细胞的活性，促进机体钙的吸收，尤其对于 OP 伴有骨折、OP 慢性疼痛的患者，可一定程度缓解骨痛；但有研究显示，长期用药以至产生"逃逸现象"，使药物治疗效能降低，这可能与甲状旁腺激素代偿增加和药物受体减少有关。④甲状旁腺激素类，例如特立帕肽能双向调节骨代谢，改善骨重建，增加骨密度，同时减少发生骨折的风险；阿巴洛帕肽能明显提高骨密度，减少绝经后女性患者椎体和非椎体骨折的发生率，降低骨折风险。⑤锶盐，骨骼作为其主要的靶器官，临床常用药物雷尼酸锶能抗骨吸收、促进骨形成。研究表示，尤其针对绝经期女性患者能提高骨密度、减少脆性骨折的发生。⑥RANKL单克隆抗体，代表药物为狄诺塞麦，能增加绝经后OP患者腰椎和髋部骨密度，减少骨丢失，并因其不良反应少，效能高，被美国FDA批准临床使用。⑦其他，时下将纳米材料作为基础药物的载体，以达到药物的顺应性控释是研究热点之一；Ignjatovi等将一定剂量顺磁性的纳米羟基磷灰石钴植入OP实验鼠牙槽骨中，实验数据表明：钴剂量的增加与成骨细胞的增加成正比。Weitzmann等提出二氧化硅纳米颗粒能起到抑制破骨细胞生成，并促进成骨细胞矿化的作用，且数据显示其作用大小与二氧化硅剂量明显相关，从机制上与骨细胞 NF-κB 信号通路的活性有一定联系。治疗OP的靶向药物及基因研究是时下热点，其中包括 OPG-RANKL-RANK 信号系统、Wnt/β-catenin 信号通路、mTOR/自噬信号通路、MAPK 信号通路、Notch 信号通路等分子生物学研究。OPG-RANKL-RANK 信号系统受甲状旁腺激素、$1,25-(OH)_2D$、前列腺素和细胞因子等的影响，靶向调控 OPG-RANKL-RANK 信号系统中的不同信号分子可以调节骨吸收和骨形成的动态平衡。有研究表明，增强或减弱某一些靶点分子的表达水平有助于调节骨代谢的平衡；RANKL 抑制剂如狄诺塞麦在该信号系统中有靶向作用，其能够与 RANKL 产生特异性结合，并抑制 RANKL 和 RANK 结合，从而发挥降低破骨细胞活性，抑制骨吸收的作用。在 OPG-RANKL-RANK 系统中，依旧存在众多待研究的基因位点和靶向治疗突破口；有研究针对小鼠 RANKL 的 DE 环的突变展开研究，分析突变对 RANKL 与

RANK 的相互作用，以及该作用对破骨细胞的影响，发现两个单突变体 I248Y 和 I248K 具有减少 RANKL 诱导破骨细胞生成的能力，提示单突变体是探索治疗 OP 的前景方案。

5. 对继发性骨质疏松症的研究进展

继发性骨质疏松症是指由于其他疾病导致骨质疏松的病理改变和进一步发展，临床常继发于甲状旁腺亢进、库欣综合征、系统性红斑狼疮、皮肌炎、硬皮病、慢性胰腺炎、吸收不良综合征、慢性肾病以及长期服用激素、免疫抑制剂的患者等。有研究表明，从氧化应激反应、"甲旁亢"假说、盐皮质激素抗体、基因、上皮钠离子通道等 5 个角度均可以表明原发性醛固酮增多症与继发性骨质疏松症密切相关。有研究学者指出，肌少症和 OP 有一定关系，两者均是年龄相关性疾病，具有肌肉和骨骼数量以及质量下降等相同的病理基础，Pereira 等研究指出：肌少症患者与正常人相比，其髋部和股骨颈骨量及骨密度明显下降，两者有类似的危险因素以及发病机制，这决定了两者治疗原则相同。另有研究显示，高效联合抗反转录治疗法在有效治疗艾滋病的同时可通过多种途径引起药物性的继发性骨质疏松症。部分学者认为，绝经后骨质疏松症的重要发病机制是氧化应激和炎症。该结论的得出，主要是由于相关的叉头框蛋白 Fox O 转录因子、NADPH 氧化酶、白介素 –17 等出现相应变化。

二、中医学关于骨质疏松症的认识及相关研究

中医学将骨质疏松症归于"骨痿""骨痹"等范畴，早在《黄帝内经》中就提及"骨枯而髓减，发为骨痿"，认为本病发生缘于"水不胜火"；"骨髓酸痛……名曰骨痹"，并指出"风寒湿三气杂至"是本病的重要病因。此后，历代医家在《中藏经》

《备急千金要方》《石室秘录》《医林改错》等著作中均对本病有相应描述。近年来,众多学者在此基础上均有所发微,认为本病的病位在骨,主要病因责之"肾虚""脾虚""肝郁""血瘀"等,进一步丰富了对本病的认识。

1. 病因病机概况

(1)肾与骨质疏松症的关系

《黄帝内经》很早就提出"肾者……其充在骨""主骨髓",而髓在骨内,精为肾所化生,肾之精是肾主骨功能的重要物质前提,精足则髓足而骨强。肾气虚,肾之精气封藏不及,气血生化乏源,髓失所养则骨脆且枯,发为骨痿,临床表现为腰膝酸软、废痿不用,即为骨质疏松症。现代研究提示:证为肾虚者,经检测其骨密度有所下降,一定程度上与下丘脑–垂体–靶腺轴功能的紊乱相关,进一步影响钙、磷等微量元素的代谢,导致 OP 的发生。

(2)肝与骨质疏松症的关系

肝肾同源,肝藏血主筋,司运动,且肝的生理特性为喜条达,主疏理气机。陈秋教授认为,筋骨并重,筋之缓急、骨之痿弱与精血衰败相关,精血不足,肝肾失养,则筋脉拘急、骨痿不用;若肝气郁滞则阻碍气血运行,气滞血瘀久易化热伤阴,进一步加重肝血不足,"肝虚无以养筋",则关节活动不利,子病及母,骨髓失养,发为骨痿。

(3)脾胃与骨质疏松症的关系

脾胃为中焦之土、水谷之海,后天精微化生之源,化生气血,在体合肉,脾肾生理相系,先天之精有赖后天精微的濡养,且"精化则髓充",故能滋养百骸。仇湘中教授认为,根据五行生克,脾肾病理相连,《脾胃论》中提及脾胃不足则下乘于肾,久则"骨伐无力,发为骨痿",脾胃虚弱也是骨质疏松症的常见病因。

（4）血瘀与骨质疏松症的关系

"初病结气在经"，慢性病迁延难愈，"宿病，病必在络"（叶天士）。黄桂成教授认为，肾、肝、脾胃虚弱是骨质疏松症发病的根本原因，但筋骨正常不仅需要气血津液的充盈，同时也需要气血精微能够在经脉间流注通利；瘀血积蓄于内，可阻遏气机，耗伤正气。基于西医学研究表示：微血管结构的改变是血瘀证的重要病理变化，微循环障碍可影响骨营养的吸收和代谢，进一步导致骨质疏松症的发生。

2. 辨证分型

辨证论治是中医学的精髓，百家争鸣也是中医文化的重要特征，基于临床表现、因机证治等，众多业内医家对骨质疏松症的中医辨证分型的规范化研究也是近年来研究的热点，但仍缺乏统一的标准及分型量表。钟琴教授认为，骨质疏松症的病位在于肾，且与肝和脾相系相关，其发病特点属本虚标实，诊断本病应中医四诊合参，并结合西医学骨密度等影像学结果，根据疾病病机和临床表现特点将本病分为肾虚精亏、脾胃虚弱、气滞血瘀、肝失条达等四大类证型辨证论治，强调"未病先防，预防为先"和"虚补实泻"的治疗原则，以补肾为主，辅调肝脾。诸方受教授强调辨证骨质疏松症当审证察机，探清虚实。诸教授崇古参今，认为骨质疏松症患者并发腰背疼痛的原因，首要应责之年老体弱，肾气亏损，骨骼肌肉失去濡养，与肾、脾、肝三脏密切相关。此外，因正气不足，阳气衰虚，导致阴寒内生，或体虚且寒邪顺侵，以致寒瘀邪气痹阻经络，精微难以正常输布，筋骨失养；根据其肾精亏虚、筋骨失养，肝血不足、筋脉失濡，脾失运化、气血乏源，寒瘀日久、经络痹阻等病机将本病分为肝肾阴虚、气血亏虚、脾肾阳虚和寒瘀痹阻等四型，揣度证候，溯本求源，明晰标本，灵活用药。白璧辉等检索 2013 ～ 2017 年国内外与骨质疏松和中医体质相关的横断面研究及病例对照研究的文献，经大样本 Meta 分析得出结论：OP 患者以气虚型、阴虚型、阳虚型及血瘀型体质为主要的类型，这基本符合传统辨证论治的观点，且华东和华北地区患者以阴虚型和气虚型体质为主，而西北及中南地区以气虚型和阳虚型体质为主，这是中医因地制宜理念的具体体现，为临床辨证防治骨质疏松症提供切实的参考价值。黄宏兴、万雷等针对多中心 1772 例 OP 患者的临床数据，采用聚类分析等统计研究方法，结果显示：原发性 OP 患者按照中医证型可分为三型，包括肝肾阴虚型、气滞血瘀型和脾肾阳虚型，其中肝肾阴虚型占较大比例，达 36.6%。许惠娟等参与一项同样利用聚类分析的方法，针对继发性 OP 患者的研究调查显示，751 例绝经后 OP 患者根据其复合证候拆化为单个基本证型，提示肾虚、肝血虚为出现频次较高的证型，这也和临床实际相吻合。

3. 治疗

查阅近 5 年以来的相关文献记载，中医药治疗骨质疏松症疗效确切，按照其治疗模式可分为内治法和中医外治法。但究其治疗原则，均体现在辨证的基础上灵活运用补益肝肾、调补脾胃、疏经活络等原则。

（1）单味药

随着中医学理论和现代药理学研究的进一步结合，单味药和专病专药是当下医学研究的热点之一。郑自然、唐仕欢等采用数据挖掘，检索中医治疗骨质疏松症的常用方剂及分析用药规律，结果显示，按照使用频次排序，最高的药物为淫羊藿，其次是补骨脂、骨碎补和杜仲。淫羊藿，《中华人民共和国药典》提出具有补益肝肾、强筋壮骨等功效，药理学研究显示其主要成分——淫羊藿总黄酮可促进骨组织蛋白质的合成，阻断钙、磷等元素的流失，并抑制破骨细胞，从而达到抗骨质疏松的作用；动物实验证实，淫羊藿能增加小鼠骨小梁数量和密度，提高骨强度。骨碎补，《中华人民共和国药典》指出能补肾强骨，据记载可疗"两足痿弱疼痛"，为伤科要药；药理学研究显示，骨碎补总黄酮的主要功效是活血化瘀、抗氧化，可达到防治骨质疏松的目的。丁小刚临床用药观察显示，自制强骨胶囊（主要成分含骨碎补总黄酮）能增加机体血清钙水平，并提升腰骶髋部骨骼密度。补骨脂，同样是补肾强骨之品，现代药理研究显示其具有类性激素样作用，可平衡体内钙磷等微量元素，明显抑制破骨细胞的活性，改善骨组织微结构，维持力学稳定，以防治骨质疏松。太白楤木，具有祛风除湿、活血止痛之用，为秦岭地区的道地药材，现代药理研究显示其具有抗骨质疏松的功效。李俊在其研究论文中提出，经过基础实验和动物实验证实，太白楤木可以增加骨小梁数量，改善骨骼的刚度。熟地黄是补肾填精的要药，是许多抗 OP 方剂的核心组成之一，现代药理研究结果显示其含有一定量的梓醇和毛蕊花糖苷，参与调节 BMP 和 IGF/IGF-1R 信号通路，增加成骨细胞的增殖和成熟，促进骨量增加。

（2）辨证组方

辨证论治是中医学精髓，遣方用药是理法的实际运用，多体现医家的诊治思路和学术观点。吉海旺教授秉承中医学，精研痹病，认为糖尿病性骨质疏松症的主要病机特点是"久病多虚、久病多瘀、久病伤肾、久病及骨"，治疗中将补虚活血法贯穿其中，补肾为先、肝脾兼顾，补虚为主、活血兼行，并且强调治未病的思想。临床辨证为肝肾阴虚、瘀血内停证，以六味地黄汤为主，滋阴养血、活血止痛；气阴两亏时，选用自拟糖骨方，方中用黄芪、麦冬、杜仲、骨碎补、牡蛎、牛膝、山药、独活、知母、川芎；若阴阳两虚，以脾肾阳虚较为多见，可用自拟二仙二地汤，君药为仙茅、淫羊藿（仙灵脾）、地黄、地骨皮温阳补肾；湿热瘀阻证，方选自拟化湿壮骨方，主要中药包括苍术、白术、黄柏、半夏、茯苓、薏苡仁、续断、骨碎补、威灵仙等，热盛加滑石、生石膏，湿偏盛加泽泻、萆薢、防己，瘀血阻滞加用当归、川芎、鸡血藤，筋骨拘急时选择杜仲、白芍、伸筋草等药物；脉络瘀阻日久，证属津伤燥热者，可清热生津、活血疏络，以玉女煎化裁，津伤偏盛加用南沙参、北沙参、玉竹、石斛、葛根之属，热象偏盛辅以黄芩、黄连、黄柏苦寒之品，肾虚腰痛加山茱萸、地骨皮。张俐教授对骨质疏松症中医病机的认识归根于肾、脾、肝三脏，主要病理因素为"虚、瘀"两端。自拟强骨宝是张教授经验所累，专病专方，选取补骨脂、骨碎补为君药，辛温之品以行气活血，补骨脂尤壮肾阳，骨碎补补肾助骨，君药相须为用；当归补血活血、散寒止痛，川芎活血行气、疏风通络，合三七、木瓜共为臣药，加强行气舒筋、活络止痛的功效；佐用甘草缓急止痛。证属肾阳亏虚、寒湿阻滞者，治以右归丸补肾温经通脉，寒湿偏著加用蠲痹汤合强骨宝；肝肾阴虚者，治以左归饮加味，可滋补肝肾、填精益髓，疼痛较重仍加用强骨宝；气滞血瘀者，治以身痛逐瘀汤化瘀通络、活血止痛。姚新苗教授针对骨质疏松症，认为肾虚精亏髓减是其基本病机，随着病情演变可出现脾虚、肝弱、血瘀等病理夹杂，治疗以补肾为大法，酌加健脾、和肝、化瘀为补充，擅用益骨汤加味。骨碎补和补骨脂偏补肾阳，生地黄养阴生津，另用仙茅、淫羊藿、山药、丹参、青风藤、海风藤、白芍、川楝子、生龙骨、生牡蛎、百合等诸药配伍，共奏良效。周萍等针对120余例绝经后OP患者，选用自拟龟鹿养骨汤作为治疗组主要用药。方中以鹿角胶、龟板胶为君药，配伍骨碎补、杜仲、山茱萸、枸杞、泽泻、山药、茯苓、人参、黄芪、煅龙骨、煅牡蛎。对比显示，治疗组有效率高达91.8%，显著高于对照组，他们认为龟鹿养骨汤能提升雌激素水平，抗氧化，具有补肾、健骨、续筋作用，以达到抗骨质疏松的目的。张晓磊等选用益肾坚骨汤对百余例OP患者进行了临床对照研究，其君药为补骨脂，配伍骨碎补、川续断补肾续骨，狗脊、菟丝子补肾填精，黄芪、川芎、葛根、鸡血藤益气疏经，经视觉模拟量表评分等评估，中药汤剂实验组具有明显疗效。关媛、戴芳芳针对绝经后肝肾阴虚型OP患者的研究表明，临床应用加味左归丸化裁能有效地调节骨代谢指标 β-CTX、PINP 等，增加患者骨密度，减少骨丢失。加味左归丸选择熟地黄、枸杞、山药、山茱萸、菟丝子、鹿角胶、龟板胶等阴阳双补，偏于补益肝肾阴虚，并酌加川牛膝、淫羊藿、鹿衔草等现代药理学研究证实能调整骨代谢的专药。中药组总有效率为90.57%，且对比安全性指标提示其副作用较小。

（3）中成药

临床上中成药因其"简、便、廉、验"等特点，提高了患者依从性，成为重要的治疗和辅助用药，也是众多医疗机构的研究热点。仙灵骨葆胶囊作为民族医药的代表药物，君药是淫羊藿，配伍续断、补骨脂，功效补肾强筋，佐加地黄、知母滋阴润燥，丹参通络活血。朱雄白等完善临床观察，结果显示服用仙灵骨葆胶囊组患者，临床整体有效率为93.3%，高于对照组，且经血清学监测，其体内护骨素水平较对照组增高，κB受体活化因子配体水平较对照组显著下降，实验过程中未见明显不良反应。实验证实，仙灵骨葆胶囊对防治OP有较好疗效，其机制与提升护骨素水平等相关。仙灵骨葆胶囊能促进老龄大鼠 OP 骨折愈合过程中血小板衍生生长因子、转化生长因子 β 和血管内皮生长因子表达的增高，从而达到治疗疾病的目的。

金天格胶囊，药物成分主要是人工虎骨。张彬等对比临床观察得出服用金天格胶囊联合福美加片患者可较明显缓解骨痛症状，相关实验室检查显示联合用药组比单一福美加片组患者，碱性磷酸酶、钙等指标更优。

骨疏康胶囊，为补肾益气、活血通络的代表性中成药，君药为淫羊藿，其他主要药物组成包括熟地黄、补骨脂、骨碎补、黄芪、丹参，以及药食同源的黄瓜子、木耳。从飞、刘建等选取 OP 患者 106 例，以随机法分成对照组和实验组，在两组均口服骨化三醇胶囊和阿仑膦酸钠片的基础上，治疗组另加服用骨疏康胶囊。实验显示：实验组总有效率是 88.68%，高于对照组 79.25%，且检查治疗患者腰椎、股骨颈、股骨大转子骨钙素和血清钙含量，治疗组治疗后有显著升高，治疗前后差异有统计学意义。

（4）中医外治

传统外治法包括普通针刺、灸法、中药穴位敷贴、耳穴埋针等，是中医内治法的有效补充。黄武维教授在提插捻转补法的基础上运用补益肾脾的针法治疗 OP，穴位选取肾俞、脾俞、关元、三阴交、命门，结果显示针灸综合治疗组能明显缓解腰膝疼痛，总体有效率高达 94%，高于对照组 6 个百分点。赵雪圆等使用新型铍针联合拔罐治疗绝经后 OP 患者，选取患者胸腰椎督脉穴位，采用中医传统疗法以促进局部血液微循环、缓解局灶水肿。经对比研究显示，中医联合治疗能较好缓解患者疼痛，减轻局部软组织张力，提升生活质量。中医学认为，耳穴与经络、脏腑密切相关，兰晓玉等同样针对肝肾阴虚型 OP 患者，选取肝、肾、神门、子宫、卵巢、内分泌等穴位进行耳穴压贴，结合虚则补之的理论，配合温和灸患者肾俞、肝俞、脾俞。研究显示，治疗后骨密度及雌激素水平相应增高，腰膝酸软等主要症状一定程度得到缓解。顾夙等认为，推拿手法可有效促进气血循环，缓解肌肉痉挛，松解组织粘连，促进局部关节修复。经临床观察，运用推拿联合西药治疗原发性 OP 伴慢性腰痛患者，有明显的临床疗效，但需要 6～10 个月长期规范化治疗。田阡陌等检索数据库展开对艾灸治疗原发性 OP 患者腰背痛有效性的系统评价，结果得出：相比药物组，艾灸组在缓解局部腰背疼痛的作用效果普遍更优，且同时发挥和药物的协同作用，在改善骨密度方面两组效果相当。

参考文献

[1] 白璧辉，谢兴文，李鼎鹏，等.我国近5年来骨质疏松症流行病学研究现状 [J]. 中国骨质疏松杂志，2018，24（2）：253-258.

[2] Tabatabaeimalazy O，Salari P，Khashayar P，et al. New horizons in treatment of osteoporosis[J]. Daru Journal of Pharmaceutical Sciences，2017，25（1）：2.

[3] 李正疆，张焱，顾琪珊，等.成都市温江区老年骨质疏松性骨折的流行病学调查 [J]. 四川医学，2015，36（2）：156-159.

[4] 刘刚，马云婷.甘肃平凉地区中老年骨质疏松症的流行病学调查分析 [J]. 国外医学（医学地理分册），2017，38（2）：133-135，139.

[5] 陈胜乐，吴建伟，刘创建，等.廊坊地区部分人群骨密度调查分析 [J]. 中国骨质疏松杂志，2016，22（2）：176-178，193.

[6] 张恒林，谢文凯，羊才丰，等.儋州农村地区老年人群骨质疏松症的患病率及其危险因素分析 [J]. 中国骨质疏松杂志，2017，23（6）：812-817.

[7] 李冲，吕伟华，王亭亭，等.1088例医务人员骨质疏松的流行病学研究 [J]. 中国骨质疏松杂志，2015，21（10）：1217-1220.

[8] Tian Y，Shen L，Wu J，et al.Sleep duration and ti min g in relation to osteoporosis in an elderly Chinese population：a cross-sectional analysis in the Dongfeng-Tongji cohort study[J].Osteoporos Int，2015，26（11）：2641-2648.

[9] Si L，Winzenberg T M，Jiang Q，et al. Projection of osteoporosis-related fractures and costs in China：2010—2050[J]. Osteoporosis International，2015，26（7）：1929-1937.

[10] 张奎，刘洋，马煜，等.骨质疏松性骨折与相关基因多态性研究进展 [J]. 中国骨质疏松杂志，2017，23（7）：974-980.

[11] 马秋华，周晓辉.骨质疏松相关基因研究进展 [J]. 中国老年学杂志，2014，34（20）：5929-5930.

[12] 蔡晓燕，董光富.脂代谢及血清骨钙素水平与骨质疏松症的相关性分析 [J]. 中国骨质疏松杂志，2016（6）：711-715.

[13] 孙金磊.APOE 基因多态性与骨质疏松性骨折易感性关系的研究 [D]. 济南：山东大学，2018.

[14] Vanderschueren D，Laurent M R，Claessens F.Sex steroid actionsin male bone[J].Endocr R ev，2014，35（6）：906-960.

[15] 王峰.关于降钙素降低骨质疏松性骨折发病率的临床分析 [J]. 中国实用医药，2015，10（2）：163-164.

[16] 张萌萌.甲状旁腺素的生物学研究与成骨作用 [J]. 中国骨质疏松杂志，2017（12）：1648-1653.

[17] Yang Y，Li P Q，Zhu X J.Effect of recombinant human parathyroid hormone（1-34）and elcatonin in the treatment of primary osteoporosis：a randomized controlled trial[J]. Chinese Journal of Osteoporosis，2014，20（2）：139-140.

[18] Limmer A，Wirtz D C. Osteoimmunology：Influence of the Immune System on Bone Regeneration and Consumption[J]. Zeitschrift Fur Orthopadie Und Unfallchirurgie，2017，155（3）：273.

[19] 刘连勇，郑胜喜，甄燕，等.原发性骨质疏松症的骨骼免疫机制研究进展 [J]. 中国骨质疏松杂志，2016，22（7）：912-917.

[20] 尹雨晴，张洁，陈燕.Rab 蛋白与骨质疏松症关系浅析 [J]. 中

国骨质疏松杂志，2019，25（5）：717–720.

[21] Li C，Wei G，Gu Q，et al.Donor age and cell passage affect osteogenic ability of R at bone marrow mesenchymal stem cells[J]. Cell Biochemistry & Biophysics，2015，72（2）：543–549.

[22] Abrahamsen B，Brask L D，Rubin K H，et al.A review of lifestyle，smoking and other modifiable risk factors for osteoporotic fractures[J].Bonekey R ep，2014（3）：574.

[23] Gao C，Qiao J，Li S S，et al. The levels of bone turnover markers 25–（OH）D and PTH and their relationship with bone min eral density in postmenopausal women in a suburban district in China[J]. Osteoporos Int，2017（28）：211–218.

[24] 中国营养学会 . 中国居民膳食指南（2016）[M]. 北京：人民卫生出版社，2016.

[25] 曾勇，李庆，何睿，等 . 单一钙制剂与钙制剂联合维生素 D 干预治疗老年男性骨质疏松症疗效的随机对照临床研究 [J]. 临床和实验医学杂志，2014，13（8）：625–629.

[26] Zhou J，Zhang L，Ren H，et al.Expert consensus of exercise in prevention and treatment of osteoporosis[J].Chin J Osteoporos，2015，21（11）：1291–1302，1306.

[27] 姜俊良，梁邱，杨浩伦，等 . 低频脉冲电磁场治疗绝经后骨质疏松症的临床疗效观察 [J]. 中国康复医学杂志，2017，32（2）：192–194.

[28] 潘剑，王杞章，刘济远 . 双膦酸盐相关性颌骨坏死 [J]. 华西口腔医学杂志，2017，35（1）：29–36.

[29] Bakken K，Eggen A E，Lund E. Side–effects of hormone replacement therapy and influence on pattern of use among women aged 45 ~ 64 years. The Norwegian Women and Cancer（NOWAC）study

参考文献

1997[J]. Acta Obstetrician Et Gynecologic Scandinavia，2015，83（9）：850–856.

[30] 康文博. 雌激素膜受体 GPR30/GPER1 在骨质疏松治疗中的作用与机制研究 [D]. 上海：第二军医大学，2016.

[31] Ramos–Romero M L，Sobrino–Mejia F E. Calcitonin gene-related peptide：a key player neuropeptide in migraine [J]. Revista de neurologia，2016（63）：460–468.

[32] Bandeira L，Lewiecki E M，Bilezikian J P. Pharmacodynamics and pharmacokinetics of oral salmon calcitonin in the treatment of osteoporosis [J].Expert opinion on drug metabolism & toxicology，2016（12）：681–689.

[33] 娄盛涵，张里程，唐佩福. 特立帕肽治疗骨质疏松性骨折的研究进展 [J]. 解放军医学院学报，2016，37（5）：522–524.

[34] Sugiyama T，Kim Y T，Oda H. Letter to the editor：Strontium renelate in the treatment of osteoporosis：A possible mechanism [J]. The Journal of clinical endocrinology and metabolism，2016（101）：64–65.

[35] 杨洋，张福华，魏新建，等. 狄诺塞麦和双膦酸盐治疗绝经后妇女骨质疏松症效果及安全性的 Meta 分析 [J]. 实用医药杂志，2017，34（12）：1066–1071，1075.

[36] Ignjatovic N，Ajdukovic Z，Savic V，et al. Nanoparticles of cobalt–substituted hydroxyapatite in regeneration of mandibular osteoporotic bones[J].J Metar Sci Metar Med，2014，24（2）：343–354.

[37] Weitzmann M N，Ha S W，Vikulina T，et al. Bioactive silica nanoparticles reversege–associated bone loss in mice [J].Nanomedicine，2015，11（4）：959–967.

[38] 屈晓龙，蒋涛.OPG–RANKL–RANK 信号系统与骨质疏松治疗的研究进展 [J]. 生命科学，2018，30（7）：784–789.

[39] 樊长萍，侯建明.原发性醛固酮增多症与骨质疏松症的相关性 [J].中华骨质疏松和骨矿盐疾病杂志，2016，9（2）：199-204.

[40] 杨丽君，吴永华，张俐.肌少症、骨质疏松症的关系及研究进展 [J].中国骨质疏松杂志，2017，23（8）：1112-1116.

[41] 刘浩、李玮、魏强，等.高效联合抗反转录病毒治疗引发继发性骨质疏松的研究进展 [J].中国实验动物学报，2018，26（2）：239-243.

[42] 陈旭，陈瀚宇.骨质疏松症从肝脾肾三脏论治探析 [J].中国中医基础医学杂志，2017，23（11）：1533-1535.

[43] Chen H X，Li S L，Chen W H.Investigation of the relationship between the disharmony between bone and muscle theory and osteoporosis[J].Chin J Osteoporos，2016，22（6）：781-785，790.

[44] 祖义志，孙丽莎，唐小妹，等.陈秋以肝为中心辨治骨质疏松症经验介绍 [J].新中医，2016，48（10）：172-174.

[45] 仇杰，仇湘中，谭旭仪，等.仇湘中教授治疗原发性骨质疏松症经验 [J].中医药导报，2018，24（3）：47-49.

[46] 苑文超，马勇，闵文，等.黄桂成运用络病理论治疗骨质疏松症经验 [J].山东中医杂志，2018，5（4）：310-312.

[47] 任之强.基于血瘀理论探讨女性原发性骨质疏松症的发病机制 [D].广州：广州中医药大学，2016.

[48] 李贺，姚血明，邓志勇，等.钟琴教授治疗骨质疏松症经验 [J].贵阳中医学院学报，2018，5（3）：16-18.

[49] 陈世洲，毛国庆.诸方受诊治原发性骨质疏松症之腰背痛经验 [J].时珍国医国药，2018，29（10）：2495-2496.

[50] 白璧辉，谢兴文，李鼎鹏，等.近五年来中医体质类型与骨质疏松症相关性研究的现状 [J].中国骨质疏松杂志，2018，24（9）：1229-1235.

[51] 黄宏兴，邓伟民，万雷，等.原发性骨质疏松症辨证分型的聚类分析研究 [J].世界中西医结合杂志，2014，9（9）：959-961.

[52] 许惠娟，李生强，陈娟，等.绝经后骨质疏松症不同年龄段中医证型分布特点 [J].中国实验方剂学杂志，2017，23（12）：157-161.

[53] 郑自然，唐仕欢.骨质疏松症与骨性关节炎中医治疗方剂用药规律比较分析 [J].中国中药杂志，2014，39（16）：3172-3175.

[54] 孙立鹏，朱栩宏，李亚先.中医药治疗原发性骨质疏松症研究进展 [J].新疆中医药，2017，35（5）：139-142.

[55] 李东晓，吴瑕，张磊，等.淫羊藿对骨骼系统的药理作用研究进展 [J].中药药理与临床，2016，25（1）：74-79.

[56] 丁小刚，覃勇，鄂建设，等.骨碎补总黄酮对老年性骨质疏松症患者血清骨钙素水平及骨密度影响 [J].中国骨质疏松杂志，2013，19（5）：519-521.

[57] 章文娟，谢保平，李伟娟，等.补骨脂素抑制破骨细胞形成及其机制的实验研究 [J].第三军医大学学报，2017，39（7）：641-645.

[58] 李俊.太白槭木对去卵巢大鼠骨微结构及生物力学影响 [D].西安：陕西中医药大学，2017.

[59] 张乃丹.基于分子对接策略的熟地黄防治糖尿病性骨质疏松症有效成分及其作用机制研究 [D].上海：第二军医大学，2016.

[60] 汪德芬.吉海旺教授学术经验总结及辨治糖尿病性骨质疏松症临床研究 [D].北京：中国中医科学院，2016.

[61] 王文胜，李飞，邵航，等.张俐教授专方治疗骨质疏松症合并骨关节炎临证经验 [J].中华中医药杂志，2015，30（8）：2799-2801.

[62] 方针，姚新苗.姚新苗治疗骨质疏松症经验述要 [J].浙江中

医杂志，2017，52（9）：672–673.

[63] 周萍，项致，沃联群，等.龟鹿养骨汤治疗绝经后骨质疏松症对照研究 [J].中华中医药学刊，2013（5）：1137–1139.

[64] 张晓磊，杨智强，薛小军，等.益肾坚骨汤配合骨质疏松治疗仪治疗老年性骨质疏松疼痛的临床观察 [J].深圳中西医结合杂志，2016，26（10）：61–62.

[65] 关媛.左归丸治疗绝经后骨质疏松的临床研究 [D].南京：南京中医药大学，2015.

[66] 陈鑫，朱雄白，林文军，等.仙灵骨葆胶囊治疗绝经后骨质疏松的疗效及其机制研究 [J].中国临床药理学杂志，2015，31（10）：827–829，854.

[67] 张彬，湛梅圣.金天格胶囊对骨质疏松性骨折大鼠血清IL–2、IL–4 和 TNF–α 表达的影响 [J].中国骨质疏松杂志，2015（7）：796–800.

[68] 从飞，刘建，范金柱，等.骨疏康胶囊联合骨化三醇和阿仑膦酸钠治疗骨质疏松的临床研究 [J].现代药物与临床，2016，31（9）：1395–1398.

[69] 黄武维，杨琳.补肾健脾针刺法治疗老年原发性骨质疏松的临床效果研究 [J].山西医药杂志，2016，45（16）：1888–1890.

[70] 赵雪圆，吴思.新铍针治疗绝经后骨质疏松腰背疼痛临床疗效观察 [J].中华中医药杂志，2015，30（4）：1153–1155.

[71] 兰晓玉，王辉，史崑，等.耳穴贴压联合艾灸治疗绝经后肝肾阴虚型骨量减少疗效观察 [J].世界中医药，2014，9（10）：1346–1348，1351.

[72] Gu S，Guo Y M.Effect of zoledronic acid combined with massage in the treatment of primary osteoporosis[J].Chinese Journal of Gerontology，2015，17（7）：1787–1789.

参考文献

[73] 田阡陌，徐道明，吴文忠，等．艾灸治疗原发性骨质疏松症患者腰背疼痛有效性的系统评价 [J]．天津中医药，2018，35（9）：684-690.